中国工程院院士
是国家设立的工程科学技术方面的最高学术称号，为终身荣誉。

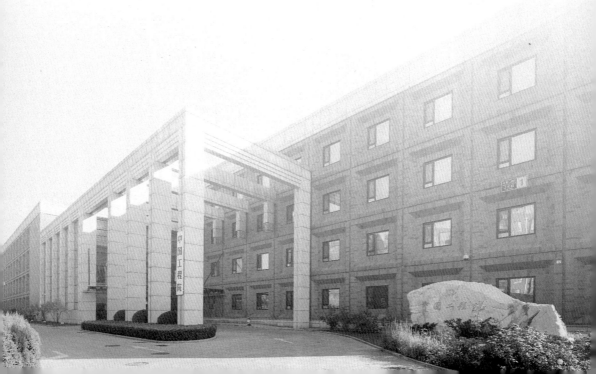

中国工程院院士传记

张金哲自传

张金哲 著

人民卫生出版社

·北京·

图书在版编目（CIP）数据

张金哲自传 / 中国工程院组织编写 . —北京：人民卫生出版社，2021.8 (2023.10重印)

（中国工程院院士传记）

ISBN 978–7–117–31705–4

Ⅰ. ①张⋯　Ⅱ. ①中⋯　Ⅲ. ①张金哲 – 自传　Ⅳ.
①K826.2

中国版本图书馆 CIP 数据核字（2021）第 107717 号

人卫智网	www.ipmph.com	医学教育、学术、考试、健康，购书智慧智能综合服务平台
人卫官网	www.pmph.com	人卫官方资讯发布平台

中国工程院院士传记——张金哲自传

Zhongguo Gongchengyuan Yuanshi Zhuanji——Zhang Jinzhe Zizhuan

组织编写：中国工程院
出版发行：人民卫生出版社（中继线 010-59780011）
地　　址：北京市朝阳区潘家园南里 19 号
邮　　编：100021
E - mail：pmph @ pmph.com
购书热线：010-59787592　010-59787584　010-65264830
印　　刷：北京虎彩文化传播有限公司
经　　销：新华书店
开　　本：710 × 1000　1/16　印张：18　插页：6
字　　数：234 千字
版　　次：2021 年 8 月第 1 版
印　　次：2023 年 10 月第 2 次印刷
标准书号：ISBN 978-7-117-31705-4
定　　价：92.00 元

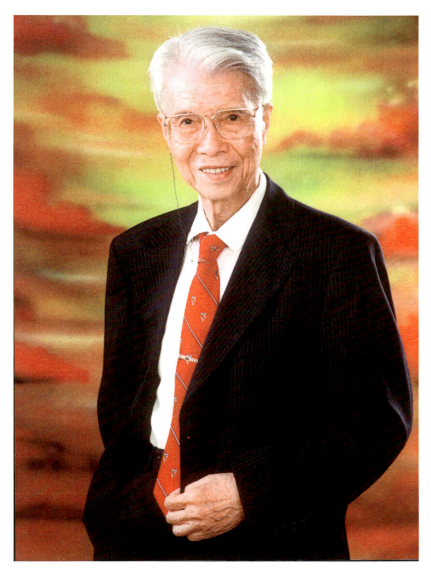

张金哲

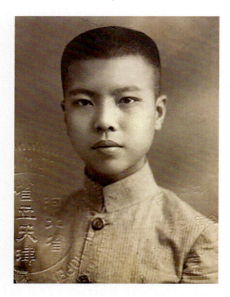

1935 年，张金哲于天津中学毕业

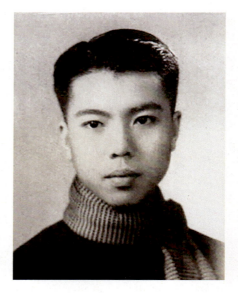

1938 年，张金哲于天津耀华中学毕业

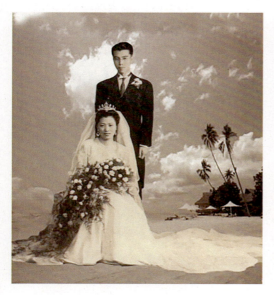

1943 年在天津，张金哲与沈恩濂结婚

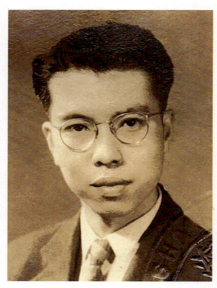

1945 年，张金哲于上海医学院毕业

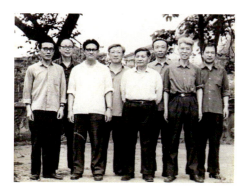

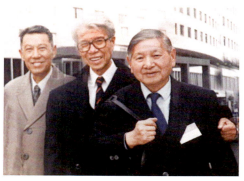

1989年,张金哲在重庆编写教科书
(右起第二位张金哲)

学会早期三巨头(左起童尔昌、张金哲、
佘亚雄)

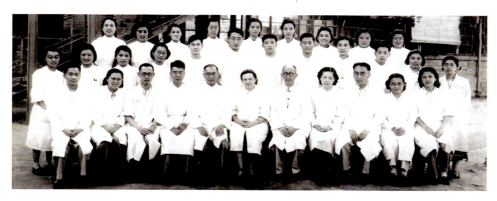

苏联专家与儿科培训班学员合影

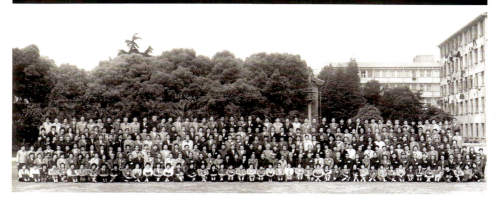

1987年,中华医学会第三次全国小儿外科学术会议全体人员合影

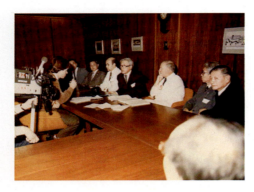

1984 年，张金哲访问加拿大

1988 年在天津，张金哲参加小儿外科
国际邀请会，与世界小儿外科学会联
合会主席 Lister

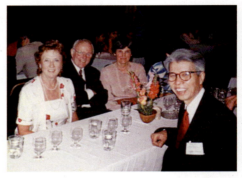

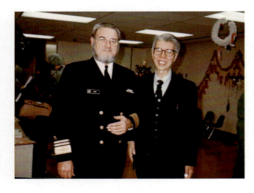

1983 年在美国费城，张金哲与美国卫
生部长 Koop

1981 年在美国波士顿儿童医院手术
室，张金哲与外科主任 Hendren

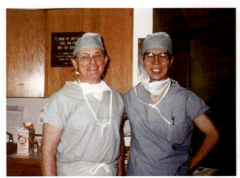

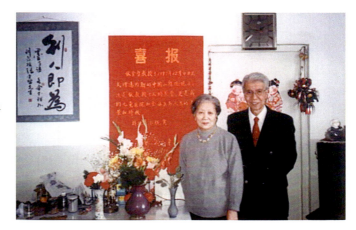

1997 年, 张金哲荣选
中国工程院院士

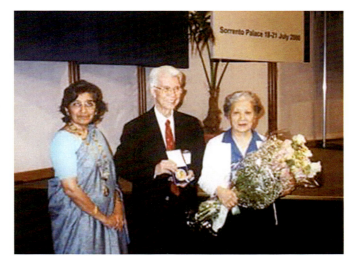

2000 年, 张金哲荣获
英国皇家学会"Denis
Browne 金奖"

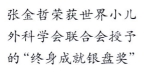

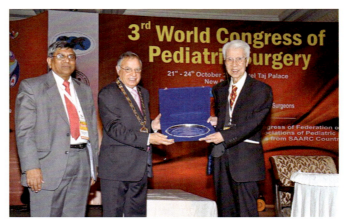

张金哲荣获世界小儿
外科学会联合会授予
的"终身成就银盘奖"

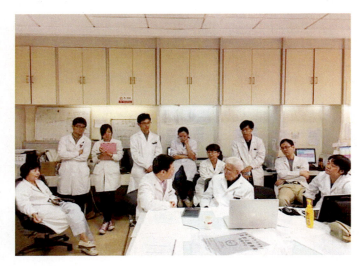

张金哲在病房讨论

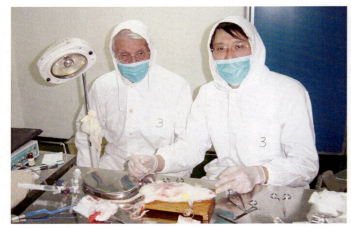

张金哲在做动物实验

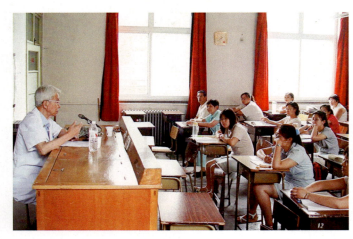

张金哲在讲课

2002 年，张金哲夫妇喜迁新居、庆祝钻石婚（身后大扇为张金哲自贺自画）

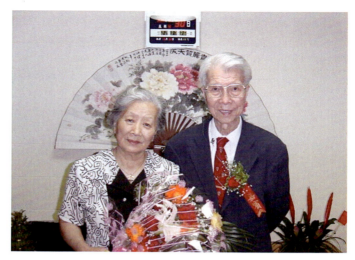

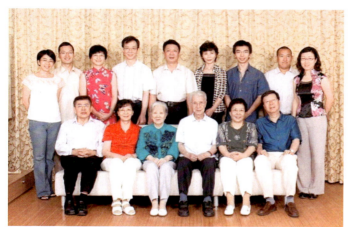

全家福
拍摄于张金哲九十寿辰前夕

2010 年，历年博士研究生为张金哲庆九十双寿

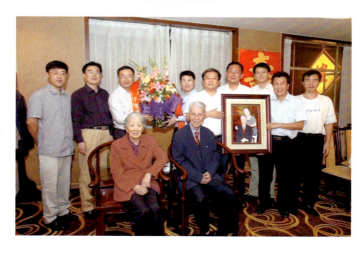

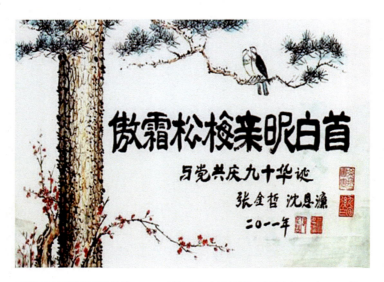

傲霜松檜来眠白首

与党共庆九十华诞

张金哲 沈恩濂
二〇一一年

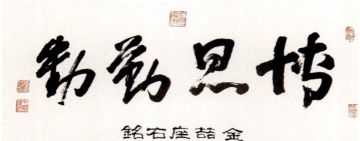

博思勤勤

金喆座右銘

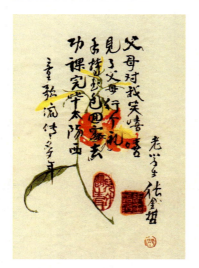

父母对我笑嘻嘻
见了父母行个礼
言语和色回家去
功课完毕太阳西
童歌流传多年

老学生 张金喆

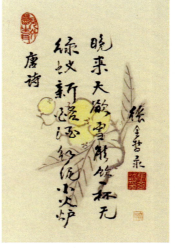

晚来天欲雪能饮一杯无

绿蚁新醅酒红泥小火炉

唐诗

张金哲录

张金哲书画作品

中国工程院院士传记系列丛书

领导小组

　　顾　　问:宋　健　徐匡迪　周　济
　　组　　长:李晓红
　　副组长:陈左宁　蒋茂凝　邓秀新　辛广伟
　　成　　员:陈建峰　陈永平　徐　进　唐海英　梁晓捷　黄海涛

编审委员会

　　主　　任:陈左宁　蒋茂凝　邓秀新
　　副主任:陈鹏鸣　徐　进　陈永平
　　成　　员:葛能全　唐海英　吴晓东　黎青山　赵　千　侯　春
　　　　　　　陈姝婷

编撰出版办公室

　　主　　任:赵　千
　　成　　员:侯　春　徐　晖　张　健　方鹤婷　姬　学　高　祥
　　　　　　　王爱红　宗玉生　张　松　王小文　张秉瑜　张文韬
　　　　　　　聂淑琴

总 序

　　20世纪是中华民族千载难逢的伟大时代。千百万先烈前贤用鲜血和生命争得了百年巨变、民族复兴,推翻了帝制,抗击了外侮,建立了新中国,独立于世界,赢得了尊严,不再受辱。改革开放,经济腾飞,科教兴国,生产力大发展,告别了饥寒,实现了小康。工业化雷鸣电掣,现代化指日可待,巨潮洪流,不容阻抑。

　　忆百年前之清末,从慈禧太后到满朝文武开始感到科学技术的重要,办"洋务",派留学,改教育。但时机瞬逝,清廷被辛亥革命推翻。五四运动,民情激昂,吁求"德、赛"升堂,民主治国,科教兴邦。接踵而来的,是14年抗日战争和3年解放战争。恃科学救国的青年学子,负笈留学或寒窗苦读,多数未遇机会,辜负了碧血丹心。

　　1928年6月9日,蔡元培主持建立了中国近代第一个国立综合科研机构——中央研究院,设理化实业研究所、地质研究所、社会科学研究所和观象台4个研究机构,标志着国家建制科研机构的诞生。20年后,1948年3月26日遴选出81位院士(理工53位,人文28位),几乎都是20世纪初留学海外、卓有成就的科学家。

　　中国科技事业的大发展是在中华人民共和国成立以后。1949年11月1日成立了中国科学院,郭沫若任院长。1950—1960年有2500多名留学海外的科学家、工程师回到祖国,成为大规模发展中国科技事业的第一批领导骨干。国家按计划向苏联、东欧各国派遣1.8万名各类科技人员留学,全都按期回国,成为建立科研和现代工业的骨干力量。高等学校从中华人民共和国成立初期的200所增加到600多所,年招生增至28万人。到21世纪初,高等学校有2263所,年招生

600多万人,科技人力总资源量超过5 000万人,具有大学本科以上学历的科技人才达1 600万人,已接近最发达国家水平。

中华人民共和国成立60多年来,从一穷二白成长为科技大国。年产钢铁从1949年的15万吨到2011年的粗钢6.8亿吨、钢材8.8亿吨,几乎是8个最发达国家(G8)总产量的两倍,20世纪50年代钢铁超英赶美的梦想终于成真。水泥年产20亿吨,超过全世界其他国家总产量。中国已是粮、棉、肉、蛋、水产、化肥等世界第一生产大国,保障了13亿人口的食品和穿衣安全。制造业、土木、水利、电力、交通、运输、电子通信、超级计算机等领域正迅速逼近世界前沿。"两弹一星"、高峡平湖、南水北调、高速公路、航空航天等伟大工程的成功实施,无可争议地表明了中国科技事业的进步。

党的十一届三中全会后,改革开放,全国工作转向以经济建设为中心。加速实现工业化是当务之急。大规模社会性基础设施建设、大科学工程、国防工程等是工业化社会的命脉,是数十年、上百年才能完成的任务。中国科学院张光斗、王大珩、师昌绪、张 维、侯祥麟、罗沛霖等学部委员(院士)认为,为了顺利完成中华民族这项历史性任务,必须提高工程科学的地位,加速培养更多的工程科技人才。中国科学院原设的技术科学部已不能满足工程科学发展的时代需要。他们于1992年致书党中央、国务院,建议建立"中国工程科学技术院",选举那些在工程科学中做出重大创造性成就和贡献、热爱祖国、学风正派的科学家和工程师为院士,授予终身荣誉,赋予科研和建设任务,指导学科发展,培养人才,对国家重大工程科学问题提出咨询建议。中央接受了他们的建议,于1993年决定建立中国工程院,聘请30名中国科学院院士和遴选66名院士共96名为中国工程院首批院士。1994年6月3日,召开了中国工程院成立大会,选举朱光亚院士为首任院长。中国工程院成立后,全体院士紧密团结全国工程科技界共同奋斗,在各条战线上都发挥了重要作用,做出了新的贡献。

中国的现代科技事业起步比欧美落后了200年,虽然在20世纪有了巨大进步,但与发达国家相比,还有较大差距。祖国的工业化、现代化建设,任重路远,还需要数代人的持续奋斗才能完成。况且,世界在进步,科学无止境。欲把中国建设成为科技强国,屹立于世界,必须继续培养造就数以千万计的优秀科学家和工程师,服膺接力,担当使命,开拓创新,更立新功。

中国工程院决定组织出版《中国工程院院士传记》丛书,以记录他们对祖国和社会的丰功伟绩,传承他们治学为人的高尚品德、开拓创新的科学精神。他们是科技战线的功臣、民族振兴的脊梁。我们相信,这套传记的出版,能为史书增添新章,成为史乘中宝贵的科学财富,俾后人传承前贤筚路蓝缕的创业勇气、魄力和为国家、人民舍身奋斗的奉献精神。这就是中国前进的路。

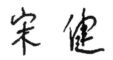

张金哲院士简介

张金哲,1920 年 9 月 25 日生于河北省宁河县(现属天津市),中共党员。1946 年毕业于上海医学院。现任首都医科大学附属北京儿童医院(以下简称"北京儿童医院")外科主任医师,特需小儿外科专家,首都医科大学教授、博士研究生导师。1950 年在北大医院(现北京大学第一医院)首先创建了小儿外科专业,为中国小儿外科主要创始人之一。1954 年筹建儿科系,1955 年在北京儿童医院建立了当时规模最大、亚专业较全的小儿外科,1957 年参与编写小儿外科学教科书,1958 年受卫生部委托开办全国小儿外科医师进修班,同时开始为儿科系学生讲课。四十余年来,学员遍及全国各省,早期进修班学员多已成为各地小儿外科带头人及骨干。

1964 年,全国小儿外科医生人数初具规模,要求筹建小儿外科学分会及杂志。张金哲为发起人及主要筹办人之一。1987 年正式成立中华医学会小儿外科学分会,张金哲任首届主任委员,现仍为名誉主任委员,《中华小儿外科杂志》顾问及《临床小儿外科杂志》名誉主编。在国际同行中有较高的学术声誉,曾任亚洲小儿外科学会执行委员十年,太平洋小儿外科学会中国地区主席,《美国小儿外科杂志》及《世界小儿外科杂志》海外顾问。

六十余年以来,张金哲致力于小儿外科临床一线工作,早年间主要致力于小儿外科急症,改革开放后以先天性消化道畸形为工作重点,近年来主持小儿肿瘤临床研究。随着独生子女家庭超前进入小康,对医疗保健要求的时代性变化,他开始致力于小儿外科第三态与透明医学等前沿问题的研究与宣传。他也曾对不少小儿外科技术进行改进与创造,如先天性巨结肠手术中的"张氏钳"、先天性胆道畸形手术中防反流的"张氏瓣"、先天性无肛门手术中的"张氏膜",以及新生儿肛肠一期根治手术等,均被国际同行称道。发表论文 250 余篇,著有《实用小儿外科学》《小儿门诊外科学》《实用小儿外科新型手术图解》《实用小儿肿瘤学》《现代小儿肿瘤外科学》等 40 余部专业图书,获得科研成果奖 10 多项。科普著作十余部,在各种科普刊物上经常发表短文,1991 年被授予"突出贡献科普作家"称号。1951—1952 年任北京市志愿手术队队长,荣立一等功两次。1986—1996 年任第七届、第八届全国政协委员。1991 年被卫生部授予"精神文明奖章",被北京市授予"北京市劳动模范"称号。1997 年入选中国工程院院士。2000 年被英国皇家学会授予"Denis Browne 金奖",此奖项为国际小儿外科的最高贡献奖。2002 年荣获印度小儿外科"甘地金奖"。2003 年荣获香港外科医学院"荣誉院士"。2007 年荣获英国皇家外科学院"荣誉院士"。2010 年荣获世界小儿外科学会联合会"终身成就奖",同年荣获"宋庆龄儿科医学终身成就奖"。现已年逾百岁,身体健康,仍活跃在临床一线的工作岗位上。

目　录

院士自述 ……………………………………………………………（001）

第一章　创建小儿外科专业 ………………………………………（013）

一、抓住机遇 …………………………………………………（015）

二、站稳脚跟 …………………………………………………（036）

三、创一流品牌 ………………………………………………（039）

四、心怀祖国 …………………………………………………（043）

五、望眼世界 …………………………………………………（049）

六、四个承认 …………………………………………………（057）

七、个人成名 …………………………………………………（063）

八、总结贡献 …………………………………………………（066）

第二章　创建北京儿童医院小儿外科中心 ………………………（067）

一、医疗业务的发展 …………………………………………（068）

二、教学任务 …………………………………………………（089）

三、科研兴衰 …………………………………………………（092）

四、预防科普 …………………………………………………（097）

五、院外活动 …………………………………………………（099）

六、国际交往 …………………………………………………（100）

七、地位成就 …………………………………………………（104）

八、我的中国梦 ………………………………………………（107）

第三章　医学科技贡献 ……………………………………………（113）

一、理论创新 …………………………………………………（115）

二、技术创新 …………………………………………………（119）

三、顶级会诊 ……………………………………………………… (129)

四、怀念绝技 ……………………………………………………… (169)

第四章　致力于培养专业人才 ……………………………… (189)

一、培养方法 ……………………………………………………… (190)

二、人才分布概况 ………………………………………………… (202)

三、培养观点的形成 ……………………………………………… (204)

四、教育方法论点 ………………………………………………… (205)

第五章　自述通史 …………………………………………… (211)

一、上海医学院实习期间写书——学生时期崭露头角 ………… (212)

二、北大医院外科搬家——医生中显露才能 …………………… (215)

三、北大医院首创小儿外科——多方联系，寻求发展 ………… (216)

四、三赴"抗美援朝"——克服恐惧思想，努力争取入党 …… (218)

五、创办小儿外科——创建一流小儿外科中心 ………………… (222)

第六章　小故事选集 ………………………………………… (225)

一、我的从医小故事 ……………………………………………… (226)

二、我的创业小故事 ……………………………………………… (248)

三、我的科研小故事 ……………………………………………… (254)

四、我的生活小故事 ……………………………………………… (258)

五、"九十"格言 ………………………………………………… (267)

附录　张金哲大事年表 ……………………………………… (269)

中国工程院院士传记

张金哲
自传

院士自述

我生于乱世，自 1920 年降生以来几乎每两年就要逃避兵乱。直奉战争，军阀混战，九一八事变后，冀东 22 县自治，我随父母逃至天津上中学。1937 年，华北沦陷，大多数高校关闭。1938 年我考入燕京大学，1941 年考入协和医学院。1941 年太平洋战争爆发，我不服从日本当局安排转学到北大（原北京大学与北平大学，后被日本人合并），只身逃往上海。为了避难，先后转学到同德医学院、圣约翰大学及上海医学院，直到 1945 年日本投降才回到北京中和医院（现北京大学人民医院），从此做外科医生至今。新中国成立前我虽做医生，但几乎天天有政治斗争。直到"文革"之后，我才真正感到安定下来。庆幸的是任何灾难我都有惊无险，平安度过，生活能保证，学习也不误，始终坚持在工作上有所进步。

儿童时期在家乡（1920—1929 年）
博思勤动思想的根源

我生于河北省宁河县的一个海滨盐村（现属天津市）。我的家庭是一个制盐工业的资本家，在当地是富户。自家有一个木工作坊，专供盐田所需的工具，大件工具有风车、水车、运盐的马车、漕船；小件工具有木锹（收获原盐的大木铲）、麻绳、帆布风篷等。有时我家生活需要家具、陈设等日用木器，也由他们供应。我在幼儿时每天都由仆人或大孩子带到作坊玩耍，有时木工师傅也给我做个小玩具。随着年龄渐长，我自己也学着用工具做简单的小物品。我在童年就养成动手动脑的习惯，一刻也闲不住，这种性格影响了我一生。

我在原籍的家是个四代同堂的大家庭，到我父亲这一代已经衰落。父辈全家弟兄九人，均不学无术，游手好闲且吸毒成瘾。只有我父亲(张象言)曾毕业于天津新学书院并继承了管家任务,掌管全家的生活及盐滩业务。因为他是大滩户又是难得的知识分子,所以他一直担任滩户公会会长,经常在家里开会、议事。耳濡目染,这可能对我后来的领导能力与组织能力形成有一定的影响。

我的原籍家庭虽在乡村,但与一般农村不同。因为属于制盐工业,每年会来很多外地的临时工人。虽然工资很少,但和农民不同,他们手里有现金,在当地又无家眷。于是村子里开了酒馆、戏楼、妓院、赌场、大烟馆,五"毒"俱全,并且都是最低级的。当地恶霸在村里发展了行会帮派,横行霸道、无恶不作。当地的富裕人家怕孩子出门惹祸或受欺侮,有意让孩子们定时吸鸦片而不出门。为了消磨时间,有越来越多的人吸,鸦片开始发展起来。人们讲究各种烟枪、烟斗、烟嘴、烟灯,珠光宝气,金碧辉煌,把时间、精力都耗在这些东西上。他们不上学,不劳动,无知无能,与世无争。

我父亲在当时本乡中是个特殊人物。他是唯一一个天津名校的中学毕业生,并且身材高大,有力气。父亲毕业后考入铁路系统工作,在冯玉祥哥哥主管的平绥铁路上当一名铁路警官,给冯玉祥做过随从护卫。父亲卸任后回乡,接替了全家的主事工作,并被公推为滩户公会会长,因为和盐商打交道,经常跑天津。后来为逃避混战的兵乱,我们全家临时去天津避难,后就在天津定居了。当时我已十岁,初小毕业后就从家乡小学转入天津小学。我迁居到天津读书后,对自己老家的腐败深感耻辱,特别是看了《家》《春》《秋》《北京人》等小说、电影之后,决心另立门户,绝不沾老家的遗产。

我生性好动,对什么都感兴趣,并且不满足于欣赏,总要自己试试。例如我喜欢看画,更喜欢自己画两笔;喜欢听戏,更喜欢自己登台唱两场,凡是当时学生该会的我都会一点儿。老一套的诗、词、歌、赋、琴、棋、书、画,新时代的打球、跳舞、游泳、溜冰、划船、骑马、开摩托、打桥牌、旅游、摄影等,我都着过迷,特别是京剧,当过十来年的业余京剧团团长。现在老了,我只能偶尔画一画国画,出国时当礼品赠送,也常常在晚会上表演小魔术应付场面。七七事变后我考上燕京大学医预系,想从事外科动手术,喜欢设计手术,自己制造器械。1950年我开始建立小儿外科,由于受到国际封锁的限制,很多器械从无到有都要自己设计,自己创造。这样做既克服了当时的困难,又在世界上创出了一些新路。同行们诨称的小儿先天性巨结肠手术的"张氏钳",先天性胆道扩张症手术的"张氏瓣",以及先天性无肛门手术的"张氏膜"松解术,都体现了当时我国的医疗条件。这只是几项国外同道感兴趣的技术,事实上不少被国外同道看不起的对各种简易手术的改进,也对我国小儿外科发展起到了非常大的作用。这与我童年时喜欢自己动手有关。

中学生时期在天津(1930—1938年)
抗日思想形成

小学毕业后我上了省一中。省一中在清朝时期叫"官立中学堂",因为校址在天津城西北角的老铃铛阁,所以人称"铃铛阁中学"。我在省一中,学业根底扎实,特别是能应付考试,所以后来总能轻松地考入前三名。

1937年七七事变时我上高二,5月份全省学校的高二学生都集中到保定接受军事训练。七七事变后天津被日军占领,省一中被日军霸占,我也失学了,暑假后正式考入耀华中学做插班生。

耀华中学除了常规中学的正式课程之外,多方面的课外教育一向很突出。特别在七七事变之后,天津各学校的活动都受到了极大限制,耀华中学因受到英国人的保护,在课余时间组织文体活动仍然很活跃,那个时代可怀念的事不胜枚举。耀华中学有个高级体育馆,室内运动开展得十分好,尤其是女篮,在全市还是冠军。学校有中西乐队,还有自办的校刊,当时的主编就是我的同班同学高庆琛。我们班毕业时还在他的组织下编制了一本精美的毕业纪念册。因为我会画画,他让我加入编委会,参与编辑工作。在 1938 年那本纪念册的水平算是比较高的,受到学校的表扬并出资,印刷装帧都很高级,现在仍陈列在校史纪念室内。后来我编书出版的意识与观念也与那时有关。我在大学组编小团契纪念册,在上海医学院编印《实习医师手册(英文版)》,新中国成立后我很快就和出版社取得了联系。1952 年抗美援朝时期,人民军医出版社出版了我编写的《实用麻醉学讲义》一书。1953 年反细菌战时期,在外文出版社编印了《反细菌战调查报告》(孟继懋、陈景云担任主编)。从人民卫生出版社建立至今,我不断和他们打交道,出了不少书,我现在还在积极出版《张金哲小儿外科学》。

我在小学时期,经历了北伐战争,中学时代经历了九一八事变,冀东 22 县(宁河县在内)"自治",虽然蒙难学生享受免交学费的待遇,但在我心中仍落下了"亡国奴"的耻辱。七七事变后母校省一中被日军占领,南开中学被炸。天津耀华中学校长赵天麟,利用学生下课后的时间,开了一个各年级的"特班",让天津所有的失学学生都有学上,大家得以中学毕业。

大学时期的逃亡(1938—1950 年)
宁为良医

燕京大学最突出的特点是学生课外活动多,上课也比较自由。多是以基督教小团契的形式,同学们自由组织十来个人的小团体,每周定期活动,包括查经(读圣经,对我们非教徒就是学英文),学术活动,文体活动等。由于组织团契间的竞赛,我很快成了活跃分子。1938 年燕京大学扩大招生,学生数增加了一倍,学校的名气也空前大涨。

学校在北平城外,好像世外桃源,让我们能安心学习。然而校车进出西直门,必须下车向日本宪兵鞠躬,接受搜身检查。那时我深感我国科学的落后,下定了日后"科学救国"的决心,同时也孕育了乱世之中"不为良相,宁为良医"的思想。

在燕京大学仅仅三年,我的思想从封建儒家的循规蹈矩变成了望眼世界、对各种事物充满好奇。1941年我考入协和医学院,协和医学院的学习与生活条件简直是医学生的天堂,可是好景不长,同年12月8日又因太平洋战争,燕京大学、协和医学院两校关闭,学生均编入日本控制的北大(原北京大学与北平大学,被日本人合并)。不肯如期报到者,定为抗日份子,不少同学被捕受刑。我虽躲在天津,但也不安全。1942年的大年初二,我匆忙逃往上海,投奔上海圣约翰大学。1943年春,圣约翰大学也被日军接管,我又转学考入上海医学院直至毕业。在上海医学院读书时,我没有宿舍,就寄宿在一个远房二舅家。他叫张志广,是个海关中级员司,因此我有机会结交了不少海关朋友,他们都愿和我交朋友,主要因为我学医,可以和他们谈谈健康问题,更重要的是可以为他们的孩子看病。当时我在医院实习,也有便利条件。他们的孩子种痘、打防疫针、咳嗽、腹泻等都来找我。孩子病好了他们对我是千恩万谢,这一段经历使我对儿科工作产生了感情。

1945年我在北京中央医院(现北京大学人民医院的前身)做实习医生。某日值夜班,原耀华中学的物理老师何祚霆的小女儿患白喉,因无人能做气管切开手术,我眼睁睁地看着一个鲜活的小生命死在我眼前。1949年我的女儿降生后患皮下坏疽,由我为她做了手术,得救了。这件事让我萌发了创建小儿外科的想法。在1950年的全国卫生工作会议上,我勇敢地提出了要创办小儿外科的想法。

创办小儿外科(1950—1966年)
创建我国一流小儿外科中心

1950年8月,我单枪匹马凭着"一本书、五张床",建起了全中国第一个小儿外科专业。虽然当时"天时、地利、人和",但是直到1955年新的大型儿童医院建成开院时,小儿外科的技术力量也仅有我和潘少川两人。一个是主任,刚刚毕业10年,才35岁;一个是20多岁的住院医师,都没有学过小儿外科。但是北京儿童医院从开院的第一天起,就能做到"复杂大病来者不拒",做出一流水平,得到国内国际的认可,主要的经验就是"借鸡生蛋"。我依靠诸福棠、吴瑞萍、邓金鍌三位国际一流儿科专家创建了儿科平台,保证了儿童疾病术前、术后的诊疗水平。我本人有从吴英恺胸外科手术中学来的先进麻醉技术,为各位专家做手术提供了保障。只要你能为外科医生保证术前、术后的安全,请他们来开展他们想做的手术,都是可以的。所以当时胸外科有吴英恺、泌尿外科有吴阶平、普外科有黄萃庭、骨科有王桂生、整形外科有王大玫。脑科只做脑膜膨出、脑积水,我本人是脑科泰斗关颂韬培养的总住院医师,他临去美国前,把全套脑科手术器械都留给了我,在当年也是一流的设备。我为脑积水患者设计的改良 Dandy 手术以及单向脑室引流管,曾传授给苏联专家并得到赞扬。后来,我们派专人去学习那些专家的技术,也都掌握了。我通过上述方法,把北京儿童医院外科建成了名副其实的小儿外科中心。

"文革"(1966—1976 年)
坚定信念自主创新

1966 年我被打成"反动学术权威",1968 年 4 月被"劳动改造",每天的工作就是扫街、清扫垃圾、清理厕所。直至 1972 年理查德·米尔豪斯·尼克松的夫人参观北京儿童医院,需要有人用英语介绍外科,我才恢复工作。

1970 年,我在清理厕所期间也曾做了一些让人印象深刻的工作。长久以来外科门诊走廊旁的那个男厕所一直臭气熏天,而女厕所一段则好得多。原因是男厕所的人上完厕所不关门、不冲水。我接任后首先用骨科的滑车与沙袋装成自动门，又调整冲水装置使之成为微量长流水。这样方便屎尿随时被冲下，即使不能冲下也不会有粪便粘住积存，于是"臭半截"的问题被解决了。后来我被放回病房，臭气复来，因此人们很怀念我工作的时期。与此同时为了工作方便，我还有几项小发明。厕所的顶灯很高，大白灯罩落上灰尘很难看，清洁人员必须登高梯去擦，我把长竿头上绑一个普通掸子与长竿成直角，每天用以掸除灯顶上的灰尘。我又设计了便池三用刷，把用废的长柄笤帚的残苗剪齐，成为短刷，后部绑一个铁片，这样又能扫、又能刷、又能刮。这些都与我喜欢动脑动手、一刻不闲的性格有关。

也就在这段时期，我发现自己食后不适，查大便潜血为强阳性，拟诊胃癌，我决定立即手术。那时正值医界大搞针麻手术运动，我主动提出用针麻手术，同时要求开腹后先做太阳神经丛封闭。外科医生自己试试麻醉是大有好处的，我做了胃大部切除胃空肠吻合(毕罗氏Ⅱ式)。全部手术过程基本无痛，我只是感到拉钩用力时腹壁似有巨石压迫感，有时喘气困难。术中最痛苦的是在清醒状态下长时间固定不能动，我感到全身压痛。我在硬板床上被固定了足足6个小时，实在压得太痛，我偷偷移动了一下，护士立刻喊道"别动"。最后我的结论是针灸能止痛，大有研究的前景，但不能被推荐为好的麻醉方法。1972年我回科工作后，在小儿常规基础睡眠加局部麻醉的手术中，用针灸麻醉代替局部麻醉，效果比较成功。1974年在第十四届世界儿科大会上我作了关于1 447例小儿针麻手术的报告，说明了中国古老的针灸确有止痛作用。

1972年我回科后与潘少川共同研究如何整顿外科，以便跟上时代的发展。当时的专业分为普外科张金哲、王燕霞(郭哲仁、梅中奎、董玉珍)，骨科潘少川(贾和庚、田世林)，泌尿外科黄澄如(白继武)，胸科薛芬(王汉)，新生儿科叶蓁蓁(马汝柏、陈幼容)，耳鼻喉科刘玉秀（王春凤、秦晶如），麻醉科王秀媛（吴月凤、刘君文）。

1974年，我参加了由卫生局组织的西医脱产学习中医的学习班，为期一年。毕业前的某夜，我赴大寨为一名6岁患儿行急性阑尾炎会诊手术。随行人员有麻醉师王秀媛、护士长资维瑛。会诊后我否定了阑尾炎，确定为右侧髂窝淋巴结炎脓肿形成。我正好就学中医之便，电话向老师要来醒消丸口服，同时在几滴甲氧氟烷睡眠麻醉下，切开表浅脓肿。前后几分钟，患儿立刻敢动要吃，次日就要求被抱出，体温正常，精神状态良好。邓小平同志接见了我们，说："先不要回去，既然来了，看看大寨，学习学习。"我们逗留了一周，孩子活动恢复了正常，伤口基本愈合。

还有一件可纪念的事，1974年冬，郊区农民送来一对胸腹连体男婴，不足一个月，双双发生肺炎。医院书记李仰岳召集会诊，确定先行手术分开两儿，再治疗肺炎。我和叶蓁蓁计划重点抢救肺炎病情较轻的患儿，特别是把共同腹壁让给他，至少要保一个成活。李仰岳书记强调必须两个都要活，把好的条件让给重症患儿。手术分开后，我和叶蓁蓁立刻各领一组术者同时行动。我负责的患儿腹壁缺损太大，只能缝合皮肤。术后经过积极抢救、治疗肺炎，两患儿均康复出院了。六个月后，两患儿再入院修补腹壁，同时被发现都有腹股沟疝，一并修复。事后我们反思此例前后经过，认为李书记的决策是正确的。他认为能保一个孩子，为何不能保两个？如果开始就无信心，先决定牺牲一个，何来信心保证另一个成活！他是军人出身，陈毅元帅的部下，就是有魄力。

1975年夏，我院组织代表团到天津南开医院学习中西医结合工作，同时也参观了天津儿童医院。天津儿童医院原外科主任在广西不幸去世，院方希望我能定期到天津会诊，指导工作，培养接班人才。从此我每月第四个周五到天津医院查房、手术并讲课。过从甚密，事实上把两个大医院联合在一起，病人、学术、甚至器械设备都互相通用。

直到 2006 年我已 86 岁,耳聋严重,院方怕照顾不周,我才停止定期赴津。

改革开放(1977—2000 年)
心怀祖国望眼世界

1977 年,我受命随北京协和医院儿科教授周华康、张璇以及一个广东的赤脚医生组团参加在印度新德里举办的第十五届世界儿科大会。20 世纪 80 年代,我国政策上突出的变化是开放国际交流。不少著名外宾来华访问,我们也组织了小儿外科医学国际会议,如 1984 年、1988 年在天津举办的国际学术邀请会,1991 年、1993 年在北京举办的国际学术邀请会,1998 年在苏州举办的亚洲小儿外科年会,1999 年在北京举办的太平洋小儿外科年会,2001 年在北京举办的世界儿科大会(小儿外科专业组由我主办)。20 世纪 90 年代末还开辟了与印度的交流。

1997 年我被选为中国工程院院士,这意味着中国小儿外科的工作规模和成绩已经被中国的科学技术界认可。2000 年我被英国皇家学会授予"Denis Browne 金奖",该奖项一向被认为是小儿外科的世界最高奖。每年全世界只选一名,我侥幸被推选为本专业全国的代表而获得此荣誉,无论如何也是得来不易。欢庆之余,难免忘乎所以,安静下来,我总结了个人修身之道以戒晚节。共为四句话:一生努力,两袖清风,三餐饱暖,四邻宽容。

"修身四语"解释如下。

一生努力:努力就是"手脑不闲""博思勤动""力争上游"。有关的事就想,有用的事就做,做不成也不后悔,尽力争取就是乐趣,顺境逆境都不动摇。我最佩服中国儿科奠基人诸福棠院士,90 多岁时,听不见,看不见,又做了喉癌切除术不能说话,仍孜孜不倦地修改《实用儿科学》。我的外科老师,我国心胸外科奠基人吴英恺院士,70 岁后还挂帅亲征,创建了北京安贞医院心肺中心。他们都有无私奉献的精神,是我的榜样,是我一生努力的方向。

两袖清风:我不是官,没有受贿。这里所谓"清风"就是"光明正派"。工薪阶层的收入是有数的,你的开支大了就必须有来源。超出你级别与收入的享受,不是财路不正就是违章违纪,总之是不正之风。我当医生五十余年,小有名气,收入是可算的,存款是有数的,生活条件是合群的。我虽已暮年,但社会地位突然提高,更须加强警惕。

三餐饱暖:中国的高级知识分子,生活待遇高于一般工薪阶层。不管什么时候也优于"温饱"水平。当然与国外高薪医生相差霄壤,然而三餐有鱼肉,会客有西装,办事有汽车,有一套宽松的两居室,孩子们都已自立,两个老人更复何求。自己忙于业务,老伴忙于家务,其乐融融。更高的经济待遇,实无必要,反而要分心处理高收入带来的麻烦。

四邻宽容:从字面看就是居家处事大家和睦。邻里之间矛盾难免,有时因误会而得罪人,只好要求对方宽容。首先是自己能容人,然后是诚恳善意,礼貌平等待人,多能得到谅解。在工作中"四邻宽容"就更重要了。上下级同事,兄弟单位之间,都要以诚相见,遇事以理服人,善意实心,背地里也从不讲别人缺点。争取每个人都能宽容他人的失误,这样才能团结大多数人共同合作。否则我被选为院士,自己单位同事不服气,周围人不服气,同行也不服气,荣誉再高也不能领导事业发展。

以上四条虽是我个人的修身之道,但绝非凭我一己之力即可达到,周围人的支持是不可缺少的。几十年来,首先是老伴要完全理解,心甘情愿,竭力支持我的工作发展,不羡慕洋房汽车和巨额存款。她自己工作之余,尽心管家、教育子女,别无奢求。特别在四邻宽容上常唱主角,远亲近邻都对她很尊重。她对待科内同事、外地同行、国外朋友,也都能做到团结友好,能做到四邻宽容并非易事。她在我身边七十余年,我们相依生活,默默之功不容讳言。

我于战乱中成长,漂泊半生,学未辍,艺未荒,年逾百岁,仍在一线工作。坚信个人情况"今天永远不比昨天差",成为我继续努力奉献余热的精神基础。

第 一 章

创建小儿外科专业

　　我于 1997 年被选为中国工程院院士，主要是因为我在中国小儿外科医学发展中作出的贡献。

　　在新中国成立以前，我国没有正规的儿童医院，更没有小儿外科。孩子得了病需要外科治疗，只能任其自然发展，或由普通医院进行外科手术，死亡率非常高。新中国成立后，国家提出加强妇幼保健工作，各省市都要建立综合性的儿童医院，都要有小儿外科。我便是第一批响应号召，自愿做小儿外科医生的。当时，我对小儿外科毫无经验，医院也没有小儿外科设备，想学习没有书，也没有老师。我在北大医院创建小儿外科，硬是凭着一本从外国带回来的书、五张床，从零开始，自己边摸边干，用了五年时间站稳了脚跟，建成群众认可的小儿外科专业。自己也自学成才，成了一名小儿外科专业医师。

　　1955 年我国在北京建造了第一座现代化综合儿童医院，落成开院。我被借调到这里任外科主任，创建北京儿童医院的小儿外科。这是当时全国医疗条件最好的儿童医院，在这样的条件下我有机会、有可能发展小儿外科，并取得全国领先、世界知名的成绩，为我国儿科医学填补了缺乏小儿外科专业的空白，得到了国内医学界的认可。

　　我认为创办小儿外科专业，要符合人民的需要，填补我国的空白，保持世界公认的技术水平，因此努力的目标是立足本职、心怀祖国、望

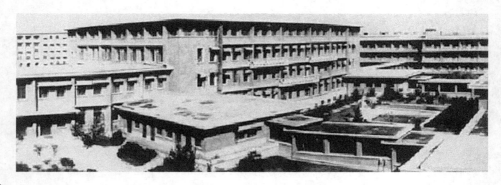

北京儿童医院老院图

眼世界。我侥幸做出一些成绩,建成中国的小儿外科,我也因此出名。发展的过程大致可分为这样几个阶段:抓住机遇、站稳脚跟、创出品牌、推广全国、打入世界,做到四个承认。

一、抓住机遇

1950年党中央召开第一届全国卫生工作会议,我当时是刚完成总住院医师培训的青年外科医生,以北京大学医学院代表团服务人员的身份列席了会议。会上制订了加强妇幼保健方针。儿科专家诸福棠教授提出要开展小儿外科,北大医院胡传揆院长当场推荐我承担此任。1950年国家首先在北大医院开辟了具备专用病床、独立门诊、专科手术室和轮转住院医师的完整小儿外科专业。1955年我与共同创业的潘少川医生一起调任新建的北京儿童医院,组建综合性小儿外科。北京儿童医院小儿外科逐渐发展为全国最大、专业齐全的小儿外科中心,并在此基础上发展成为世界小儿外科事业中的重要成员。

我开展小儿外科事业的机遇与过程,基本上符合《三国演义》里诸葛亮提出的"天时、地利、人和"。新中国成立之初,我是最早一批志愿做小儿外科的医生,是中国小儿外科第一代创始人,这就是占了"天时"。我工作的地点在北京,北京是首都、是中外学者集中访问的地方,与卫生部、中华医学会及人民卫生出版社同在一城,联系方便,这是占了"地利"。我有幸遇到诸福棠、胡传揆、吴英恺这样德高望重、学术权威的老师,鼎力支持,亲手提携教导;又难得有潘少川这样全心全意甘心作我的副手和我亲密合作一生的同事;更有很多学生和国内外朋友的帮助和支持,这又得天独厚占了"人和"。曹操、孙权、刘备各自仅占其一,而我是三利占全。时势造英雄,这使我的事业发展顺利,在国内外知名。然而这只是客观条件的一面,事业的成功也必须有我个人的智慧和努力。分述如下，可供人们参考、批评和借鉴。

（一）如何抓住"天时"

新中国成立初期，百废待兴，这个"天时"人人可抓。我自愿创建小儿外科也确实有其偶然性。1950 年 8 月，第一届全国卫生工作会议召开，7 月在天坛召开全国卫生教育展览会。当年 6 月我在北大医院刚做完外科总住院医师，尚未固定专业，暂为胡传揆院长的助手和随从秘书准备参加大会，同时参加了展览会的筹备工作，列席参加了第一届全国卫生工作会议及预备会。大会讨论和制定了加强妇幼卫生政策，提出全国各省要建立综合性儿童医院。预备会中儿科专家诸福棠教授提出"我国只有小儿内科，对致命的外科疾病均爱莫能助"。当时我刚做满了两年北大医院外科总住院医师，熟悉当时国内的临床现状。在会上我顺便介绍了医院近两年的年终统计，谈到 12 岁以下小儿外科手术术后一周内的死亡率为 29.6%，而同时期成人手术死亡率为 5.6%，引起了大家的重视。诸教授向胡院长要求支援一个外科医生专攻小儿外科。胡院长顺手就推荐了我（因为我正待安排专业），我立即表示同意。这样一件大事就这样戏剧性地被决定了。诸教授马上向北大医院儿科报喜，儿科全体人员热烈欢迎。儿科主任秦振庭教授把一本从美国带来的由 Ladd 和 Gross 合编的《小儿腹部外科学》送给了我，并且在儿科病房内划出 5 张床专收外科患儿。北大医院外科王大同主任也指派了住院医师轮转小儿外科，给我做助手。并安排了小儿外科手术室和专门的门诊时间和诊室。

1950 年 8 月 1 日全国卫生工作会议开幕式当天，北大医院小儿外科就正式宣布挂牌成立。赶在卫生会议正式公布妇幼政策之前，全国各地闻风而动。事情的发展确实偶然，但追溯我志愿从事小儿外科的原因，其实早有一定的历史背景、个人思想基础和技术条件，因此胡院长推荐我做小儿外科，我早已胸有成竹，欣然同意，绝不是赶浪潮、讨好领导。所以说我"抓天时"也是在认真分析、深思熟虑的基础上,自然而及时的决定。

追忆我在上海读书时期,常常寄宿在远房二舅张志广家中。二舅是海关官员,有很多海关同事知道我是学医的,孩子有病常找我看看。那时上海沦陷,看病困难。海关自己有医务室,但没有儿科,不给孩子看病。1942—1945年我在上海读书,每天出入医院,买药、找大夫都很方便。海关朋友家的小孩种痘、打预防针、看病等等都找我。我也有充分的时间能为他们细讲医学知识,为他们买药打针。真有病的孩子,我就陪他们去医院、找大夫、办手续。找我的人越来越多,我尚未毕业就成了远近闻名的"儿科名医"了。我治好了孩子的病,这些孩子都把我当成亲密的家人。至今仍有不少当年的患儿(现在都老了),每年都来看望我。我在给他们看病的同时也提高了自己的能力。

妈妈对孩子的深厚情感给我留下了非常深刻的印象。那个年代孩子很容易生病,妈妈对孩子的微小变化,观察很仔细。按照那时的儿科技术水平,6个月以内的婴儿患肺炎,几乎是死路一条。虽然那时不是独生子女,但是妈妈也总是哭得死去活来,几个月没有笑容。特别是那时社会受封建残余的影响,孩子死了,年轻的妈妈在家庭及众人眼中就成了"渎职"的罪人。妈妈丧子无限悲痛,不仅得不到安慰,反而成了众矢之的。公婆、丈夫都侧目而视,妈妈都不敢见人。看到这些让我深感儿科医生的责任与重要性。直到新中国成立后我才理解,我国提出妇幼保健政策,不是盲目学习苏联,当时的迫切性是现在的人们想象不到的。

1945年我在北京中央医院作外科实习医师。某夜值班,我的一个中学老师抱来他周岁的女儿。孩子患白喉,呼吸困难,全身青紫,应该急行气管切开。我找来上级医师,他说我院无人能做小婴儿的气管切开,并嘱我打强心针。眼看着患儿呼吸窘迫,憋死在急诊室,老师无言,含泪抱着孩子离去。此事使我多日不安,为什么医学书上明确强调此种状况应急行气管切开,而我们的医院却做不了?这里的领导多是著名的医生,难道水平比美国差?只不过是无人肯做婴儿手术罢了。不做,当然就不会做!这是医院的耻辱,也是医生的耻辱。

1949年我在北大医院作外科总住院医师。当年北京各医院产房婴儿室流行化脓性皮下感染。病情发展很快,三日内扩展至婴儿全后背,患儿因败血症死亡,无一例存活,而且互相传染得很快。当时各院每发生一例,就立刻关闭产科两周,进行彻底消毒。我身为外科总住院医师,这类患儿都经过我会诊后任其死去,而当时的我却无能为力。我和病理科林振刚教授研究发现,婴儿对感染无局限能力,小量分泌物的压力就能把脓液压向四方,使感染扩散很快。只有尽早切开、引流减压,才能延缓扩散。但是传统西医公认感染"局限"后才能切开;中医也讲"熟透"才能切开。我要见发红就切开,违反医学原则,无人同意在患儿身上试行。1949年8月,我的女儿(建玫)在北大医院产科病房降生。我怕她被传染,生后第二天就让她出院,但仍然染上此病。我只能孤注一掷,立刻为她切开,深达筋膜,放出一些血水。她竟很快痊愈,伤口一周后愈合。有此一例成活,我敢不经任何人批准,连续切了几个患儿(包括门诊及外院会诊),患儿都得以成活。消息很快传到全国各地(各地也都在流行此症),报纸上纷纷报道早期切开的成功病例。治疗过程虽然违反了传统的医学规律,但也说明小儿外科有其特点,需要有人研究。那时西方早已把小儿外科列为一个医学专科,这是有道理的。在我的思想中已经酝酿了我国要有人做小儿外科的想法。

为什么我国一直无人做小儿外科?首先是有一定的难度。婴儿生命脆弱,无法用语言交流配合治疗,麻醉就是第一个难关。无人做小儿外科,当然也没有小儿麻醉技术。要做小儿外科首先要会做小儿麻醉(那时我国尚无现代麻醉专科,麻醉工作由外科医生兼管)。1948年我曾在天津中央医院胸外科跟吴英恺(原北京协和医院名医)学过现代麻醉,对麻醉学技术与理论有些基础,这让我有了敢于开展婴儿麻醉技术的信心,自认为能够在外科基本问题知识的基础上开发小儿外科。所以我从事小儿外科后,首先制定了"先做简单手术,钻研基本问题"的方针(包括麻醉、术前术后的诊断工作)。站稳脚跟后,再逐步发展其他的外科手术。

我虽有想从事小儿外科的想法，但却没有实际落实。正值全国卫生工作会议，恰逢国家政策出台，又是胡院长的推荐，还受到诸教授的欢迎，我遇到了难得的"天时"。我又自恃有些麻醉技术的根底，鼓了鼓勇气立即欣然同意，下定决心为之奋斗终生。

（二）如何利用"地利"

至于利用"北京"的地利，在北京工作的人其实都可利用。卫生部、中华医学会和人民卫生出版社也都是对全国开放。北京有很多高水平的医生，为什么只有我开创小儿外科？首先是我本人想要开创小儿外科，有强烈的兴趣。我考虑了开展这样一个从零开始的新专业可能发生的种种困难和解决的方法与途径。我意识到创办一个新专业，至少要落实到两个具体条件：一是领导批准，也就是卫生部；二是舆论支持，主要靠医学会与出版社。这些机构都在北京，我也在北京，就占了这个"地利"。

我在北京便于与卫生部联系。我初创小儿外科，专业知识不足，本地没有专业老师，开始几年各地开创小儿外科的同行也都太少，很需要跨地区联系，互相交流，常需要领导的支持、安排与组织。我向卫生部反映，果然，卫生部安排了小儿外科教学大纲会议、教科书编写及组织开设小儿外科医师培训班。卫生部牵头拉线，首先把北京和上海的同道组织在一起，并且向全国的医学院校介绍了包括我在内的几个指定的小儿外科带头人，这才使一个崭新的工作得到有序地展开。因为我的工作在北京，很方便与卫生部联系，加上我办事认真、为人热心，实际上早已成了小儿外科的代表。因为是创新工作，必须时常向卫生部领导请示、汇报，让卫生部领导了解我在做小儿外科，也有机会让他们了解我的能力水平。国内国外有关小儿外科访问交流的事，自然就要介绍给我。那个年代，国外交流更需要卫生部安排，连买一本外文书也要请卫生部批外汇。我在北京，近水楼台，得天独厚。

1959 年卫生部指派我与张伟逊（从事小儿内科）作为中国儿科代表作学术性回访到保加利亚讲学一个月；1964 年我又随钱信忠部长赴开罗参加亚非医学会，并作了关于先天性巨结肠的报告，这些机会是在外地的同事无法获得的。改革开放以后，国际小儿外科名人（Kissewetter、Gans、Bronsther 等）来华访问，崔月犁部长指定全部由我来接待。联合国资助中国小儿外科医生作为访问学者访问美国（半年访问 7 个城市），这个工作也落到我的头上。从此我自然成了中国小儿外科国际联络的中心人物。

医学会和出版机构更可以作为学者展示、交流和宣传的平台。更重要的是可以为学者宣传工作成绩，创造舆论。通过学会报告讨论与杂志文章发表，首先能促进自己在工作上创新，否则拿什么内容来发表？只要发表，就有交流，就有借鉴，就会有进步。我不但以自己名义发表过 250 余篇文章，编写了 40 余部图书，并且还积极倡导和组织小儿外科专业学会参与杂志工作。因为我在北京，与中华医学会及人民卫生出版社联系方便，所以被选为小外科学会的主任委员和两个小儿外科杂志及《中华儿科杂志》《中华外科杂志》的编委会成员。并且组织各地小儿外科专家分头编写小儿外科各分专业的专著（如骨科、泌尿外科等）。

北京什么机构都有，特别是新中国成立初期，是最好的"地利"。然而这些"地利"，即使你不在北京也可利用。反之，你住在北京也不一定能想到、能利用。我能抓住"地利"，首先是有强烈的要求，努力实干做出一些成绩，同时也要显示出自己的工作能力与热心，人家才肯分出一些力量与你合作。这也可能与我自幼喜动与不甘守旧的性格有关。但是遇到实际问题，还是必须动手动脑，努力实干。有些奔走联系的工作，甚至占了一些医疗工作的时间，我们不能认为这是不务正业、表面文章、华而不实。我不赞成"埋头苦干"，为什么不"抬头笑干"？抬头看看人家在干什么，怎样干得更高兴，何必自寻苦恼。

我在北京，卫生部要找人筹备卫生工作展览会，因为我做过两年外科总住院医师，有一定的组织能力，又有过编纂学生纪念画册的经验,所以领导让我参与这项工作。在这次展览会上,虽然我的活儿不多(只为北大医院临床工作做了几块画板),但很受领导和同事们的欢迎。我经常往卫生部跑,从李德全部长到门房存车处老大爷,都认识我。预备会上宣布我要从事小儿外科只是非正式的闲谈,然而很快各大城市医学院校就都已知道了这个消息,等于替我做了广泛宣传。给人的错觉好像是"部里任命我为小儿外科医生",也因为有了这个群众基础,后来部里有关小儿外科的事干脆就派我出面。特别是后来频繁地接待外宾,我就成了卫生部的小儿外科代表。

我国改革开放以前,小儿外科国际交往简直成了我个人独揽。我在北京与卫生部联系方便,外地同道们有时也愿意通过我替他们跑跑腿。对卫生部来说,我又成了非正式的小儿外科群众代表。这些工作,尽管占了我不少时间,但我非常愿意做,而且努力做好,让各方满意,久而久之,大家就更愿意找我了。

学会工作更是我利用"地利"的另一个重要方面,特别是当时外科学会的实力人物吴英恺、曾宪九、吴阶平,对我的工作能力都很了解,大型学术活动都派我管理影像效果。例如1963年的全国外科学术会议,我就给全国外科同道留下了良好的印象。特别是1964年在友谊宾馆科学会堂,我国召开首届亚非拉国际科学大会。大会由聂荣臻元帅主持,非常隆重。医学的分会场就由我负责视听效果,包括幻灯、电影、同声翻译。会议取得圆满成功,会后我受到了聂元帅和范天祥的接见和表扬。我热心学会工作,学会领导和工作人员对我也很支持,使我在学会中占有一席之地。这个地位代表了我的学术地位、同行地位和国际地位。正是在这些的基础上,我后来才有可能组织中国的小儿外科学会,按时召开各种类型的学术会议、邀请外宾、组织国际会议。我本人也能历任学组组长、学会主任委员、荣誉主任委员,在国际同类会议上作为中国的学术代表人、理事、会议召集人或组织者。同样利用学会这个"地利",我出版了我国的小儿外科专业杂志,全国发行,并进行国际交流与交换。这使我国的小儿外科专业技术迅速在国内推广和提高,学术水平迅速达到国际标准。

书籍编写与出版是学术专业发展的具体标志。新中国成立初期,人民卫生出版社是当时唯一的医学出版机构。我在北京自然与其联系相对容易。我在上海医学院就读时就组织出版过《实习医师手册(英文版)》(*Interns' Pocket Book*),在老师心中有着很好的印象。所以,新中国成立初期国家要出版一套中级医学教科书(包括医士、护士、助产士),吴英恺就推荐我承担外科部分。出版的第一本是《助产士外科学》(因为当时我在北大医院兼任隔壁养蜂夹道助产学校外科教员),这使我和人民卫生出版社有了联系。因为我和出版社的合作很顺利,他们又把《医士用外科学》交给我编写。与此同时他们又出版了由我编著的《实用麻醉学》和《外科实习医师十讲》。从那时起我就成了人民卫生出版社的常客。我专做小儿外科之后,出版社非常支持小儿外科的发展,出版了很多专著,除《小儿外科学》之外还计划组织出版一套《中华小儿外科全书》。2014年还出版了以我名字冠名的《张金哲小儿外科学》。大量专业书籍的出版,反映了中国小儿外科的专业水平和专家实力。

说来说去北京是首都,是中国的中心。我利用这个"地利",在新中国成立初期把北京建成了中国小儿外科的"首都"和"中心"。但是"地利"不会自然生出"馅饼",必须耕种、磨粉、做馅、制饼。有时需要很多人付出一定劳动才能吃到嘴里。

(三)怎样扩大"人和"

应该说"人和"是事业成功的最重要保障,包括老师、朋友、同事、家庭成员以及方方面面有接触的人。朋友支持越多越好,仇人对头越少越好。至于获得"人和"更要靠自己的主动。

工作起步时期,关键是老师。我在协和医学院读书时成绩名列前茅,特别是1944年在上海医学院临床课实习时,组织全班同学编写了《实习医师手册(英文版)》很受教授们的赏识。从上海回北京时,教授们在介绍信中着重提到此事(当时上海医学院的教授多与协和医学院有关系),这给协和圈里我的老师们留下了好印象。我从事小儿外科,主要是靠诸福棠教授的提拔与培养。事实上我与诸教授只是在全国卫生工作会议上经胡传揆院长介绍才认识的。而胡老对我的青睐,也只是因为对我在北大医院外科的工作很满意。他觉得诸老要开展新专业,我是个可靠的人才。老师们的支持无疑是"人和"中的重要部分。取得老师这一代人的认可要靠努力的学习和出色的工作成绩。下面是我给几位老师留下突出印象的事例。

1. 吴阶平院士与关颂韬教授

1945 年我从上海初到北京实习,老师们都不认识我。吴阶平当时是外科总住院医师,某日带着住院医师陪关颂韬查房。当查到关教授的一个手术病人时,要核对当时用的是什么线,于是翻阅病历。手术志是我写的,全部是印刷体英文,并且主要步骤都画了图,居然用什么线都有记载。这件事让关教授对我非常欣赏,吴阶平顺势介绍了我衣袋里的自制查房检验工具匣,小笔记本大小,内有查血、尿、便需要的取标本的用具。查房时关教授提出需要数据,我马上就取标本存下,抽空就查,教授未走就报出数据。关教授看了又看,笑着说

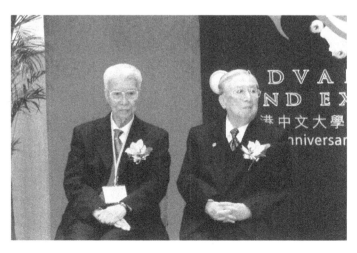

2003 年,张金哲与吴阶平教授一起被香港外科医学院授予"荣誉院士"

可以申请专利。1947 年吴阶平调我到北大医院,1948 年春节送我到吴英恺那里学麻醉,1948 年 6 月提前任命我为外科总住院医师。这些都反映了关教授对我的信任与希望。吴阶平也一直对我有特殊的关照,特别是在学会工作中,他总是带着我一起活动,因为我能写能画。后来我又学会了做、放幻灯片,拍、演电影。下面是我在中国香港的一个会议上的发言,摘录一小段可以反映一个梗概。

2003 年 1 月 10 日,于香港中文大学,我在香港吴阶平基金会会议上的发言稿。

"今天,小儿外科会议与吴阶平基金会会议在一起召开是偶然也是历史大事,小儿外科会议在中国香港召开同样是历史大事。回忆我考入协和医学院,吴老当年作为高年级学生代表致辞欢迎我们新同学。1945 年我从上海医学院毕业到北京中央医院实习,吴老当时是总住院医师,第一个接见的我,向我交代如何学习、如何工作。1947 年他随关颂韬教授接管北京大学医学院,又动员我调到北大医院。新中国成立后,诸福棠、吴瑞萍两位老教授致力创建儿童医院,希望吴老从事小儿外科。当时吴老由美国回来已经是泌尿外科专家,故推荐我来做小儿外科。诸老马上找到我,我立即同意。1955 年全国最大的儿童医院建成,调我担任外科主任,给了我最好的条件发展小儿外科。20 世纪 60 年代初,各地小儿外科医生都渴望有个可以交流的杂志,但当时各地小儿外科水平太低,吴老当时负责外科杂志,特留一角篇幅刊登小儿外科的文章。直到 1964 年,武汉的童尔昌在《武汉医药杂志》搞了个副刊,1980 年才有了现在的《中华小儿外科杂志》。吴老在小儿外科开创时期的这段历史,很少有人知晓,正好在今天重温。"

2. 吴英恺院士

1948 年关颂韬介绍我认识吴英恺教授。我在他那里学习麻醉,配合他做复杂的胸外科手术，给他留下了深刻印象。抗美援朝时期，他从《人民军医》杂志上，看到我连续发表的麻醉文章。专门找到我，鼓励我把在天津学习的麻醉技术编写成一本麻醉学书籍（1952 年人民军医出版社出版了我编写的《实用麻醉学》，1954 年由人民卫生出版社再版）。我说我的资

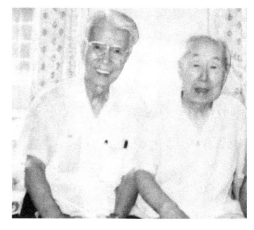

2004 年，张金哲与恩师吴英恺院士

历太浅，不够写书的水平。他说："你现在正应该多写东西，多发表。不怕水平低，不怕有错误。有人提意见正是帮你提高。等你学问大了，也有了名气，你就不敢写了。因为你怕丢人，怕误导别人，不常写也就不习惯安下心来写文章了。"同时，他推荐我编写中级教科书，把我带入人民卫生出版社。我做小儿外科后，他经常帮我做小儿胸科心血管手术。虽然他已是 50 岁以上地位很高的大专家，但对我的邀请还是随请随到。有时我怕他太累，他说："外科大夫做手术说累，不是真有病就是闹情绪"。他给我留下的最深印象是"实干"，勇于开展新业务。他 70 多岁时，辞去了中国医学科学院的工作，在北京市另外开创一个新的医院——北京安贞医院，创出了国际水平。我在他 90 岁诞辰时作画贺他为"杏林硬松"。

3. 秦振庭主任

请看我在北大医院 90 周年庆祝会上的发言。

"母校、母院，我要称'中国小儿外科之母'。不是瞎说，有 DNA 可查。新中国成立前无小儿外科。1950 年 7 月全国卫生工作会议预备会，我是胡院长、诸院长的助手。会上提起全国大办儿童医院，办儿科系，诸老担心无人从事小儿外科，胡老推荐我，我立刻承担下来。这

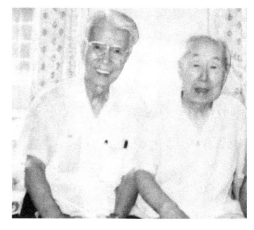

件事当时轰动了整个儿科界。散会后,秦振庭主任立刻找我,给了我一本由 Ladd 和 Gross 合编的《小儿腹部外科学》和五张床,我就在儿科病房内办起了小儿外科。1950 年 8 月 1 日全国第一个有专人、专床、专业门诊和专用手术台的"完整小儿外科"诞生了。1955 年(5 岁的小儿外科)全班人马包括病人迁入新建的北京儿童医院,继续发展。1957 年受卫生部委托,连续开办全国小儿外科培训班。随着各地儿童医院的建立,小儿外科遍地开花。1987 年正式成立小儿外科学会,出版了《中华小儿外科杂志》。中国小儿外科作为一个成熟的专业,被中国医务界承认。1997 年我入选中国工程院院士,标志着小儿外科的学术地位与成绩被中国科学界认可。2000 年我被英国皇家学会授予"Denis Browne 金奖",张金哲的名字与 Gross 等 30 位(14 个国家)世界著名小儿外科专家并列出现在同一张光荣榜上,中国小儿外科的水平进入了世界先进行列。从一本书、五张床诞生的小儿外科,现在已经长大成人、成家立业。喜迎母亲 90 大寿。祝母亲大人松柏常青,

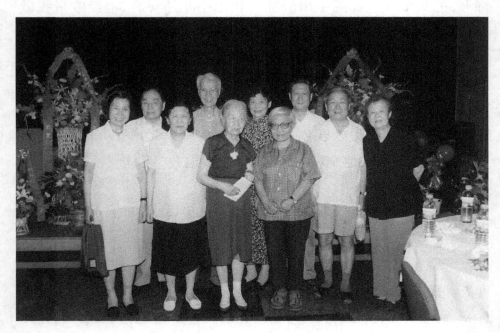

2005 年,张金哲与秦振庭

桃李满天下。

深鞠躬。

张金哲

2005 年 6 月 11 日　星期六

4. 胡传揆院长

原是北京协和医院的皮肤科教授,新中国成立前任北大医院院长,新中国成立后为北京大学医学院院长。我和他的接触是从新中国成立前北京围城时外科搬家开始的。

当时我在北大医院做外科总住院医师,外科主任关颂韬已全家去往美国,主治医师陈景云、吴阶平正在美国学习。科主任空缺,无人主事。教授王大同、主治医师朱洪荫二人家在北城,因市内交通管制不能来院。北大医院外科只有我一人带领住院医师维持工作。医院内常常停水停电,也无暖气。我们自备大水缸、煤油汽灯以及取暖火炉做急症手术。当时北大医院的地址在西单商场后的背阴胡同(原万福麟的府邸),这里的条件本来就不适合开展医院工作。关颂韬找到胡适(当时的北京大学校长)争取到府右街北口军阀时代的陆军部旧址,由他的哥哥关颂声工程师改建为新医院。围城时期,内科系统及医院领导班子刚好已经迁入新址。外科因手术室装修尚未完工,仍留在背阴胡同。事实上,当时只有我留守在背阴胡同的医院,成为"总司令"。战乱时期治安混乱,外科急症源源不断。我们在旧式煤炉下做手术,常常有医生被煤气熏倒下台,临时换人继续手术。1949 年 2 月,北平和平解放,我马上奔走寻找关颂声的工程公司,争取在一周内精简完工,并组织院内留守的医护职工一起动手迁入新院。全部设备及病人,按时按顺序转移,未出事故,无大损失,这件事得到了当时院长胡传揆的赞赏。我个人也在外科系统(包括妇产科、耳科、眼科)职工中树立了威信。

1949 年解放军进城后,为了避免社会秩序紊乱,一切工作尽量维持原状。我本应将总住院医师职位让与下任,但在当时的情况下就受命继续连任一年,到 1950 年 6 月为止,也便于让我把因搬家而出现变动的外科工作稳定下来。外科总住院医师的培养对一个外科医生非常重要,连续两年的总住院医师经历使我的手术技术、应变能力、组织管理能力都得到了双倍的训练,同时也给教授们留下了良好的印象,使胡院长愿意推荐我承担开辟新业务的重任。

5. 诸福棠院士

我与诸院士虽然只是在 1950 年全国卫生工作会议上偶然相遇,他却成为我一生崇拜与学习的偶像。他一心为孩子无私奉献的精神,诚恳负责、与人为善的品德,特别是做事有毅力、有恒心的感人事迹,教育了我半个多世纪。尤其是遇到困难和不顺心时,他的身影、声音,立刻出现在我眼前,给我前进的动力。诸老说:"我要争取工作到 80 岁以上。"他的话激励我重新振作。

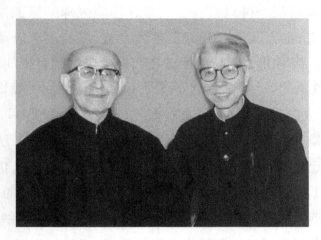

2006 年,张金哲与诸福棠院长

下面是 2011 年 6 月 1 日我在儿童医院院庆上,医院为我和江载芳、杨永弘发奖时,我作为代表的答谢词。

"诸位领导,诸位来宾,诸位同仁,大家好!

我很荣幸代表今天获奖的同志讲话,首先感谢大家对我们的奖励。在这隆重的大会上，我感慨万分。我们的所谓'成就和贡献'，无非是学术上做了些工作，这只反映了诸福棠老院长精神的一个方面。诸老在1943年就自己编写了中文版西医巨著《实用儿科学》。这在当时的中国是'破天荒'的。以后一生不断再版、修订、完善，并且带动全国同道参加编写。团结了全国同道，领导了儿科学会。他年过九旬，重病缠身，听不见、看不见、不能发音，但还在一直修订《实用儿科学》。这是什么精神！他的这种精神影响了全国同道，使我国的儿科学在世界上占有显著的地位。江载芳在世界儿科大会上荣获'终身成就奖'，杨永弘在国际感染病大会上荣获'安万特-巴斯德奖'，我在世界小儿外科学会联合会上荣获'终身成就奖'，这不是每个国家都能有人获得的。诸老的学术精神更直接影响了我们北京儿童医院的所有同仁。我院历年来领先出版的儿童医学专著，包括临床各分科以及放射、护理、药物治疗等高级儿科专业书籍和科普作品，不胜枚举。我院曾编纂了内部《儿科医刊》和给病人的'儿医小册子'，后来有的汇集成书正式出版。现在仍存有内部刊物《儿科药讯》，内容也越来越丰富。北京儿童医院医疗业务压力巨大，人所共知，竟还有如此广泛自觉的学术风气，应该引以为豪。今天为我们几个人授奖，也是要让大家共同感受我院的光荣。让大家饮水思源，更深刻地怀念诸老，意识到我们的责任，要使'诸老的精神'不断发扬光大。现在提倡北京精神：爱国、创新、包容、厚德。诸老早就用他的一生给我们作出了榜样。"

以上仅仅是几个具体故事，在我的印象中我的老师们对我都很好，他们爱护我、帮助我。似乎没有人鄙视我、仇视我或故意难为我，这是构成我"人和"的根本。我作为一个年轻的外科医生，既无名气又无经历，既无专业知识又无必要设备，硬着头皮开创一个崭新的外科专业，竟敢来者不拒，而且要创出一流的成绩。我身后依靠的都是一流的专家，我请谁谁都肯来，替我冒险开发。难道说这只是简单的师生间的人缘吗？"人和"需要有共同目标、共同观点、共同兴趣，还有匹配的能力,互相尊敬、互相关爱。要想别人对你好首先你要对别人好。诸院长经常教导我的一句话使我受益终生,"不要闲谈别人的缺点!既伤人树敌,又滋长骄傲。真心帮助人家,要诚恳正面直言。"

老师一级的"人和",在关键时刻非常重要。但更多的是平时日常工作时同事间的"人和"。一个好汉三个帮,工作中直接的助手更是关键。我的好同事、好朋友遍及院内院外、国内国外。同心合作,倾心相助者,不胜枚举。下面仅以两人为例。

6. 潘少川教授

我与潘少川教授合作了60多年,共同工作了一辈子。共同创造小儿外科很多新点子,也承担了很多风险。这和历史上的名人与助手情况一样,常常是由我享好名,潘少川受累蒙怨。难得他无怨无悔,始终如一,甘于作我的小儿外科助手。

最令人难忘的是1952年,潘少川轮转到小儿外科做住院医师,我正要去参加抗美援朝。于是我向科里要求,把潘少川留在小儿外科,以维持小儿外科专业的工作不中断。当时另一个比我地位高得多的高级教授李家忠也想留潘少川为固定助手,准备开展心血管专业。在全科大会上,形成僵局,长时间鸦雀无声。潘少川毅然自我表态愿意留在小儿外科。此后,他帮我整理了当时小儿外科常见的8种疾病的培训教材与常规处理方法,替我执笔发表了两篇重要的文献(婴儿皮下坏疽与小儿脑脊膜膨出)。以后又随我调到北京儿童医院,在新医院从无到有开展医疗、教学、科研等各项工作。特别是后来在医学会的工作中,我们广泛团结各方同道,扩大国内、国际联络,使北京儿童医院成为中国小儿外科中心。他在这些工作中,始终把我推为中心人物,而自己却永远居于副位。后因工作需要,1958年我找了天津的方先之教授(骨科名师),送他去学了一年骨科。1972年分专业后,他专攻骨科,建立了全国最早的小儿骨科专业,在国内外享有盛名。但他仍然协助我全面开展小儿外科工作。现在我们两人均已达耄耋之年,仍然同室工作、同车回家,有事共同商量,彼此互相照

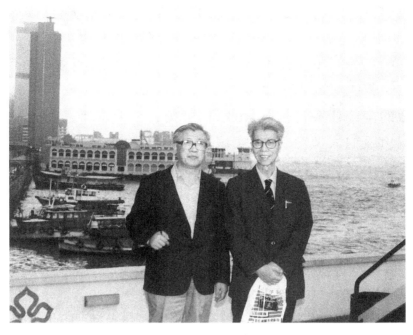

张金哲与潘少川

应。这样的朋友,世不多见。这样的剖心交友之道,当为"人和"的典范。

7. 贾美萍秘书

谈到学会工作不能不提到这位得力助手。贾美萍原为手术室护士,组建心血管外科时被调入新成立的心脏监护室,成立外科学委会后又被调到外科科研办公室,协助谢兴雅办理文牍工作,主要负责打字。她首先利用"张金哲小金库"余款购置了一台四通打字机,自学打字,提高了外科文牍工作水平。谢兴雅退休后,她接替了全部学术事务工作。院方逐渐添置电脑、传真机等各种现代化电子办公设备。贾美萍也通过自学掌握了现代化文牍技术,随着设备的更新与时俱进。与中国台湾地区医生交往后,致力改进现代幻灯编制技术,承担了全科多媒体图片制作工作,成功地用于国内外各类学术会议。1987年,中华医学会小儿外科学分会正式挂靠北京儿童医院,贾美萍被学会委任为联络秘书。国内外联络接洽任务繁多,她能做到来者不拒,及时处理。除处理学会活动、发文件、通知以及经费报销等常规工作外,贾美萍也帮助科内教授们分担编书的工作。20世纪90年代初首次承担《张金哲肛肠外科学》英文版专著的编辑工作,在外文出版社编辑的指导下,圆满地完成了出版的全部任务,受到了出版社赞扬。三十多年来贾美萍协助我主编出版的大型专著有《实用小儿外科学》《中华小儿外科学》《张金哲小儿创伤外科学》《张金哲小儿腹部外科学》《小儿门诊外科学》《现代小儿肿瘤外科学》《实用小儿外科新型手术图解》《中国医学院院士文库——张金哲院士集》《张金哲小儿外科学》《张金哲院士从医60年论文选编》等20余部。现在正在编辑《中国工程院院士传记——张金哲自传》,同时协助潘少川出版了《实用小儿骨科学》,协助黄澄如出版了《实用小儿泌尿外科学》。贾美萍负责学会工作以来,先后经过几任主任委员,张金哲、潘少川、刘贵麟、李仲智、孙宁和王维林,将近30年来,保证了按时顺利学术活动(包括全体会、学组会、国际会等)。她广泛团结全国会员及国际同道,成为实际的中华医学会小儿外科学分会联系人。人事繁杂,难得工作顺利,均无意见。

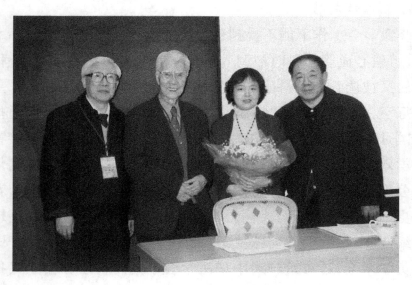

秘书贾美萍(右二)

贾美萍的工作表现维护了我作为名誉主任委员的声誉,维持了小儿外科学分会的团结与凝聚力,保证了北京儿童医院作为挂靠单位的威信,也提高了北京儿童医院的学术领导地位与国际地位。因为我的有些书稿尚未完稿,她退休后院方特意留她返聘,仍作我的秘书,同时监管中华医学会小儿外科学分会联系工作。三十年来,她与我配合默契。

除上述工作外,办进修班、组织学术会议、各地交流互访,也是"人和"的重点实例。半个多世纪以来,身边同道密友比比皆是,可谓"朋友满天下,桃李遍全国"。广泛而坚实的"人和",才真正是事业成功的基础。

《克氏外科学》扉页上印着"先交朋友,后做手术"几个大字。在外科临床工作中,我对每个患儿家属,都尽量做到交朋友。我交朋友的秘诀就是"讲病"。我在医院内的宿舍居住了40余年,夜间常到病房看看,和家长聊聊,谈谈孩子的病,尽量讲透讲深,患儿家长都很爱听,在讲别人的病情时大家也围过来听。开展医疗工作患儿家长就是最重要的"人和"。我在长途火车中,只要讲起病立刻就会成为车厢中谈话的中心人物。既作了科普宣传,又交了朋友。这些虽然只是短暂的朋友,但也都是扩大"人和"的一股力量。

另一方面,必须提一提家庭的"人和"。

8. 沈恩濂夫人

我爱人沈恩濂,比我小一岁。她父亲是英国留学的土木工程师。新中国成立后她在北大医院药房工作,工作时间比较规律。工作之余承担了全部敬老育幼、维持安乐等家庭事宜。我们有四个孩子,虽因"文革"辍学,最终也都补齐了大学教育。各自成家立业,家庭和美,都非常孝顺。沈恩濂不仅在家里是一位了不起的贤妻良母,更难得的是在街坊四邻中的口碑也极佳。在北大医院工作时,西四一带邻居商贩都称她为"二姑奶奶"(她在沈家排行第二,自幼在西四大栂棒胡同居住多年)。迁居西单枣林街,马上在该地区成了大家的"二姨"。她57岁退休后,曾在北京儿童医院护校教英语,因此儿童医院同事称呼她为"沈老师"。改革开放以后，她协助我搞医学会及外事工作，活动频繁，国内同行无不称呼她"沈老师"。国际友人的夫人们，都对她很亲切，互相传颂她为"Famous Elizabeth"（"Elizabeth"是她在天津的法国学校读书时的名字）。一生能遇到一个内事外交十全十美的爱人，确实十分不易。在发展事业时，家庭方面的"人和"，也绝对不容忽视。"一个成功的男人背后，必有一个奉献的女人"，这话不假。

扩大"人和"，我还有一个特点，

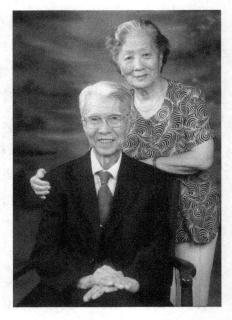

张金哲与夫人沈恩濂

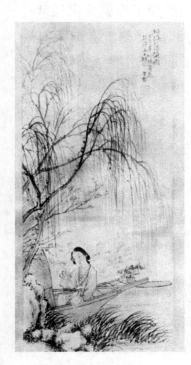

仕女图（送夫人沈恩濂）

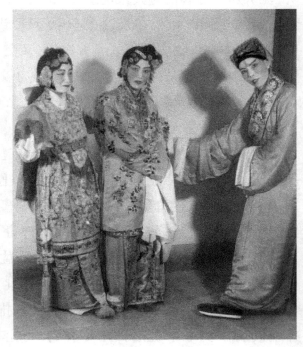

同台演出（张金哲扮演张生，沈恩濂扮演莺莺）

就是业余文体生活多样化。我本人兴趣广泛,不但可以丰富自己的生活,也是联系群众、广交朋友的有利手段。我自称文体活动各项全能,老式的琴棋书画,新式的桥牌、跳舞、演戏、打球,什么都会点儿。虽然水平不高,但也从不怯场。能和老师、同学对弈、打桥牌,也能和年轻医护跳舞、演戏、游泳、溜冰。当过北大医院工会的京剧社长,交结了不少职员工友。在北京儿童医院担任外科主任时,我按时组织文体竞赛,安排科内有特长的人负责球队、剧组、歌舞队,鼓励大家参赛,争取冠军。医务工作劳累紧张,文体活动既能调剂生活,又可加强集体荣誉感,促进团结。好汉不提当年勇,我现在年纪大了,患严重耳聋,上述一切都成了"吹牛"。现在有机会只能给朋友写个字、画个画、参加宴会时表演个小魔术,这也使我在衰老后仍不至于被人完全遗忘。

荣誉与"人和"的关系很重要,也很微妙。一个人在业务上做出了一些成绩,常常也会获得一定的荣誉。然而不少人努力一生不一定有成绩,有成绩也不一定能得到荣誉。于是有些人会心里不平衡,甚至因此产生矛盾。共同奋斗时的"人和",成功后反而失去。一个事业的成功,绝不是一个人的成绩,也不可能是由一个人完成的。荣誉给了某人,这个"某人"只是个"代表"。代表的产生,需要有一定的客观条件,也有一定的偶然性。做事要想出成绩,必须争取成功。但荣誉不可强求,也不是做事的目标。而且所谓成绩,还必须要得到群众的认可。60多年前,一个刚出师的年轻医生,要做别人从未做过的小儿手术,同事们和患儿家长都不可能信任他。我能争取到医院领导的委任建立小儿外科,并能在医院内站住脚,至少是得到了周围有关群众的认可。这已经是我在小儿外科专业的第一个了不起的成绩。我被调到北京儿童医院,扩大了业务,开办了进修班,为全国各地培养了不少小儿外科医生。1964年在全国儿科学术会议上,小儿外科代表们初次聚会,提出组织小儿外科学会。自此以后,我国小儿外科水平取得了国内外的四个认可。这一切都说明小儿外科取得的成绩,并达到了相当高的水平。成绩是全国小儿外科工作者半个多世纪共同努力的结果,但是奖章只能发给他们中的个别代表。评奖时,当年和我同时创立中国小儿外科的先驱功臣们,均已去世或病退,我成了无可选择的代表。无论如何,荣誉证明了我们为之奋斗的共同事业和所取得的成绩,应该视为鞭策再创辉煌的动力。然而获奖者本人已年老体衰,颁奖的目的更是为了鼓励他代表的集体。大家同心去维护共同的荣誉,更能加强"人和"的凝聚力。

我的名气大了,出头露面的事都是我,并称我为"创始人",特别是"Denis Browne 金奖"的颁奖说明中,称我为"中国小儿外科之父"(颁奖时的原话为"Professor Zhang, for all that you have achieved and particularly for being the father of paediatric surgery in China, we present to you the Denis Browne Gold Medal")。我当时就提意见说:"中国小儿外科之父要中国人封,你们封了,中国人不一定承认。"他们解释说:"这只代表我们评委会的意见。我们称 Gross 为小儿外科之父,美国也有人反对,那只代表他们的意见。"

我敢于创办小儿外科并且做出成绩,得到了荣誉。确实是因为天赐我占了"天时、地利、人和",特别是有健康长寿这个优越条件。认真分析回顾,有些个人的努力、坚持、依靠党和群众的经验,还是值得思考和借鉴的。

二、站稳脚跟

（一）无病人

小儿外科专业的招牌已经挂出,但是没有病人就诊,同行也不承认这个专业。刚开始,我把小儿外科门诊和原来的小儿内科门诊安排在同一个诊室。我每天上午都看门诊,没有外科患儿挂号我就看内科患儿。儿科医生遇到外科情况,就随时转给我。后来成人外科门诊遇见小儿患者也转给我,挂号处有时也建议孩子看外科的改挂小儿外科号。尽管尽力宣传,但病人还是很少。病房里的5张床也常无病人。儿科医生把需要外科会诊的住院患儿转给我管,做不做手术我都管到底。当时我选择做手术的原则:有效果,不死人,避险求精。然而真正需要小儿外科医生做手术的新生儿畸形我也不敢做。我有把握的手术为阑尾、疝等,都是成人外科熟练的手术。即使是小儿也并不一定需要我做,因此,我的小儿外科挂牌两三个月,濒临倒闭。

(二) 起死回生

直到年底,有一次一个产妇生了一个女婴,枕部巨大脑膜膨出,比患儿头还大,出生后出现窒息。护士找我解决,我立刻进行手术,切除膨出,修复枕部,后把患儿收入小儿外科病房。产妇出院时,患儿身体检查一切正常。"北大医院小儿外科切除了一个比小儿头还大的巨大脑膜膨出,新生儿起死回生",这一新闻不胫而走,忽然之间我名声大振,宣传出了品牌。院内院外同行都知道有个张金哲专做小儿外科手术,纷纷给我转病人。老百姓也知道了有人能给小儿做手术,知道可挂小儿外科的号。我在上海有给朋友孩子看病的经验,懂得如何热情接待家长和哄孩子。患儿无论生什么病,都是来者不拒。会治的病给家长讲懂,给患儿和家长希望与信心,再给他做手术。我不会治的或无把握的病,给家长出主意,介绍能治的医生进行会诊。不治之症也要给予安慰,教家长如何对待。让家长不能白来挂号,来了必有收获。于是患儿数量大增,也使我有了选择收治的条件。

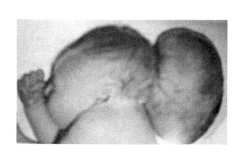

巨大脑膜膨出患儿

（三）一年不死人

我开始从事小儿外科是无师无助的，风险很高，周围同事也都有些担心，都强调"开始一个时期必须不能出错"。于是我每做一个新手术，必先查书（复习手术学与解剖学的知识），然后找一个同龄尸体，试做几次，达到熟练。估计手术后有把握能救活的才做，有危险的手术，暂时拒绝施行，仍由内科做常规保守治疗。经过半年多的摸索，1951年的小儿外科确定只选8种病进行手术，即幽门狭窄、脑脊膜膨出、腹股沟疝、阑尾炎、肠套叠、肛门闭锁、皮下坏疽、直肠息肉。这8种病之中，偶尔遇到个别病情严重估计术后有死亡危险的病例，就不立刻做手术，必须经过术前准备，情况好转才决定是否手术。逐渐的，我的手术技术日臻熟练，术前、术后与麻醉技术也随之提高，基本上保证了我慎重选择施行的手术都能成功，无一例死亡。于是创出了北大医院"8种病"的名气和一年无死亡的传说。社会舆论就扩大成"北大医院做小儿手术不死人"。同行之间也认为我们经过一年的考验，肯定有了经验、很稳，纷纷转来病人。这是我开展专业的第一个阶段，站稳脚跟才能发展。

（四）选攻8种病

因为病房内只有5张床（多了我也管不过来），所以我只收有把握的、一刀见效的病种。逐渐确定了当时号称的"8种病"：幽门狭窄、脑脊膜膨出、腹股沟疝、阑尾炎、肠套叠、肛门闭锁、皮下坏疽、直肠息肉。复杂的小儿外科病种、危险手术暂时不做，以同情的态度说服家长接受原来的常规内科治疗。对于有些不做手术一定会死亡、手术后一定会存活的患儿，即使手术再困难再复杂也必须要做。遇到我没有把握的，则请著名专家执刀。就这样坚持了一年，我做的手术有百余例，基本上无失败。老百姓认可了小儿手术的技术水平，同行承认已积累了一年的百例成功经验，我们也有了一套行之有效的手术常规，包括各年龄患儿的麻醉方法、手术操作、术前诊断、术后护理等。至此才算站住脚跟,赢得了病人的信赖,赢得了医院领导的重视与支持,科内有人愿意与我合作。

(五)遍请一流高手

站稳脚跟后,就要考虑扩大病种,否则时间长了给人的印象是我只是个会治 8 种病的医生。除增加普通外科病种之外,还要开展专科手术。收了专科病人,就请专家会诊,自己作为助手学习。特别是我要保证术前术后安全顺利,让这些专家和我在做手术时都很放心,慢慢的他们都成了我的朋友、老师。他们遇到小儿患者会主动转给我,加强了对我的宣传。更重要的是,我的工作得到了更多名人的支持与保护,有人替我说话。临床医疗任务不断扩大,应接不暇,至 1955 年,潘少川和我被调往新建的北京儿童医院之前,北大医院的病床已扩充到 18 张床。同时扩展了门诊手术,把腹股沟疝和鞘膜积液等常规手术,列入门诊病种,以解决病床不足的问题。

三、创一流品牌

新建的北京儿童医院外科,硬件设备在当时已经号称是全国儿童医院第一。对小儿外科的各种疾病能做到来者不拒,手术技术都争取是国内第一流。1955—1965 年,是我在北京儿童医院的 10 年,主要做的是稳定成果,扩大业务,提高技术,创国际一流品牌。

(一)扩大基地建设

首先是扩大临床医疗服务。1955 年,我以借调名义到新建的北京儿童医院任外科主任。在此以前,中国从未有过儿童医院内设小儿外科。1952 年吴阶平向诸院长推荐我参加北京儿童医院的手术室建设。因为我在北大医院担任总住院医师时曾参加府右街北大医院外科手术室建设，并且在解放军围城期间领导组织外科人员从背阴胡同搬迁至府右街新址，所以对新建儿童医院手术室的情况了解。室内设备也是我指导鄢裕光(内科医生)和马若飞(耳鼻喉科医生)购置完成的。硬件完备，但是软件是空白。当时手术室工作人员对手术都很陌生。要我亲自从捻棉球、叠纱布、包手术衣、擦器械教起。6月1日开院时，在外科医生中，我是主任，35岁，毕业10年，是最高资历；潘少川是小儿外科住院医师从北大医院调来；韩正德刚毕业，在北大医院小儿外科进修过一年；邹大明从新疆调来，在矿区做过外科；马若飞是初学的耳鼻喉科医生；其他都是未做过外科的刚毕业的学生。护士只有两人做过外科护理工作，但未进过手术室，其他都是新分配的护校毕业生。开院时只开了半个病房，15张床，病人是从北大医院带过来的，无论如何总算是正式开业了。到当年10月，逐渐开齐第一个病房的30张床，护士长为梁若馨；年底又开了第二个病房，护士长为王汝明。手术室、门诊及病房治疗室设备、人员和常规工作用具也逐步备齐。年底又分配来了新毕业的医生朱葆伦、郭哲人、李宗才。手术室新调来了护士长郅馨鄂和护士施曼琳。小儿外科病人源源不断与日俱增(北大医院小儿外科已关闭，病人多是从那里转来的)。1956年是北京儿童医院外科扩大的一年，从大连调来了黄澄如，哈尔滨调来了贾和庚。新分配的毕业生有王燕霞、王秀媛、詹振刚和薛芬(此时朱葆伦已调回上海)。住院病人迅速增加，特别是外地患儿，不远千里来京就医。于是我们又开了第三个病房(那时每个病房有30张床)，护士长为李佩月。门诊和手术室工作也都相应发展起来，就当时国内小儿外科临床工作规模来说，堪称一流而无愧。

1952年，我在北大医院与潘少川合作之后，就形成了"患儿就医，来者不拒"的局面。当时我才做主治医师不久，外科经验很浅，小儿外科更是初始，但是名气很响，已经是"远近闻名"的小儿外科专家，因为众口相传我做小儿手术效果一流、"不死人"。那时，我只做有把握的手术,细心维护好名声。遇到我无把握或不会做的手术,也不推出,先收进病房再请老师会诊解决。北大医院是一所一流的综合性医院,请老师很方便,成人外科各位专家都可请来协助手术。在当时的小儿外科,我工作的重点是保证麻醉的顺利进行与术前、术后合理与安全的护理,让会诊专家在做了手术后放心。遇到急症同时涉及各分(专)科时,也是有把握的我来做,复杂的我先做初步保命措施,稳住病情,再请有关专科专家协助进行二期手术。因此在来到北京儿童医院以前,我的小儿外科临床效果就保持了那时的"一流"水平。

我来到北京儿童医院,工作步入正轨后不久,小儿外科病房的医护人员也有了护理小儿手术的经验。外院各科专家也都愿借此基地开展各专科的小儿手术。逐渐,我与潘少川等青年医生也学会了各种专科手术,和专家们配合默契,外院专家们都愿来我们这里做手术。北京儿童医院逐步发展成为各种专业齐全的小儿外科临床中心。当年,胸科的吴英恺、黄国俊,骨科的王桂生、杨克勤,泌尿外科的吴阶平、吴文斌,普外科的黄萃庭,整形科的王大玫,麻醉科的谢荣等,这些北京顶尖、国内外著名的专家,都成了北京儿童医院外科的义务编外医生,都成了当时北京儿童医院实际的专科技术指导或负责人。所以,北京儿童医院外科从 1955 年开创之始,技术就是一流的,所做的工作确实都是一流专家的杰作,国内外同行都无可非议。

病人多了技术要求也高了,医生逐渐多了,就算任务不增也难免会出现矛盾,于是有必要"分专业"。首先院里为培养潘少川送他到天津学习骨科,送黄澄如到宣武医院学习脑科(后改为泌尿外科),送詹振刚到北大医院、协和医院及人民医院学习麻醉。至 1965 年,北京儿童医院外科的硬件与技术力量均已初具国际一流小儿外科的雏形。"文革"后,我们的医生也学会了各自专科的技术,各自分工,开展了小儿外科各种分专业的工作,均各有建树,维持了北京儿童医院外科一贯的一流名声。2014 年复旦大学医院管理研究所公布的 2013 年全国小儿外科专业服务质量评价排名,北京儿童医院外科排在第一位。

2013 年度中国医院最佳专科声誉排行榜

小儿外科	医院	专科平均声誉值
1	首都医科大学附属北京儿童医院	10.682
2	复旦大学附属儿科医院	8.530
3	中国医科大学附属盛京医院	7.591
4	上海交通大学医学附属新华医院	6.258
5	重庆医科大学附属儿童医院	5.591
6	广州市妇女儿童医疗中心	4.212
7	上海交通大学医学院附属上海儿童医学中心	4.106
8	华中科技大学同济医学院附属同济医院	3.348
9	首都儿科研究所	3.045
10	浙江大学医学附属儿童医院	1.652
获提名	南京医科大学附属南京儿童医院、上海市儿童医院、湖南省儿童医院、四川大学华西医院、天津市儿童医院、华中科技大学同济医学院附属协和医院、西安交通大学医学院第二附属医院、郑州大学第一附属医院、青岛大学医学院附属医院、中山大学附属第一医院	

2013 年度中国医院最佳专科声誉排行榜

（二）扩大院外协作

扩大业务与队伍不能只靠国家分配新人,新分来的毕业生技术不灵,远水不解近渴。请外援、拜老师是重要途径。我们经常请外院专家们到北京儿童医院会诊、做手术。事实上,他们的成绩都变成北京儿童医院小儿外科的水平,并维护着其声誉。各科专家们在北京儿童医院又分别培养了常陪他手术的年轻医生。由于这种师生关系,北京儿童医院外科工作遇到任何困难都有老师帮助,专业器械不足也可以向该专业老师借。著名的专家、老师在同行中、社会上都能替北京儿童医院说话、撑腰。只要北京儿童医院的术前、术后和麻醉工作能保证安全,专家们就愿意来手术,甚至把自己遇到的患儿转到这里手术。中国医学科学院阜外医院(以下简称阜外医院)是全国心脏手术技术最高的单位,吴英恺就说过:"新生儿住在我院两个星期,不做手术我都害怕。"他认为北京儿童医院的儿科设备齐全,我有小儿手术前术后的经验，能确保手术后孩子的安全。因为我的背后还有诸福棠、吴瑞萍、邓金鍌等几位儿科权威。但是质量的提高需要人力的保障，国家虽有分配，却赶不上需要的速度。办进修班更是扩大队伍的高效渠道。学员们都是各地优秀的外科医生，义务为北京儿童医院工作，保证了复杂细致的手术正常开展。一批批人员不断前来，等于给北京儿童医院增加了额外编制，共同保证了小儿外科的一流品牌。

此外，各地学员回去后，可以自己开展工作，也减轻了过多患儿集中到北京治病的压力。他们遇到困难复杂的病人，会转到北京或请北京医生会诊，也提高了北京儿童医院处理复杂情况的技术。有时他们在本地开展业务需要我远程会诊协助手术，这更是扩大了北京儿童医院的服务范围，也宣传了北京儿童医院的品牌。

那个时代，谁请会诊我都会去（那时会诊没有手术报酬，连旅费都是由北京儿童医院报销的，当地医院只管吃住）。1974—2006 年，我每月去天津会诊、查房、做手术。无形中为两院外科的联合起到了作用，扩大了两院的服务范围。这对全国小儿外科事业来说，无疑是强强联合，使全国小儿外科水平普遍提高，并得到了国际认可，在国际上也打出了一流品牌。

四、心怀祖国

心怀祖国主要表现为两件大事：办进修班、办杂志。

（一）办进修班

1957 年我在上海编写《小儿外科学》教科书，会上卫生部干部传达了《关于上海北京两地筹办全国小儿外科医师进修班，培养各地外科医师志愿做小儿外科的意见》，我返京后立刻操办。上海因有三个单位派代表（王赞尧、佘亚雄、马安权），需要磋商而迟办了一年，因此最早一批的各地小儿外科带头人多是北京的进修生。

办进修班要有条件：医院与病人、教授与助教、技术与设备。当时正值西方国家对我国实施技术封锁，我国原无小儿外科的工作基础，一切都要白手起家，自己筹办。

小儿外科创始时期，首先遇到的困难就是麻醉。长时间医界多数人不愿做小儿外科，最实际的问题就是小儿麻醉的危险性很高，很难保障。新中国成立前我受过现代麻醉技术训练，又一直掌管全科的麻醉工作，这也是我敢于承担小儿外科的另一个原因。20世纪50年代末，国外小儿麻醉的安全性主要依靠气管插管与控制呼吸作为技术保证。新中国成立初期，西方对我国实施封锁，要得到不同年龄小儿气管插管与麻醉机毫无可能。我在北大医院时利用各种口径的橡皮管、塑料导管、尿管、肛管甚至电线套管，加工改造成为不同年龄小儿的气管插管；把成人麻醉插管用的简易折叠喉镜锯成单片压舌板式

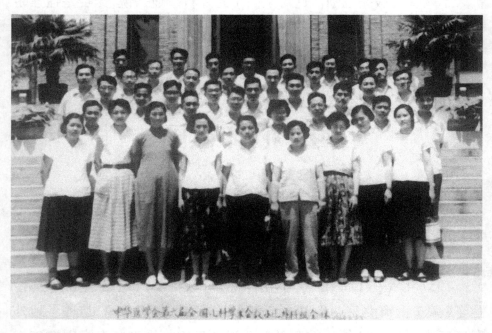

1964年，中华医学会第六届全国儿科学术会议小儿外科组全体人员合影

喉镜用于各年龄儿童(包括新生儿);用铜片焊成简单往复式小儿麻醉机;用外科手术的薄橡皮手套做成小儿控制呼吸囊。于是,利用这些设备开展了现代麻醉技术下的小儿外科手术。但是这种情况下的小儿外科,只此一家,无法推广。我的目标是在全国开展小儿外科,于是借鉴了苏联的技术——低浓度局部麻醉广泛浸润(0.25% 普鲁卡因,不限量)。当时恰好又有留美归国的麻醉专家谢荣协助,我们创造了肌内注射硫苯妥钠加基础麻醉,使患儿安静睡眠。还设计了各种手术体位固定架,使各种手术都能在局部麻醉下完成,为全国广泛开展小儿手术开通捷径。我调到北京儿童医院后,又发展了基础麻醉下的小儿腰麻、连续硬膜外麻醉、骶管麻醉以及各部位神经阻滞,更为方便、安全。麻醉技术的成熟使我国小儿外科在困难时期也能遍地开花,县级以下的单位都能做小儿手术。

20世纪80年代改革开放后,詹振刚参加国际小儿麻醉学术活动。我们的技术在国际上被称为"中国小儿麻醉体系",很受第三世界国家欢迎。即使在发达国家,他们的常规中枢抑制麻醉,也常使新生儿、早产婴儿术后拔不了管,需要继续辅助呼吸两三天。而我们的浅中枢抑制加区域阻滞麻醉,术后能立刻正常呼吸。当时国际上所谓的先进麻醉技术,在我国各地都已被普遍掌握。然而浅中枢抑制麻醉,仍为我国各地小儿外科麻醉的特点。所谓高精尖技术,只要有人肯做,肯动脑筋,以中国人的聪明,没有解决不了的问题。

第二个困难是小婴儿术中保持静脉通道。西方国家已有中心静脉插管,而我们没有,临时外围静脉穿刺常不能保证成功。潘少川创造出一套"婴儿头皮静脉穿刺与固定法",安全简便地解决了这个难题。当时,他成了头皮针专家,全院都请他会诊,院外也请他到处示教。现在所有的儿科护士都已能非常熟练地掌握扎头皮针,医生们反倒都不会扎了。潘少川当时扎头皮技术的突破点就是不看回血,只靠眼睛看准刺入静脉,极微量推入液体,注意皮下稍肿急停,用手指压平肿处再扎。推入液体不肿则是穿入静脉,继续穿入1cm,后用事先备好的

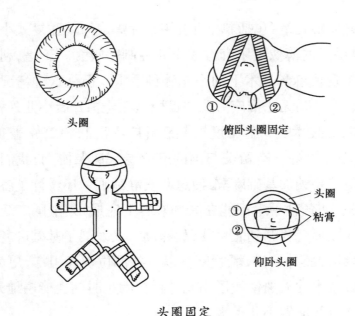

头圈　　　　　　　　　　俯卧头圈固定

头圈
粘膏

仰卧头圈

头圈固定

粘膏固定。婴儿头皮静脉容易看清,穿入后容易固定,颅骨平而硬,粘好后婴儿扭头针也不动。现在护士们扎得很快,又无中心静脉置管的危险。必要时头皮上可扎两三个静脉针的通道备用。

　　20世纪五六十年代,我国小儿外科工作以创伤、感染、急腹症等急症为主。最困难的是小儿不合作,不能告诉你准确的压痛点,特别是对四肢各关节损伤及急腹症病变位置的确定。孩子只是哭闹,妈妈也说不清。我摸索出一套对比检查方法,同时摸两个部位,观察孩子的哭闹反应差异,可以准确诊断器质性病变位置、性质与范围。例如哭闹不能配合的孩子,我能徒手查腹,准确地诊断阑尾炎,配合直肠双合诊,能预知是否穿孔、浸润或局限,手术台上可当场证实。进修大夫称为"北京绝招",称我是"摸肚子神手"。现在有了B超,有的医生根本就不摸肚子了。诊断技术提高固然是科学进步,但我仍然强调任何高精尖仪器的检查数据,必须在病人身上核实。

　　当年来北京的外科进修医师有个顺口溜"基加局、扎头皮、摸肚皮"。学会北京三招,回去就能开小儿外科。在西方国家对我国技术封锁的条件下,全国硬是开展了属于自己的小儿外科。1957年受卫生部委托,北京儿童医院创办了全国第一个小儿外科医师培训进修班,以后历年来培养了数百名小儿外科医生,现已多成为全国各地小儿外科创始人或骨干。1954年受卫生部委托,我参与筹建儿科学系,开展小儿外科教学工作。和全国十个外地医学院校一样,过去40年来我和北京儿童医院外科医师们任教儿科学系,培养了大批儿科(包括小儿外科)医生,充实了全国各地新建的大型综合性儿童医院的医生队伍,使得小儿外科在十几亿人口的大国迅速发展并达到国际水平。

(二)办杂志

小儿外科要想提高与推广,必须要进行广泛的学术交流,只能靠杂志与学会活动。小儿外科初建之时,学术水平太低,文章很难达到杂志刊登的标准。同时又赶上我国的三年困难时期,连印刷的纸都缺乏,很多杂志被迫停刊。

曾在北京进修的小儿外科学员,回去后开展工作,常来信汇报或询问一些问题。我每个月会把大家感兴趣的内容摘录出几句,再加上我的回答,凑一张纸,刻成蜡版油印发给大家。从1961年开始,每月一张,很受大家欢迎,这说明同道们对学术交流的渴望。

1962年三年困难时期刚过去,《中华外科杂志》暂时停刊后恢复出版,主编吴阶平为了照顾小儿外科这个新生专业特留一页专登小儿外科的信息(短文、小经验介绍),当时由宋建军同志具体负责。1964年因宋建军调任武汉医学会而停止。同年,在北京召开第六届全国儿科学术会议期间,儿外科代表提出出版专业杂志,童尔昌得到裘教授的支持,由武汉承办小儿外科杂志。很快宋建军就给我来信表示协助出力。提出要得到正式批准仍很困难,他们建议以《武汉医学杂志小儿外科附刊》名义出版双月刊。童尔昌写信问我,我当然赞成,特别是他们还请了郭沫若题写刊名,更是求之不得。"文革"时期杂志被迫停刊。1980 年在哈尔滨召开了中华儿科学会小儿外科学组成立大会,中华医学会总会副会长施正信与儿科学会副主任委员吴瑞平出席,当场批准出版《中华小儿外科杂志》,委托童尔昌在武汉组织操办。下面是我在 2002 年写的关于小儿外科历史中摘录的一段文字,可以作为参考,借以重温小儿外科在我国发展过程的一个侧面。

"作为我国小儿外科学科唯一的专业杂志,《中华小儿外科杂志》从 1980 年正式创刊,至今已有 22 年,和小儿外科学的发展一样它也是从幼稚逐渐走向成熟。1958—1959 年北京、上海相继开办小儿外科医生进修班,进修后回到当地工作,将治疗体会和一些问题写信告知进修班。从 1961 年开始,北京儿童医院将来信和回答以油印的方式寄给曾经的进修人员。大家称为《小儿外科通讯》和《通讯网》,以此来进行学术交流与联络。1963 年由北京的张金哲、上海的佘亚雄、哈尔滨的何应龙、重庆的王赞尧、沈阳的李正、武汉的童尔昌、广州的赖炳耀分别每月各出一期,称为《儿外通讯文集》。1964 年 6 月在北京召开的第六届全国儿科学术会议上,童尔昌提出由武汉承担出版专业杂志的工作,在《武汉医学杂志》名义下,正式出版了《武汉医学杂志小儿外科附刊》,并请郭沫若同志书写刊名。1964 年 8 月刊出第一期,以后每两个月一期,至 1966 年 6 月'文革'后中止。'文革'中,童尔昌勇担风险,克服种种困难仍然组织了四期《武汉新医药儿外专号》。这艰难的四期,显示了儿外科同道们的敬业精神和凝聚力。1978 年,在桂林召开的第七届全国儿科学术会议上正式批准成立了小儿外科学组,同时恢复出版小儿外科专业杂志。1980 年,国家科委批准由中华医学会武汉分会承办《中华小儿外科杂志》,童尔昌任总编辑(第一届至第五届)。从此《中华小儿外科杂志》稳步发展起来,成为现在统一形式的中华系列医学杂志。现在,杂志栏目齐全内容丰富,包括高精尖的基础科研、临床创新、成果普及、经验介绍等,代表了我国小儿外科的学术水平、方向及权威性。不论哪位小儿外科医生都能以在自己专业的杂志上发表文章而感到自豪,而更多的是从中受到启发和提高。

随着21世纪的到来,特别是在知识经济时代浪潮的冲击下,《中华小儿外科杂志》将面临新的挑战。新的一届编委会即第六届编委会(总编辑江泽熙)中有不少中青年编委,他们将使编委会更加富有活力和朝气。在高水平、高标准的要求下,使杂志更能受到小儿外科同道和医学界同仁的欢迎。2002年初,《临床小儿外科杂志》在湖南正式发行,同年10月《小儿肿瘤杂志》在重庆开始发行,更丰富了小儿外科的交流园地。与此同时,小儿外科学领域的论文也发表在其他医学专业杂志上,包括国外的一些著名期刊、杂志,丰富了世界小儿外科学知识和材料宝库。"

五、望眼世界

医学没有国界。西方国家妄想封锁我国医学进程,阻止我国小儿外科的发展,这必然是可笑的,是失败的。事实上我国小儿外科已经在世界占有了重要地位,发展过程可以分为以下四个时期(主要是以我个人的外事活动为线索)。

(一)改革开放以前

20世纪80年代以前,外宾只能由国家邀请,出国也只能由国家公派。我在北京,有近水楼台之便。1953年以后有苏联专家来北大医院协助工作,1955年后苏联儿科专家以北京儿童医院为基地,开办全国儿科医生学习班。北大医院的苏联外科专家也偶尔来北京儿童医院外科查房、讲学。1955年后,英国创伤外科专家Horn博士来华讲学。每周定时来北京儿童医院外科会诊,指导小儿创伤骨折及烧伤工作,我指定了潘少川接待陪同。在此期间也曾有越南及德国、罗马尼亚等国医生前来参观访问。1957年英国的麻醉学专家Walter随同北大医院的谢荣教授来我院访问,他对我们的肌内注射硫苯妥钠基础麻醉的成功经验颇为惊讶。1963年全国外科学术会议及1964年全国儿科学术会议都有外宾参加,并有学者来北京儿童医院参观访问与交流。我向他们介绍了我首创的"皮下坏疽早期切开"与"手法摘除直肠息肉"的理论与实践,受到他们的赞同,赞为"天才的创举"。1961年卫生部派我院的潘少川与北京同仁医院的戴士铭院长参加巴基斯坦医学会议,潘少川作了关于《小儿巨结肠74例》的报告。1964年我随中国医学代表团(卫生部钱信忠部长为领队)参加在开罗召开的亚非医学大会。会上我作了关于《巨结肠环钳手术》的报告,结识了日本的小儿外科创始人骏河敬次郎。

1974年派北京儿童医院吴瑞萍院长去阿根廷参加第十四届世界儿科大会,并代表我报告了《小儿针麻手术的经验》。1977年我与北京协和医院儿科周华康教授等四人被派往印度新德里参加第十五届世界儿科大会。我在会上报告了《中西医结合治疗小儿阑尾炎》。本次参会我结识了印度的甘地(印度小儿外科创始人)、Chatterjee,日本的葛西(胆道闭锁手术发明人)和澳大利亚的Mayer等国际小儿外科名人。会上葛西邀请我们参加亚洲小儿外科年会,并与我们成了朋友。

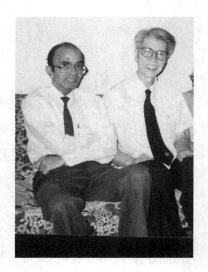

1986年,张金哲与甘地

(二)20世纪80年代

20世纪80年代,以美国的Bronsther为首的外宾定期访华,同时

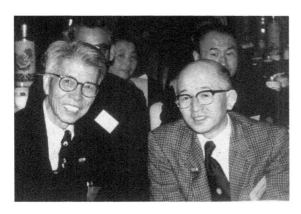

张金哲与葛西

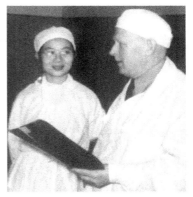

季海萍医生与 Telnovsky 院士

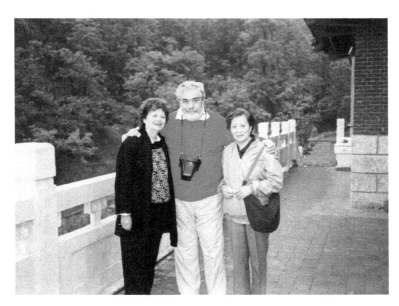

Bronsther 夫妇访华

我国也有多人出国访问。1980 年,我国实行改革开放政策之后,首批美国外宾以匹兹堡小儿外科主任 Kiesewetter 教授为首的民间代表团访问了北京儿童医院。会后邀请了潘少川作为访问学者赴匹兹堡及布法罗,为期 9 个月。潘少川在布法罗与医院院长 Jeffery 商议,组织国内一批小儿外科医生出国学习,为期 6~12 个月。诸福棠院长建议将出国名额分配到全国各地,包括重庆的陈文龙、江西的邹大卫、湖北的江泽熙、天津的孙文榕、广东的黄弈宽和北京的詹振刚等,为国内的小儿外科引进了西方的新技术、新观点,同时也为北京儿童医院扩大了团结。

1980年《美国小儿外科杂志》主编Gans专程访问北京。通过卫生部部长崔月犁介绍,专诚拜访了我,并聘请我作为该杂志的海外顾问。同年世界小儿外科技术援助会主席来自纽约长岛的Bronsther访问北京,与我和潘少川共同约定:每年有美国小儿外科名医来华讲学与手术表演;同时由美方接纳我国小儿外科医生进修,为期6~12个月。

从1983年到1989年,国际交流连续不断,互相来往。世界著名专家,如Hendren、Pena、Ashcraft、Shaw等先后20余人来华,分别由北京儿童医院与中国人民解放军总医院接待,一般在华时间为1~2周,住医院招待所。由于西方专家都有夫人同来,我的夫人沈恩濂就成为主要接待的女主人。由此渠道出国访问的学者有贾和庚、叶蓁蓁以及中国人民解放军总医院的马承宣、刘贵麟等。在改革开放政策之下,国际交往渠道增多。

1981年、1982年我和潘少川先后去美国,黄澄如去澳大利亚,都是作为访问学者,为期6~12个月。我们不仅交了朋友,进行了交流,而且扩大了北京儿童医院的影响力,让世界知道中国有一个大型的儿童医院,病人多、病种多、临床经验丰富,是国际小儿外科医生向往的访问之地。在此期间,我访问了美国七个大型儿童医院,结识了很多名人,如Koop、Hendren、Pena、O'Neill、Rowe、Coran、Shim、Anderson等,他们中的一些人先后也来过北京访问。Koop当时已是美国的卫生署长,特地返回费城与我相会(他刚从费城儿童医院退休),以后以美国政府代表身份访问北京三次,均到北京儿童医院讲学。我访问美国布法罗时,顺路访问了加拿大的多伦多,结识了Filler(从事小儿外科)与Steward(从事小儿麻醉),通过中国科学技术协会,由我做主人,邀请了多伦多小儿外科代表团18人(含夫人)访问北京、上海、杭州。

1984年我国小儿外科代表团回访加拿大,成员有上海的佘亚雄、金百祥,济南的张学衡,青岛的黄婉芬,合肥的王德生,武汉的王果。我是代表团团长,潘少川、马承宣为秘书及财务。一个月间,我们访问了多伦多、渥太华、温哥华,学习了McMaster医学教学体系。特别是潘少川结交了Babechko这个朋友,以后交往很密,这对小儿骨科技术的开展帮助很大。我自1975年会定时到天津会诊,把天津北京两个大型儿童医院外科连成一体。

1984年及1988年我协助天津的韩茂棠主任组织两次小儿外科国际邀请会,会后多人到北京儿童医院访问。著名学者如英国的Lister,印度的Chatterjee,日本的葛西、中条、大川,韩国的金宇基,中国台湾的林哲男等,此外零散交往也有很多。

1982年我应邀参加日本第十九届小儿外科年会,报告了《胆肠吻合防反流矩形瓣》。会上结识了美国的Raffensperger(Swenson的接班人),向他学习了"空肠间置代胆道"手术。会后我访问了东京、大阪、神户、仙台等地,当然结识了很多日本名人同道,如池田惠一、冈田正。除了老一代著名专家,特别结识了年轻的专家马荣德和宫野武。

1986年我受中宣部的指派,与马承宣出席了在加尔各答召开的第八届亚洲小儿外科年会。因我们迟到一天,理事会换届选举已过。中国台湾的洪文宗力荐增补我为理事,受到全体代表的热烈鼓掌欢迎。从此我连任了10年,与洪文宗交了朋友。自1986年以来,我在国际上先后任亚洲小儿外科学会理事、太平洋小儿外科学会地区主席及《美国小儿外科杂志》与《世界小儿外科杂志》顾问。

1988年我组团率黄澄如、江泽熙、曹泽贵、王德生等人参加在新加坡召开的第九届亚洲小儿外科年会,结识了新加坡的Joseph。1990年我参加了在首尔召开的第十届亚洲小儿外科年会,以后国际交往频繁。英国的泌尿外科专家Cohen与以色列的Barr Moore先后来我院访问、进行手术。潘少川应Babechko的邀请赴美,引进骨延长与脊髓后根切断术,把我院及全国小儿骨科工作又提高了一步。

1984 年我受国家教育委员会的委托,就任联合国儿童基金会卫生教育顾问。1988 年与王燕霞及来自上海、重庆代表赴英国与美国考察小儿医学教育,结识了美国巴尔的摩的 Haller 与英国伦敦的 Spitz。1989 年我应 Besamosca 的邀请参加罗马尼亚小儿外科国际会议,会上被授予 罗马尼亚医学科学院 "荣誉院士" 称号。顺便访问了德国与瑞士,结识了 Dawn 与 Stauffer。当时 Stauffer 提出与我合作研究 "张氏膜"(他称 "Zhang sheet"),这促进了我与研究生付明深入研究直肠外纤维膜,并在国际期刊中公开发表。

(三) 20 世纪 90 年代末期

20 世纪 90 年代以洪文宗、谭广亨为媒介,中国组织召开了亚洲会议、太平洋会议。1991 年在洪文宗的协助下,在中国香港召开太平洋小儿外科年会,会前组织了 "北京小儿外科国际会议"。在亚洲小儿外科年会的基础上组委会还邀请了欧、美、澳同道参加。这次会议中国台湾来了一个由 16 人组成的代表团,洪文宗在会上的发言很激动,极力推动海峡两岸的合作。我派了青年医生郭卫红接待了美国南加州的 Fankalsrud,会后郭卫红得以在他的单位(南加州大学)学习两年。在此次会议上,我与 Gans 相约于 1993 年在北京共同组织第二次国际小儿外科学邀请会。不幸 Gans 患多发性骨髓瘤于 1992 年去世。1992 年为亚洲小儿外科学会成立十周年,在东京举行。宫野武邀请了我、潘少川、刘贵麟、佘亚雄、童尔昌、王慧贞等人参加。

1993 年我应邀赴中国台湾参加洪文宗的退休典礼,游遍宝岛,结识了各地同道。1994 年在中国香港召开亚洲小儿外科年会,我与潘少川、叶蓁蓁、詹振刚等应香港小儿外科的邀请参会,另外还有温州、广州等地代表参加。1994 年在日本鹿儿岛召开太平洋小儿外科年会,我与刘磊、章希圣、黎明受日方的高松英夫教授邀请参加。会上与高松英夫和大川组织了中日小儿外科交流会,每年秋季一些日本学者会来我国,在不同城市讲学并旅游,曾先后去过昆明、济南、杭州、北京、天津（1999年以后停止）。为了申请在中国组织亚洲小儿外科年会及太平洋小儿外科年会，全国同道同心协力，积极准备论文报告。为了开好国际大会，1996年在北京组织了第一次青年英语模拟国际会议。由李龙领导青年委员进行组织，得到首都医科大学徐群渊校长的支持。邀请了中国香港医生郑伟、陈广亮参加，会议开得很成功。

1996年在新加坡召开太平洋小儿外科年会，我与郭卫红参加，1997年、1998年我先后参加了在孟买召开的亚洲小儿外科年会及在夏威夷召开的太平洋小儿外科年会。在洪文宗的协助下，成功地确定了1998年在苏州召开亚洲小儿外科年会及1999年在北京召开太平洋小儿外科年会。两个大型国际会议均以我的名义来召集，由潘少川主持，会议举办得非常成功，得到国际盛誉。

1998年在苏州的会上，中国香港的杨重光与黄澄如组织成立亚太小儿泌尿外科学会，并选举黄澄如为首任主席。1999年在北京召开太平洋小儿外科年会，会前举行了小型中日交流会，会后连续召开了国际小儿肿瘤会议，美国的Newton与Haase等肿瘤专家参加。祝秀丹报告了北京儿童医院小儿实体瘤概况，事后祝秀丹受Haase邀请赴美学习半年。1999年太平洋小儿外科年会后，我应巫棠鎏的邀请访问中国台湾，参加中国台湾的小儿外科年会，会见了美国的小儿外科元老Swenson夫妇。随后，我又去美国访问了一个月，在亚特兰大应Rickett邀请作了关于《新生儿一期结肠拖出》的报告，得到了美国几个城市同道的认可。

（四）21世纪初

21世纪初我已80岁，得到了国际大奖及国内外终身成就奖。2000年，由中国香港的谭广亨教授及英国伦敦的Kapila教授提名，英国英格兰皇家学会通过，我在意大利被英国皇家学会授予小儿外科最高奖项——"Denis Browne金奖"。该奖项是英国皇家学会以英国小儿外科创始人Denis Browne爵士的名义奖给世界范围内对小儿外科学术事业有突出贡献的小儿外科医生。2002 年,印度小儿外科学会授予我"甘地金奖",2004 年香港外科医学院及 2006 年英格兰外科医学院先后授予我"荣誉院士"称号,2010 年在印度新德里荣获世界小儿外科学会联合会"终身成就奖",同年在长沙荣获"宋庆龄儿科医学终身成就奖"。这些荣誉都反映了中国小儿外科在国际上的地位。

【重要事件】

1981 年,Kiesewetter 率领美国"人民对人民"代表团访问北京儿童医院,邀请潘少川访问美国的匹兹堡和布法罗,以后潘少川联系组织一批国内各地带头人(十余人)访问美国和加拿大,打开了国际交流的大门。

1981 年,Gans 与 Bronsther 经卫生部介绍访问北京儿童医院,张金哲成为《美国小儿外科杂志》海外顾问,并与世界儿外支援组织约定每年派人交流(北京和外地各一个单位,至 1989 年停止)。

1982 年,张金哲被世界卫生组织安排,前往美国 7 个城市访问讲学,奠定了北京儿童医院的国际交流中心地位。

1982 年,黄澄如、韩茂棠(天津市儿童医院)出国学习,先后赴美国与澳大利亚,开辟交流渠道。

1984 年、1988 年,张金哲两次协助韩茂棠组织国际会议,为国内组织国际会议的先声。

1984—1989 年,张金哲受聘为联合国儿童急救会中国教育部医学联络员,加强了北京儿童医院与边缘地区教学儿童医院的联系,奠定了包括北京儿童医院在内各院的电教设备的基础。

1986 年,张金哲、马承宣(中国人民解放军总医院)参加在印度加尔各答召开的亚洲儿外科大会,建立了印度与我国的联系。

1993 年,张金哲组织亚洲小儿外科邀请会。

1998 年,第十五届亚洲小儿外科大会在苏州召开。会上香港中文大学杨重光组建亚太地区小儿泌尿外科学会,黄澄如当选为首届主席。

1999 年，潘少川组织第二届太平洋小儿外科年会。

2001 年，李仲智参加世界儿科大会。

六、四个承认

所谓水平不能靠自我吹牛，我们的小儿外科水平，可以反映为四个阶段的社会承认。所谓四个承认，虽然都是以我个人事迹发展为标志，但反映的内容却代表着中国小儿外科的水平与社会影响力。

（一）小儿外科医生自我承认

1964 年 6 月，第六届全国儿科学术会议在北京召开，诸福棠主任委员特邀我组织小儿外科医生进行专题讨论。全国各地 20 多位小儿外科医生代表首次相聚在一起，公推上海年资最高的马安权为组长。会上提出成立小儿外科学会及创办《小儿外科杂志》。1964年秋，《武汉医学杂志小儿外科附刊》(双月刊)由童尔昌在武汉正式出版。这就说明此时中国小儿外科医生们自认为在工作上、人数上、地区范围覆盖上，已经形成了一个医学专业，不但有了要求，并且已有行动。虽有此认识和愿望，但当时的业务能力和学术水平还很低，随后又赶上"文革"，因而被搁浅。不管怎样，与会代表有这种认识和要求，至少说明他们在工作成绩与规模上已达到一定的水平。

（二）中国医学界承认

"文革"已过，1978 年第七届全国儿科学术会议在桂林召开，会上通过成立小儿外科学组。1980 年在哈尔滨，由何应龙、张世恩承办首届全国小儿外科学术交流大会，正式成立了中华医学会儿科学会小儿外科学组。我和佘亚雄、童尔昌分别被选为正、副组长（当时马安权已故）。同时批准正式出版《中华小儿外科杂志》，由童尔昌任主编。1983年济南的张学衡承办第二届全国小儿外科学术交流大会，并提出成立独立学会。经过不断努力，小儿外科学组举办多次学术会，按期发行杂志。就学术内容、会员人数与专业单位数及教授人数，都已达到中华医学会公认的专科学会标准。总会批准成立小儿外科学会，与当时的儿科、外科等分会为同一等级。1987年在苏州由朱锦祥承办第三届小儿外科学术交流大会，正式成立了中华医学会小儿外科学分会，我被选为主任委员。两位副主任委员为佘亚雄（负责儿科学系教科书的编写工作），童尔昌（主编《中华小儿外科杂志》）。潘少川、马承宣分别为秘书与财务。学会的成立说明了中国医学界承认了中国小儿外科专业已经成熟，已经达到中国临床医学的一个专业水平。

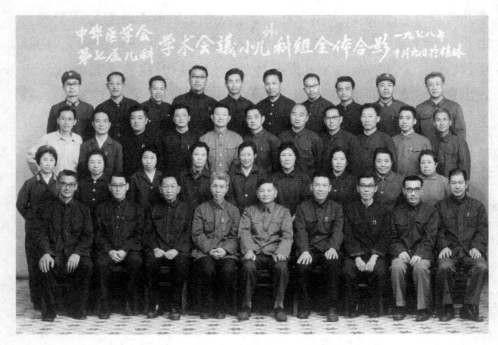

1978年，中华医学会第七届儿科学术会议小儿外科组全体人员合影

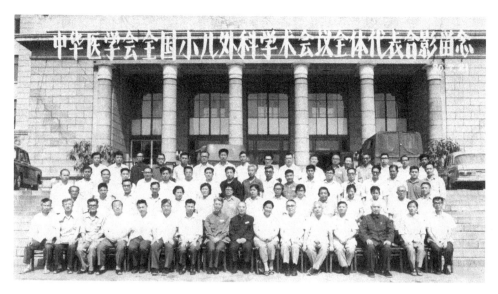

1980 年，中华医学会全国小儿外科学术会议全体代表合影

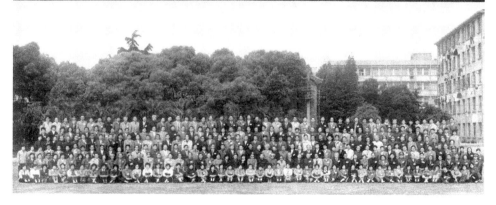

中华医学会第三次全国小儿外科学术会议全体人员合影（1987 年于苏州）

（三）全国科学界承认

北京儿童医院血液病科胡亚美于 1994 年入选中国工程院院士后,1995 年积极推荐我当选中国工程院院士。但是中国工程院大多数院士根本不了解小儿外科,认为有了儿科院士就包括了小儿外科院士。胡亚美的努力虽然失败,但她在会上对我的介绍使中国工程院很多人知道了国际上有独立的小儿外科,也了解了我国小儿外科已经达到了国际水平。第二次胡亚美联络了我在上海医学院的校友外科的盛志勇和中国人民解放军总医院耳鼻喉科的姜泗长共同推荐我,获得通过。

1997 年我入选中国工程院院士(此时余亚雄已过世,童尔昌长期卧床),这说明中国小儿外科专业在全国各种科学技术专业中被列为水平较高、贡献较大的应用科学专业。入选中国工程院院士是以代表国家水平为条件,虽然院士的入选是以每个院士本人的学术成就与贡献为评选条件,但是必须落实到一个公认的高水平的学科事业上,否则你这个科学的院士代表的是什么学科? 所以我的入选标志着中国小儿外科水平达到了中国科学界的要求。

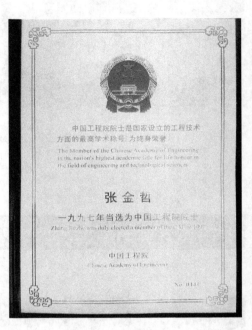

院士证书

（四）世界小儿外科界承认

2000 年我荣获"Denis Browne 金奖",该奖项原是英国皇家学会为纪念英国小儿外科泰斗 Denis Browne 而设置的国际奖项,每年在全世界小儿外科学者中推选一名国际公认的对世界小儿外科事业贡献最大的人作为获奖对象。从 1967 年开始,每年在全世界只选拔一人。1967 年第一位获奖者是美国的 Gross,人称"现代小儿外科之父"。以后的获奖者为巨结肠手术的发明者 Swenson;无肛门系统开发者来自澳大利亚的 Stephens;做过美国卫生署长、费城儿童医院外科主任 Koop;波士顿儿童医院外科主任 Hardy Hendren;《美国小儿外科杂志》主编 Gans 等,他们都是在世界上享有盛名的小儿外科专家。亚洲有三人获奖,即日本发明胆道闭锁手术的葛西,印度小儿外科创始人甘地和中国的张金哲。

我的入选事迹:代表了 13 亿人口大国的 3 000 多名小儿外科医生,作出了国际认可的技术水平;所领导的小儿外科技术对发展中国家有特殊贡献,如肠套叠的气灌肠、水灌肠,新生儿硬膜外麻醉以及新生儿一期结肠拖出手术。张金哲本人发明的"张氏钳""张氏瓣""张氏膜"也丰富了国际小儿外科的技术。

我是第 33 名获奖者,这意味着中国小儿外科水平被国际同道认可。因为我的获奖是代表我所属的小儿外科的成绩与水平,因此我本人也被誉为"中国小儿外科之父"。

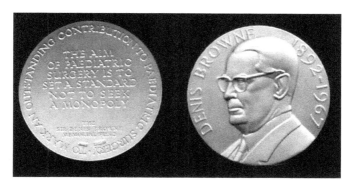

"Denis Browne 金奖"奖章

历年丹尼斯·布朗金奖获得者名单

年份	姓名及国籍	年份	姓名及国籍
1968	R. E. Gross　美国	1992	J. Lister　英国
1969	M. Grob　德国	1993	R. K. Gandhi　印度
1970	D. J. Waterston　英国	1994	J. C. Molenaar　荷兰
1971	C. E. Koop　美国	1995	J. A. Haller, Jr.　美国
1972	P. P. Rickham　瑞士	1996	E. Durham Smith　澳大利亚
1973	M. Sulamaa　芬兰	1997	J. D. Atwell　英国
1974	Th. Ehrenpreis　瑞典	1998	J. L. Grosfeld　美国
1975	D. Innes Williams　英国	1999	D. G. Young　英国
1976	F. D. Stephens　澳大利亚	2000	J. Z. Zhang　中国
1977	R. B. Zachary　英国	2001	E. Howard　英国
1978	F. Rehbein　德国	2002	J. J. Corkery　英国
1979	O. Swenson　美国	2003	Leela Kapila OBE　英国
1980	J. H. Louw　南非	2004	L. Spitz　英国
1981	A. W. Wilkinson　英国	2005	David Lloyd　南非
1982	H. H. Nixon　英国	2006	Prem Puri　爱尔兰
1983	S. L. Gans　美国	2007	Arnold Coran　美国
1984	H. W. Clatworthy　美国	2008	John Hutson　澳大利亚
1985	R. N. Howard　澳大利亚	2009	Edward Kiely　爱尔兰
1986	M. Kasai　日本	2010	Michael Hollwarth　奥地利
1987	O. Knutrud　挪威	2011	Alistair Millar　南非
1988	M. M. Ravitch　美国	2012	Adrian Bianchi　英格兰
1989	B. O' Donnel　爱尔兰	2013	Michael Harrison　美国
1990	J. E.S. Scott　英国	2014	Samuel Moore　南非
1991	W. H. Hendren　美国	2015	George Youngson　苏格兰

七、个人成名

我致力开创小儿外科，取得了"四个承认"，转变了国人认为小儿特别是先天性畸形的孩子不能手术的迷信，填补了儿科医学的空白，并且使我国小儿外科进入了国际先进行列，也使我个人成为中国的代表人物，在各个方面出了名。静心回忆，我也有些可介绍的体会。

（一）在病人中知名，让病人满意

首先我是医生，病人找我，求必有获。能治的力求治愈，让病人满意，治不好的也给他们希望和安慰。同行医生的推荐和介绍，病人及家属互相传颂，使我远近知名。在我国人们对小儿外科是非常陌生的，所以我非常重视科普宣传。除看病时向患儿及家长讲解病情、宣传常识之外，我还利用一切机会宣传小儿外科知识，比如在报刊上写短文，在电视广播上作报告，出版科普图书，拍电视、电影。2007年我被中国科普作家协会评为贡献突出的医学科普工作者。知识交给群众才是力量，群众都不知道小儿外科，你还有何用？我的出名必须是在小儿外科出名的基础上。

（二）在领导中知名，让领导信任

从事小儿外科风险很大，因此我必须做到不出事故，并且工作要打出品牌。在病人中、在同行中站稳脚跟，扩大声誉。让病人满意，让工作有成绩、有特点，只有这样各级领导才能看到我、了解我、支持我，我的工作才容易发展。争取领导对我工作的信任，不是为升官，也不是向上级买好。我在北京围城期间临危受命，做了两年外科总住院医师,期间协助科室顺利搬到新院。此次表现得到了胡院长的赏识,他才会推荐我创办小儿外科。我在北大医院凭一本书、五张床就开起了小儿外科,不但站住脚,还能远近驰名,凭借这些成绩诸院长才放心把新建的北京儿童医院外科交给我。争取领导信任的秘诀就是"能办事,不出事"。

(三)在医界同行中知名,与同行交流

"学如逆水行舟,不进则退"。在现代医学中"逆水之舟"需要靠与同行的交流。同行都不知你是谁,交流就缺乏针对性,效果也就差一个档次。老一代同行是老师,交流属于请示。真正有争论性的交流还要靠同级的同行,越多越好。和我同一时期创建小儿外科的人不多,都存在知识储备不足的问题,大家渴望互相交流,紧密联系。特别是马安权、佘亚雄、童尔昌与我,号称学会"三巨头"(成立学会时马安权已故),我们紧密团结,合作了一生。此外,辽宁的李正,山东的张学衡,陕西的王修中,广东的赖炳耀,重庆的陈文龙,四川的胡廷泽,天津的韩茂棠、谷继卿,上海的金百祥、吴守义,可以说全国各地的小儿外科带头人都是我的密友或同班同学或早期进修班的学员,遍布全国。大家都说小儿外科学会的团结性最好,并非虚传。我之所以在同行中知名,首先因为我致力发展小儿外科事业不动摇;其次我有较强的技术基础与团队合作;再次我有成绩可以经受考验;最后我重视"人和"。

(四)在卫生部内知名,争取卫生部受命

我曾作为志愿者应卫生部的召唤参加卫生工作展览会的筹备,作为服务人员列席会议,首先响应创办小儿外科,这些举动给卫生部的人员留下了深刻的印象。以后我又申请外汇买书,写教科书,办进修班,经常与卫生部联系。参加三次抗美援朝立大功,荣获卫生部颁发的"医药卫生技术革命先锋"奖章。陪同卫生部领导接待外宾,出国代表小儿外科进行国际儿科访问(内科代表是张伟逊),随钱信忠部长

参加开罗亚非医学会议。"文革"以前，我几乎每月都去卫生部。当然，卫生部交给我的工作，我都尽心尽力去完成。我立志为人民服务，具体是要为医疗卫生工作服务。卫生部是代表人民、代表国家展开医疗卫生工作的，你不争取卫生部的受命，为人民服务岂不成了空话。所以要让领导知道你想干什么，能干什么。不能学姜太公稳坐钓鱼台等候"愿者上钩"。

（五）在医学会内知名，参与医学会活动

医生想要追求医学上的进步，需要多参加医学会的活动，和同行进行交流。在1964年的全国儿科学术会议上，诸福棠主任委员特批20名小儿外科代表，希望我们参与到医学会的活动中。要我们知道医学会，也让医学会知道我们。特别是吴阶平，具体培养我参与医学会的服务工作。在全国外科学术会议中，我负责制作幻灯片、放电影；在亚非拉科学大会中，我负责制作幻灯片、进行同声翻译，为此还受到聂荣臻、范天祥的嘉奖。在杂志编审方面，医学会吸收我作为《中华儿科杂志》《中华外科杂志》的编委，每月参加稿件编审工作和出席会议。通过一段时间的培养，我有能力发起及筹备、组织小儿外科会议及承担《中华小儿外科杂志》的工作。然而只靠热心服务是不行的，真正能使我在医学会知名主要在于我在杂志上写稿，在学术会议上作报告，让同道知道我有学问，有新的见解。因此，医学会知名也促进了我的学术进步。

（六）在出版社内知名，配合出版社编写图书

学者有学识的具体物质表现就在于出版书刊，因此要做到在出版社内知名。经吴英恺引荐，我认识了人民卫生出版社的编辑。我陆续出版了《实用麻醉学》，供中级职称医生使用的《外科学》以及关于小儿外科学的教科书等。在编写书籍的过程中，我有机会常跑出版社，与他们的工作人员联系，并懂得了科技书籍出版的重要性和一些出版

的技术要求,特别是要对图书的内容负责。因此我也培养贾美萍与刘淑琴掌握有关编辑与制图的技术,让出版社编辑愿意审读我们的稿件。然而最重要的还是我的学术声望和治学态度,使他们对我推荐的稿件比较重视。改革开放以来,小儿外科出版了不少学术专著与国际著作的翻译教材,这对我国小儿外科的发展与提高起到了不可忽视的作用。

八、总结贡献

我在创办中国小儿外科的工作中,作了不少努力与贡献。

(一) 对国家的贡献

我是全国最早参加创办小儿外科工作的人之一,落实了建国时国家提出的加强妇幼保健工作的卫生政策。全国各地都有了小儿外科医疗服务,为儿童的健康成长,增加了一份有力的保障。支持了"一个孩子"的国家计划生育政策。在人口控制问题上,提高了我国的地位。

(二) 对科技的贡献

我开发了小儿外科技术,填补了我国医学技术在这方面的空白,并且达到了国际一流水平。有些创新技术,更是适应了我国国情的要求,符合社会主义多快好省的发展路线,赢得了发展中国家的欢迎。

(三) 对培养人才的贡献

我是 1949 年后国家聘任的第一批小儿外科教授、博士研究生导师,曾经致力创办儿科学系,编写了小儿外科及各个分专业的教材并培养了不少专家。自 1957 年以来,我连续开办小儿外科医师进修班,亲自任教,桃李满天下,学员尽精英。

第|二|章

创建北京儿童医院
小儿外科中心

我把创建北京儿童医院外科作为我的第二个代表性科技工作成就。其实,这只是诸院长创建新中国第一个新型综合儿童医院成就中的一小部分。组织上交给我创建小儿外科中心这个任务,诸院长给了我物质和精神的双重支持,才让我有可能带领着同事们力求完成任务。我要介绍的也就是我侥幸做出的一些成绩,完成这个任务虽有很多不足,但其中也有些可供参考的经验。

一、医疗业务的发展

北京儿童医院外科的医疗业务于 1955 年 6 月 1 日正式开始。追溯到 1950 年 8 月,第一届全国卫生工作会议上,诸福棠老院长提出建设现代儿科的医疗服务与学科教育,不能只有小儿内科,必须设立小儿外科。当时诸院长信任我,让我开创这个新专业,并在北大医院儿科病房内分出 5 张床专收小儿外科病人。于当年正式挂牌,成立了全国第一个小儿外科专业。1952 年彭真市长支持诸院长筹建全国第一个新型综合性儿童医院。此前,北京原有的私立儿童医院是由诸福棠、吴瑞萍和邓金鎏三位小儿内科专家组成的。这次新建儿童医院,诸院长本希望吴阶平(吴瑞萍的弟弟)加入,作为外科主任。但是,吴阶平那时刚从美国学习回来,已经成为泌尿外科专家,不愿改行。恰好那时我已经在北大医院开始从事小儿外科,于是吴阶平就推荐我参加新建儿童医院外科部分的筹划,此事受到了诸院长的欢迎。1953 年我受诸院长委托去上海,与曾在美国学过小儿外科的朱履中(在波士顿与诸院长共过事)与马安权(曾在费城学习 6 个月)联系,向他们请教国外小儿外科的设施建设及工作方法,并代表诸院长邀请朱履中到北京担任新儿童医院的外科主任。朱履中自称年老不愿举家离乡北上；马安权当时已在上海儿童医院作了小儿外科主任。因两人都不能来京，我就成了内定的外科主任，主持筹建外科工作。新医院的手术室内部装备与器械购置均由我协助原儿童医院的鄢裕光与马若飞两位医生参照北大医院小儿外科的模式办置。1954 年我接受了原儿童医院派来的韩正德医生和两名护士到北大医院小儿外科学习。1955 年 5 月，我与北大医院外科护士马仲慧（准备调入北京儿童医院）带领北京儿童医院新分配来的第一批外科护士着手准备手术室布类敷料、日用药品，以及外科病房和门诊治疗室装备。6 月 1 日北京儿童医院正式开诊，在外科一病房开了 15 张床收治外科患儿（包括几名由北大医院小儿外科病房随迁的患儿）。当时北大医院的小儿外科宣布关闭，我算是从北大医院借调到北京儿童医院的外科主任，潘少川正式调入北京儿童医院为外科主治医师。原儿童医院的邹大明、韩正德、马若飞、张振英和两名内科实习医生为住院医师。马仲慧、资维瑛、梁惠卿为护士长，领导一批新分配来的青年护士。一切条件都非常简陋，但是从开院的第一天起，北京儿童医院小儿外科就以一流的技术水平享誉全国。首先，北京儿童医院是 1949 年后在首都新建的唯一一所现代化综合性儿童医院，诸院长手下的全班人马都是当时国内著名的儿科专家。特别是开院之初卫生部在院内组织了苏联专家儿科培训班，进一步提高了北京儿童医院在国内的地位。外科是北京儿童医院的一部分，当然随之一起出名。隆重的开院仪式后，我们开始了外科门诊、病房与手术室工作。

（一）硬件设施

1. 扩充病床

1955 年 6 月 1 日正式开院时，医院的建筑面积共 26 000 平方米。分三个楼群：北楼、中楼与南楼，有走廊连接。北楼独立一排，三层为传染病房。中楼是一个四层的"U"形建筑，一、二两层为各科门诊用

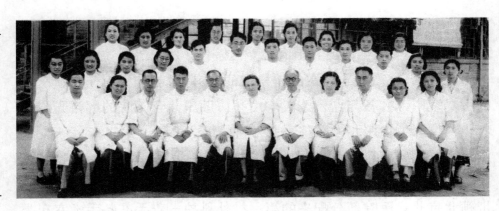

苏联专家与儿科培训班学员合影

房,三层为医院领导的办公室及管理机构,四层为住院医师宿舍。医院南楼为南北两排"井"字建筑,为普通病房区,共三层。"井"字建筑南排每层有三个病房,北排东西端各一个病房,中间有一个工作区。一、二层为内科,三层为外科(北排中间区为手术室,东端为外科一病房、西端为外科五病房,南排东端为外科二病房、中间区为外科三病房、西端为外科四病房)。全院各楼群一层以下均有地下室。6月1日开院时外科只在外科一病房,开了15张床和两间手术室。普通外科门诊在中楼二层,耳鼻喉门诊在一层。开院时只有外科医生潘少川、韩正德、邹大明以及我,耳鼻喉医生马若飞、张振英以及两名临时实习医生。护士有马仲慧、资维瑛、梁惠卿、高玲、初敏一、李捷通、李亚如、周玉兰及王义澂(负责麻醉)。新院开院后患儿蜂拥而来,门诊及病房不断扩大。1955年10月,外科一病房开满30张床,护士长为梁惠卿。1956年外科二病房开满30张床,护士长为王汝铭。医生有新分配来的毕业生詹振刚、郭哲人、李宗才、薛芬、王秀媛、王燕霞,以及从大连调来的黄澄如、哈尔滨调来的贾和庚。手术室调来了护士长郅馨鄂、施曼琳。此时北京儿童医院外科已经初具规模,日常工作也已稳定。随着每年都有新分配来的医生、护士,病房继续扩大,配套工作也随之发展。1957年开设外科三病房共30张床,护士长为李佩月。刚毕业的医生为王保汉、罗碧月(越南华侨)、朱葆伦。新护士为谢兴

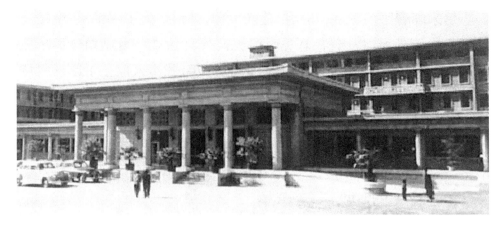
北京儿童医院旧照

雅、王文娟、张儁，护士长洪敏德从上海调来暂时安排管理科研教学资料室。1958年开设外科四病房共30张床，护士长为王中贵、刘贝珍。外科病房工作每年都在顺利开展，直到1958年暂告一个段落。

回顾1957年，因气候恶劣北京秋冬季爆发了病毒性肺炎，内科病床全部被占满，仍收容不下患儿，外科怕被传染也不敢做手术，于是外科病房暂停选择性手术，广收肺炎患儿，同时开了外科五病房（因护士人手不足，主要靠家长陪住，以后保留成了外科简易病房）。接着国家连续进入三年困难时期，以后又出现"文革"，外科的发展也和其他工作一样基本停滞。

改革开放政策实行后，原外科一病房在20世纪80年代成立了急症科专业病房，专收外科急症，包括各种急性创伤、感染、急腹症等。20世纪90年代，外科五病房成立了心血管外科。为了配套，同时把外科一病房的示教室及患儿游戏室，改成了心脏外科重症监护室。进入21世纪，随着病种的转变，北京市的传染病统一收入北京市第一、第二传染病院（现首都医科大学附属北京地坛医院和首都医科大学附属北京佑安医院）。北京儿童医院关闭了北楼的传染病科病房，将白血病病房扩大为白血病科，迁入北楼。同时，南楼关闭了结核病房，全院病房重新分配，原外科病房的分布完全改变。

后来随着医院发展，几次扩建新大楼，外科扩大了手术室，南楼迁走了心血管外科，皮肤科、耳鼻喉科脱离外科独立。专业划分不断更新独立，原来的"大外科"已成虚设。2008年，我本人停止了原外科特有的周末及假日全外科各专业联合交班巡诊，"大外科"宣告彻底瓦解。各专业所占的病房楼号混乱，有待进一步规范。现在医院业务仍不断扩大，建筑施工始终未停。然而，无论怎样变化，病床依旧在不断增多，业务也在持续发展。

2. 手术室的发展

手术室原为东西两部分，东面为污染手术室，西面为无菌手术室。各有配套的建筑与设备，均按当时国际标准设置，但因当时的实际情况出现了严重问题。1957年5月，北京天气奇热，医院手术室的建筑是国际先进的全密闭式房间，双层玻璃窗都是封死的，无缝隙，不能开，保证尘土进不来。室温及通风全靠中央空调控制，但是，那时北京限制用电，不允许使用中央空调，不予接电，导致夏季室内温度超过40度，无法手术。我们只好在外科二病房过道开了一间临时手术室，只能在夜间温度降下后在临时手术室做手术。后来医院对手术室进行彻底改造，全部换了能开关的密闭钢窗，院内挖了深水井，手术室各房间墙壁上装了成排的水管网，用抽水机把深水井的冷水灌进水管网循环流动，做成"土空调"，这样就保证了以后热天手术可以正常进行。直到改革开放以后，医院各处全部安装了空调，手术室的"土空调"才被拆除。现在手术室经过几次扩大改建，与原外科一病房连通（原外科一病房的急症病房关闭）。手术室扩大了一倍，内部设备也都升级了，更为现代化。此外，新扩建的门诊大楼外科层（在四层）也建了门诊手术室，心脏病房（原急救中心）也建了心脏手术室等外围手术室。我自从2006年停止做手术后，从未进过大手术室。手术室的发展主要是原外科孙宁主任及麻醉科张建敏主任操办。

3. 门诊的发展

北京儿童医院最初设计床位为500张，每天的门诊量为1 200人

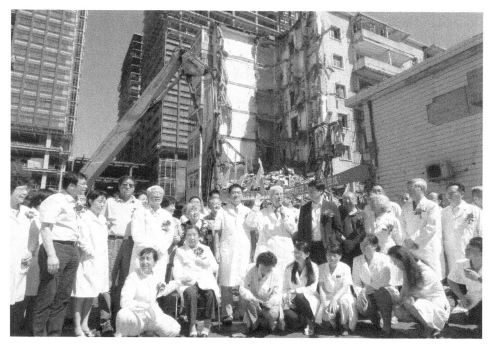

肿瘤中心大楼开工典礼

5. 兴建外科辅助科室

随着外科工作的开展,辅助科室也要跟上。新型综合儿童医院的建设从一开始就制订了全面的计划。药房、制剂室、放射科、化验室、营养科、配奶室、被服尿布室以及哺乳母亲服务室等,均为当年一流水平。但外科的辅助科室只能随着工作发展,逐渐设置。由我亲手在工作中首建的重要辅助科室有以下三处。

(1)供应室:随着手术人数的增多,布类消毒的工作量大大增加,品种也更加复杂化。开始就在手术室内设高压锅作为消毒室,手术室工作用品消毒自给自足。后来因为需要的物品越来越多,并且其他科室也送来物品由我们代为消毒,手术室设备与工作人员承担不了。于是我向院方建议成立全院供应室,在地下室另辟房间,增添设备,仍由外科派专人负责管理,为全院各科室添置、供应布类及分发日常消毒用品。每月由外科登记统计,作为外科工作向院领导汇报。由外科护士长关庆兰、王佩英负责,此项工作后来正式归属医院护理部直接领导。

(2) 血库:1955 年开始外科手术时,手术中用血是家长临时献血。50ml 以内就用大注射器,一次取出后立即给患儿输入。大量输血的方法是家长躺在与患儿并列的平车上。医护两组人同时工作,一组取血,一组输血。均用 50ml 注射器。由输血组喊号,每输入 10ml,报一次量,取血组必须同时取出同等量。然后互相交换注射器(两方针头保持不动)继续输、取,操作过程太不方便。后来我就在手术室开辟了一间血库,平时存一些血。但那时外科用血不多,库血又不能久存,于是就鼓励内科特别是血液科也从血库取血。血液科用血品种多、用血频繁,于是外科将血库迁出手术室,至二层(内科)中间区,仍由手术室护士耿吉祥(后改名李文革)、孟繁惠、贺立群先后负责管理,后归属医院大化验室负责管理,并与市属血库连锁,现已发展成为现代化供应齐全的血库。

(3) 超声波诊断室:我访问美国时看到有的急诊室医生背着一个轻便的超声波检查仪,和女士手包一样,检查患儿腹部,很方便。这令我这个"摸腹神手"汗颜,也让我对美国的先进技术很羡慕。回国后,我发现我国基层的计划生育工作者也背着一个超声仪。我觉得自己太落后了,马上动员青年外科医生任雅贤去北大医院学习超声波,并由其协助购买仪器,并负责超声波检查室(设在外科门诊区)的工作。同时买一台床边超声波仪,应用于急症室的工作中,由周红负责。后来医院大力发展影像科,任雅贤的超声检查室并入影像科,由孙国强领导,并派贾立群协助,科室发展很快。任雅贤退休后,贾立群把影像科发展成为全国著名的技术科室,贾立群也被评为"全国道德模范"。影像科与外科合作非常密切。

此外,随着外科工作发展的需要,各种专业检查也不断增加。新生儿外科郭卫红建立了肠动力测压室,泌尿外科马军建立了尿动力学检查室等,归属于各相关亚专业。

（二）软件充实

1. 人力安排

（1）医生来源：毕业生分配与调进可分三个年代。北京儿童医院建成后，建筑的启用以人员调入为根据。业务发展也以三个年代大批医师调入为主要决定因素。

第一个年代为开创期（1955—1972 年）：开院时科室在编的外科医生为我本人、潘少川、韩正德、邹大明及耳鼻喉科医生马若飞、张振英。1955—1956 年以毕业生为主，大批毕业生被分配到北京儿童医院外科，分别为詹振刚、郭哲人、李宗才、薛芬、王秀媛、王燕霞。另外，还有调入的住院医师黄澄如、贾和庚。1957 年分配来的毕业生为王保汉、罗碧月（越南华侨）。此时外科已开设 4 个病房，120 张床。有了医生才能扩充床位，有了基地才能发展工作。根据当时的社会需要，工作重点以常见的外科急症、重症为主。建院两年来，我们建立了基本的工作方法与医疗技术常规，同时建立了研究室及教学基地，开办进修班。两年间我们请遍了北京市的著名老师，学习各项专业技术，培养本院外科专业人才。以后基本上每年有两名毕业医生加入。1958 年加入的毕业生为张毓德和梅中奎，1959 年为金婵生，1960 年为贺延儒、李春华，1961 年为李家驹、张国光，1962 年为田世林，同年叶蓁蓁从匈牙利留学回国，刘玉秀从同仁医院耳鼻喉科调入。1960 年开设外科五病房，护士长由洪敏德兼任。此时外科（南楼三层）5 个病房 150 张床基本开齐，业务工作基本就绪。1958 年我被卫生部授予"医药卫生技术革命先锋"奖章，1959 年潘少川被评为"卫生系统精英"。我二人先后代表中国参加国际医学学术交流活动，此时堪称北京儿童医院外科的成熟时期。此后，1963 年及 1970 年先后有两批新人调入外科，新生力量大增。

调入医生情况

1963 年：李秀珍、马汝柏、陈幼容、刘荫堂、王汉、董玉珍、白继武、梁若馨、王春凤、吴月凤、冯家勋(冯雷)、赵佩云。

1964 年：刘凤藻、刘君文、秦晶如。

1965 年：陈晋杰、姚慧筠、魏临淇。

1970 年：李仲智、于凤章、王东方、付卫东、刘惠荣、任宗洲、任亚贤、李耀荣、张淑英、范茂槐、赵英敏、马继东、张涛、尹惠英、韩秋红、历丽、常莉莉、席明珠、张金惠、宋艳玲、郭志和、朱惠英、张军、杨晖、杨秋兰。

第二个年代为专业发展期(1972—1982 年)：1963—1965 年，大批毕业生被分配到外科，1969—1970 年，又有一大批新人被调入，其中不乏有出类拔萃者，不少人成为外科的中流砥柱，保持了外科的水平与地位，成为 1972 年后各专业的技术骨干。1979 年改革开放政策实施之后，国家恢复了大学教育与研究生教育。1982 年以后，每年都有正规大学毕业生及硕士研究生被分配到北京儿童医院外科，开始了新一个年代的发展。

各专业医生情况

1972 年：普外科为张金哲、王燕霞，骨科为潘少川，泌尿外科为黄澄如，胸科为薛峰，新生儿科为叶蓁蓁，麻醉科为王秀媛，肿瘤科为郭哲人，烧伤科为梅中奎，中西结合急腹症科为董玉珍，耳鼻喉科为刘玉秀(以后脱离外科)。

1980 年：赵佩云到北大医院进修，并开展皮肤科工作(以后脱离外科)。

1980 年：郑德珍、李仲智开展心血管科工作；陈秀兰、郭志和开展灌注工作。

1990 年：牛文英到北京天坛医院进修，开展脑外科工作。

第三个年代为改革开放时期(1980年以后):1982—1983年毕业生均有学士学位,大批被分到外科。其中多数人在职后通过学习获得硕士研究生或博士研究生学位。以后基本上无大学毕业新生直接分配,多为新招研究生毕业后选留,充实各个分专业。他们平均就业年龄较大,理论学习较多,学术水平较高,有利于开展国内外的学术交流与儿科系教学及研究工作。

新分配医生情况

1982年:陆进、高国庆、邱晓红、祝秀丹、何萍、陈辉。

1983年:周红、孙宁、陈永卫、邓金城。早期留院硕士为王义、贺荣友,牛文英,付明。

1990年以后(留院以博士研究生为主):李龙、陈亚军、王焕民、张廷冲、韩炜。

(2)利用外力(老师、学员):虽然国家给予关照,每年都有新人被分配入科,但都是生手。要想发展成为技术一流的医院还要借助外界资源。从1955年开创之时,我们的目标就是要把北京儿童医院外科发展成为各种专业齐全的小儿外科临床中心。当年主要的办法是靠外请专家,如胸科的吴英恺、黄国俊,骨科的王桂生、杨克勤,泌尿外科的吴阶平、吴文斌,普外科(肝胆)的黄萃庭,整形科的王大玫,麻醉科的谢荣等,都成了北京儿童医院外科的义务编外专家。他们确实都拥有一流的技术水平,国内外同行都无可非议。为什么北京儿童医院可以不花钱,不用请上级批准,就能获得这样一批专家资源?我的经验就是要保证专家可以发展他的专业,全心全意帮助专家开展工作,不能简单地要求他们为我工作。只要手术以外的事我都包了,能保证术后恢复良好,外科医生都愿意到这里手术。我的秘诀就是把麻醉和术前、术后的工作做出水平,让专家们放心。1955年吴英恺组织编写《外科基本问题》一书时,把我编写的《小儿外科基本问题》收录其中,专列为一章。

专家固然重要，但要保证工作精良，还必须要有足够的人力。必须有一批责任心强、技术水平高的住院医师。新分配的大学生还需要人带，办进修班是个绝妙的办法。进修学员都是各院优秀、有培养前途的医生。他们无偿来为我们工作，对于他们而言，能向上述顶级专家学习，这也是难得的机会。另外，他们当然也希望手术成功，术后患者顺利恢复，所以过程中一定会尽心尽力，自觉自愿地努力完成。最初卫生部委托我开办进修班，是为了促使各地能够开展小儿外科手术。我们准备了所谓的"北京三招"（基加局、扎头皮、摸肚皮），使进修医生回去就能开展工作，所以外地的医院都愿意送学员到北京来学习。到北京还能见到很多一流专家，这也是吸引进修医生的又一条件。现在情况不同了，北京必须有新技术，别人想学，人家才来，这也是促进北京儿童医院必须不断创新的一股重要力量。吃老本不行！

2. 团队建设

（1）集体观念的培养：行医治病，历史上称为自由职业、个体工作，在现代医学模式中早已成为集体工作，特别是外科，必须有个坚强的团队，团队成员间密切合作。因此团队建设成为外科工作的必要条件。开展外科至少要有个手术组，包括术者、助手、麻醉师、台下游动助手。还要有人盯门诊，有人管病房。最小的外科单位至少需要6个人。多人团队就必须有组织、有分工、有领导、有纪律。外科的集体观念包括：手术组是个战斗单位，术者是司令，战斗员各司其职，同等重要不分高低贵贱；对患儿安全负责，有意见及时提；行动必须统一，对司令的命令要绝对服从。充分的术前讨论是保证行动统一和培养集体观念的有效方法。

（2）活跃科室气氛，组织文体活动：外科工作多面向重症患儿（手术本身就是一个重症），患儿痛苦，妈妈心疼且烦躁。医生护士劳累、担心，兢兢业业，一刻都不能放松。长期下去，患儿治好了，医护都病了。我反对"埋头苦干",提倡"抬头笑干"。抬起头来看看别人都干什么,怎么干,怎么笑,正所谓古人云"文武之道,一张一弛"。我经常在科内组织文体活动,培养带头活动的积极分子,特别是组织或参加定期的竞赛,既能调剂生活、放松头脑,又能争取集体荣誉、增加团队凝聚力。生活多样化可以避免疲劳,提高大家的工作效率。我担任外科主任期间外科有自己的舞蹈队、话剧组、男女篮球队、游泳队,还会进行冬泳和铁人三项的训练。院里院外举办的竞赛我都会积极参加,常常获得名次。

文艺活动积极分子:张隽、初敏一、李亚如、高玲、成福云、张金哲、潘少川、梁若馨、陈幼容、王汉。

体育活动积极分子:铁人三项——贺荣友;篮球男队——薛芬、田世林、韩正德、郭哲人、贺延儒、李家驹、王保汉;篮球女队——贾和庚、盛菊芬、王秀媛、王燕霞、齐自凤;游泳——黄澄如、詹振刚、郭哲人、薛芬。

(3) 对技术前途的关怀:医生护士最关心的是技术发展,即使不能每年晋升,也要每年有进步。几年有个目标,一生有个奔头。过去采取住院医师制,二年级医生带一年级医生,通过带教会有明显进步。医生们对晋级加薪不太看重,他们看重的是技术的进步和个人兴趣。为了满足他们对事业的要求,具体工作就是安排或引导每个人搞一个专业或一个专项、一个专题,使他们有自己发展的空间。特别要注意的是同一项目人太多了就会人满为患,没有活干。因此要早做准备,从培养兴趣开始,只有他们喜欢干才能干好。1955 年北京儿童医院外科初建,1958 年我就想到潘少川、黄澄如、邹大明三个年资相仿医生的分工问题。计划逐个安排分专业,各有各的奋斗方向。为了使大家都有个盼头,有事可做,我扩大了外科实验室,开发了协助外院的工作。通过两个渠道让他们发挥自己的才能,锻炼自己的能力,为个人的创新事业打下基础。我在担任主任时期曾安排以下工作,为科室今后的事业做铺垫。

1958 年:潘少川学习骨科相关知识。

1959 年:黄澄如学习泌尿外科相关知识。邹大明、赵一棣被调到北京友谊医院,作为主任开展那里的小儿外科工作。

1962 年:建外科实验室及动物外科实习课程(建三间房)。

1964 年:黄澄如被借调到北大医院开展小儿外科专业工作(1966年返回)。张金哲、叶蓁蓁、王秀媛学习心血管专业相关知识,准备开设心血管外科。

1974 年:张金哲、黄澄如、叶蓁蓁、董玉珍、陈晋杰脱产学中医。

1975 年:张金哲每月去天津一天,开展院级联手活动。

1979 年:医院建科研楼后将外科实验室迁入,安排郭哲人、陈晋杰负责。

1979 年:送郑德珍、马汝柏、白继武、李仲智、郭志和、朱慧英、刘敏学习心血管专业相关知识(到上海新华医院进修)。回京后,马汝柏回新生儿科,白继武回泌尿外科,郑德珍、李仲智创建了心血管外科。

1983 年:派叶蓁蓁带队组创首都儿科研究所外科。

3. 业务开展

(1)业务发展的时代性:20 世纪 50 年代,因家长照顾不周儿童常出现的急症有生活创伤、烫伤、骨折;表浅感染有疖毒疔肿、淋巴结炎、脓胸、骨髓炎;急腹症有肠套叠、阑尾炎、嵌顿疝、蛔虫合并症;畸形有无肛、幽门狭窄、脑脊膜膨出、肠闭锁、腹股沟疝、唇裂;肿瘤有血管瘤、淋巴管瘤、巨大肾母细胞瘤、卵巢瘤、骶尾畸胎瘤。多以威胁生命的疾病为主,治疗目标为救命,治疗方法为快速对抗疗法。

20 世纪 60 年代,三年困难时期以后,人民生活安定,经济条件好转,儿童外科疾病开始以非急性致命性畸形为主,特别是泌尿系统畸形,对医生的手术技术要求高。尿道下裂、下尿路梗阻、巨结肠、复杂肛门排便问题、车祸、高空坠落、髋脱臼、畸形足等为常见疾病。

20世纪80年代,疾病以肿瘤为主。如肾母细胞瘤、神经母细胞瘤、肝母细胞瘤、血管瘤、淋巴管瘤及淋巴结肿大。此外,两性畸形、脊柱侧弯、心血管畸形等病的就诊量增多。

20世纪90年代,腹腔镜、肝移植等新项目渐渐成为小儿外科高水平的标志。

1)基本任务:北京儿童医院外科负责北京市、华北地区以及全国患儿的就诊任务,疑难患儿转诊任务,外地手术患儿会诊任务。有责任对上述常见疾病的诊疗方法制定标准,有责任对小儿外科基本问题进行开发与改进。

2)专业分工:随着社会经济的发展,以及优生优育政策的要求,人们对小儿的健康要求也越来越高。特别是在治疗畸形方面,已经成为小儿外科发展水平的标志。专而后精,于是专业分工越来越细。同类的技术与设备需要归在一起成为一个专业,甚至某一种病,某一个技术都可以形成一个专业。医院的品牌,常常以某一专业为代表。北京儿童医院作为小儿外科中心,当然要争取发展各个专业俱全,保证让远道就医的病人不失望。20世纪70年代初,骨科、泌尿外科、新生儿科就已成为国内最早、并有一定建树的专业。特别是急症专业始终保持领先地位。

3)社会业务:作为一个学术中心,所承担的业务不只是医院内部的医疗工作,在医学界也要做社会工作,要有一定地位。我首先倡导成立小儿外科学会,成为主要发起人,并被选为学会首届主任委员。北京儿童医院被委托为学会挂靠单位,不少医生成为学会委员及杂志编委。这既是北京儿童医院外科的荣誉,更是鞭策我们不断进步的动力。特别是对于高年资、高水平的医生,已经功成名就,单靠行政命令、奖金利诱，很难使他们动心。想要在学会上作报告、杂志上登文章，就要在工作中有创新。在这方面花时间，花差旅费，不是不务正业、劳民伤财，而会达到花钱买不来的效果，作为医院领导应该有所认识。

(2) 专业的开发

1) 1972 年外科初始建立的专业及负责人：普外科（王燕霞）、骨科（潘少川）、泌尿外科（黄澄如）、新生儿科（叶蓁蓁）、胸科（薛芬）、急症外科（董毓珍）、麻醉科（王秀媛）、门诊外科（李秀珍）、耳鼻喉科（刘玉秀）、供应室（关庆兰）、血库（耿吉祥），后来随时有变化及人事调动。1980 年李仲智创办心血管外科，赵佩云开创皮肤科，1985 年王汉响应卫生部崔月犁部长的号召，脱离公立医院，个体开业在西直门创办小儿外科诊所。

1990 年牛文英开创脑外科，也有个很曲折的过程。我本人原是老主任关颂韬培养的总住院医师，关老可称为中国最早的脑外科专家。他在新中国成立前全家迁居美国，把全部脑科器械都留给了我，那在当时也都是一流的。开展小儿外科后，我做了不少脑脊膜膨出及脑积水手术。那时关老做 Dandy 手术，用脑室镜及水下电烧脉络丛。北京没有器械，我创造了放水后用普通电烧完成手术。为了预

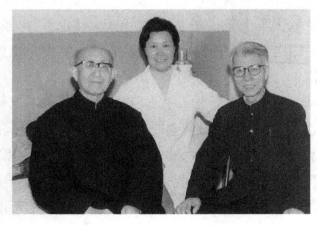

1980 年，张金哲与诸福棠、赵佩云

防放水后脑皮质塌陷,我事先做了一个禁锢石膏帽保护。患儿侧卧,只放一侧水,烧后翻身再烧另一侧。新中国成立后苏联专家对此颇为赞赏,后来发达国家都做单向脑室内引流手术,我们没有单向管,我用细硅胶管把一端封闭,在封闭端管壁上用尖刀戳几个小孔,事先放在红汞水杯内试验,向硅胶管内注水后,不同的压力,不同数量的孔,观察管内水向外的流速。此法用到 1977 年,直到外国的洋管大量进口。我总觉得应该开展小脑外科,否则对不起老师。1958 年派黄澄如到宣武医院学习脑外科,但她无兴趣,转而学了泌尿专业,成为泌尿专家。1978 年又派刘凤藻去天坛医院学习脑外科,他懂得脑科造影的重要性,废除了我的脑壳打洞造影,强调血管造影。然而北京儿童医院最好的 X 线机为 500mA,为此诸院长亲自陪我到市委申请。等1 250mA 的机器被批准、买来、安装后,天坛医院已经用上了 CT 设备,病人也不愿行血管造影。直到我在全国政协会议上多次呼吁,北京儿童医院才装上 CT 机。1988 年又派牛文英去天坛医院学习,遗憾的是他建立了脑外专业后,1992 年有机会出国学习未归。幸由天坛医院调来冀园琦,把小儿脑外科发展起来。在这段时间,不幸詹振刚、董玉珍先后英年病故。王秀媛、马若飞等调离,叶蓁蓁率团队开辟首都儿研所外科。"文革"期间人员调出调回等变化,以及不少老同志到年龄退休,不便在此一一罗列。

2) 现存专业及负责人:普外科(邱晓红),肝、胆、肛肠科(陈亚军),新生儿科(陈永卫),肿瘤科(王焕民),烧伤整形科(齐鸿燕),急症(刘婷婷),创伤科(王强),骨科(张学军),泌尿外科(孙宁、张维平),胸科(曾琪),心血管科(李晓峰),脑科(冀园琦),麻醉科(张建敏),耳鼻喉科(张亚梅),皮肤科(马琳),后三个科实际上早已脱离外科独立。

多年来西医传统分科分为内外科,是以医生技术来分的,受过去生物医学观点——"以病为本,技术为纲"影响,现在转为人文医学观点——"以人为本,疾病为纲"。过去的外科内科事实上已逐渐解体,名存实亡。国内外各医院都在变革,目前正处在变革时期,需要静观发展。

3) 专业开拓人物志

外科三元老:张金哲(普外科),潘少川(骨科),黄澄如(泌尿外科)。

第一代:马若飞(耳鼻喉科),王燕霞(普外科),詹振刚(麻醉科),郭哲人(肿瘤科),薛芬(胸科),叶蓁蓁(新生儿科),梅中奎(整形科)。

第二代:李仲智(心血管科),董玉珍(急腹症),陈晋杰(门诊外科),赵佩云(皮肤科),王汉(外科独立开业)。

第三代:牛文英(脑外科)。

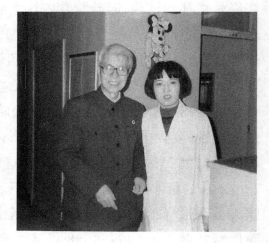

张金哲与学生牛文英

在外科工作中培养了一批院级领导干部及办公室人员

院长:李仲智。

副院长:潘少川、张金哲、施曼琳、范茂槐(曾任党委书记)、周红(国际部)、张建、谢向辉、曾琪。

院属干部:张建、谢向辉、资维瑛、许玉芬、许翠娥、张懿、张隽、张芳、周红(护士)、邵汝勤、陆进、刘小仲、李小松、田军、焦莉莉、曾琪、孙琳。

历任科主任、副主任:张金哲、潘少川、资维瑛、叶蓁蓁、王春凤、黄澄如、王燕霞、梅中奎、李仲智、陆进、孙宁、周红(医生)、曾骐、李晓峰、张潍平、陈永卫、张廷冲、刘婷婷。

历任党支部书记:潘少川、邵汝勤、周郁芬、刘贝珍、石惠琴、范茂槐、王东方、曾琪。

历任科护士长:资维瑛、梁惠卿、张隽、许翠娥、张懿、张琳琪。

首任护士长：外一病房——梁惠卿、外二病房——王汝铭、外三病房——李佩月、外四病房——刘贝珍、外五病房——洪敏德、手术室病房——马仲慧、供应室——关静兰、血库——耿吉祥、监护室——张淑芳、门诊——田慧芳。

历任科办公室秘书：洪敏德、谢兴雅、贾美萍、周红（护士）。

政治荣誉：全国劳动模范——周玉兰，卫生部劳动模范、北京市劳动模范、全国政协委员——张金哲，北京市政协委员——周红，西城区人大代表——张金哲、李仲智，抗美援朝一等功臣——张金哲、潘少川。

（3）医疗管理制度建设

1）行政管理制度：北京儿童医院开院以来实行的是科领导制。由一个外科主任和一个党支部书记领导全科，向院长和党委书记汇报。科内常规业务工作由科主任决定，超常规临时工作由院长批准，日常工作每周每月定时请示汇报。外科以下的分专业医疗工作，由分专业负责人或主治医师决定施行，向科主任汇报。病房护士及行政管理工作（包括物资管理、专业常规护理及设备管理、勤杂人员与患儿家长管理）由病房护士长领导、决定、施行，并与科主任及主治医师协商，向医院护理部汇报。全科每周三上班前有简短早会，传达周二院早会信息及布置全科工作。每月科内有月总结，向全科宣布、向院领导汇报。进入 21 世纪，随着分专业的增多，独立性增加，打破了病房界限的限制。过去作为领导的科主任，受本人业务知识的局限性，很难统管全科。病房护士长也因一个病房什么专业都有，管理困难，几经调整，科主任制已经名存实亡。随着人文医学观点的转变，正待进一步修改调整。

2）患儿医疗管理制度：患儿入院由指定的医生与护士负责管理，直接与患儿及负责的家长联系、密切合作。诊疗计划的制订与实施由经治医师、主治医师及科主任（或专业负责人）共同负责，称为三级负责制。过去由经治医师向家长传达并征求同意,现在按"参与医学"要求,家长应参加全部诊疗计划的制订与施行。目前各科室差别很大,有待进一步磨合。三级负责制的具体实施依靠每天三级人员巡诊制,经治医师、主治医师、主任一起看患儿与家长,随时调整诊疗意见。医生施行责任一贯制,护士 24 小时不离患儿,施行三班交班制。因为分专业太多太细,各专业人员太少,夜班、假日只能施行联合值班制。此外各专业还有术前讨论制、死亡讨论制等。

3)继续教育制度:基本上以自学为主。按时交晋级论文,向杂志投稿,参加院内院外学术活动,争取参加有关专业、专项的学习。

可纪念的事件

1955 年:6 月 1 日开院。

1957 年:扩建病房;肺炎大流行,外科压缩收容,病房收治病毒性肺炎患儿,死亡率很高。

1957 年:开始自收进修医师,有苑峰、周容儿、陈家瑜、某铁路医院王医生。

1958 年:正式办进修班,每年 20 名(卫生部委托)。

1958 年:抢救危重患儿表现突出,连续 30 例绞窄性肠梗阻病例无死亡;开展蛔虫外科并发症避免手术。因上述成绩,我荣获卫生部授予的"医药卫生技术革命先锋"奖章,外科团队荣获卫生部授予的"常见病技术进步锦旗"。

1959 年:潘少川荣获"青年技术精英奖"。

1959—1960 年:坏死性肠炎大流行。

1966—1976 年:"文革"。

1981—1983 年:开始招收研究生。第一期:王义、谷继卿。

1983 年:叶蓁蓁率马汝柏等人调出,创建首都儿研所外科。

1985 年:王汉响应崔月犁部长号召成立私营小儿外科医院(2017

年后退休,并入北京市通州区妇幼保健院)。

1990 年:李龙为第一届博士研究生。

二、教学任务

(一)首都医科大学儿科系教学

在 1950 年全国卫生工作会议上,国家提出建议加强妇幼工作,提出儿童医院与儿科系同时并列。专家们推荐我从事小儿外科工作,其中也包含了小儿外科的教学任务。

1. 1954 年应卫生部要求,我和上海的佘亚雄在北京参加儿科系教学大纲的制订会议;1957 年由卫生部指定,我参加了在上海举行的小儿外科教科书编写工作,及受命开设外科医师进修班,培养小儿外科医生。然而,当时我既无学历又无学位也无教学职称(1979 年首都医科大学为我颁发教授证书,1981 年北京市卫生局为我颁发主任医师证书,1996 年上海医科大学为我补发了 1946 年的毕业证书,但无学位)。然而从我涉足教学工作以来,同道们一直把我当作教授,开展工作毫无困难。作为学者出国访问,国外同行也尊称我为教授,丝毫无损国家形象。尽管如此,北京儿童医院的诸福棠等国际知名教授,始终是我国儿科学术界的代表,小儿外科始终作为首都医科大学教学的重要组成部分。

2. 我除了参加教学大纲的制订及教科书的编写工作之外,从 1962 年开始北京儿童医院外科就已正式承担了首都医科大学儿科系小儿外科的讲课工作。随着小儿外科各分专业的发展,各专业课程都有相关专家讲授,我本人的课程逐渐减少。2000 年以后,我只讲小儿外科历史与特点两节启蒙课。根据学校统一课程安排,有时用英语讲课,有时中英文结合讲课,都深受同学们的欢迎。

(二)研究生教学

从 20 世纪 80 年代开始,首都医科大学开办研究生班,北京儿童医院承担了硕士研究生、博士研究生的培养任务。

1. 1981 年我招收了第一批硕士研究生,王义与谷继卿。1990 年我招收了第一批博士研究生李龙,都很成功。除王义出国进修发生脑梗之外,谷继卿曾任天津市儿童医院院长直至退休。李龙成为国内微创外科的带头人,国际知名。以后我每年带一名研究生直至 2010 年,韩炜为我的最后一名博士研究生,现留本院从事小儿肿瘤工作。

2. 虽然我本人停止了带研究生的工作,但北京儿童医院外科已出现多人成为硕士研究生及博士研究生导师。我每年都会参加很多研究生的毕业答辩。

(三)儿外科医师进修班

从 1957 年小儿外科医师进修班开办以来,每年都有,始终不衰。

1. 1957 年开始派詹振刚专人负责进修医师工作,包括安排食宿和课程。20 世纪 60 年代以后,进修医师工作由科室秘书代管,20 世纪 80 年代以后以专科进修为主,外科的学习内容全面由科办公室监管,直接向科主任汇报。进修班开始创办时,按卫生部要求每年招收 20 人。20 世纪 80 年代以后,国内各医院对小儿外科医生的要求有变,多以分专业为主,每年 10~20 名不等。

2. "文革"前进修医师的课程由我一人承担,每周一个下午。我准备了 10 套幻灯讲稿,同时印发一本讲义,称为《小儿外科进修医师10 讲》。"文革"后大家分开授课,各专业分别有自己的讲课内容。我只是特约讲一个题目,以医德及人文医学新内容为主。

3. 我们办进修班的传统作风是在学员回去后我们的专科医生有义务协助他们开展工作、帮他们手术、接受他们转来病人,能够使他们真实地体会到进修的效果。也使北京儿童医院医生扩大了眼界,提高了自己的水平,扩大了医院的影响。

（四）教英语

1. 北京儿童医院原有附属护士学校,外科医生也参加授课。由于改革开放以后,国家提倡学习英语,我向当时的书记李仰岳推荐我的爱人沈恩濂讲英语课。两年以后因我的外事活动频繁,她常常因陪我而不在北京。她辞职后,这项工作由外科医生或内科医生兼任,才得以持续下来。有些护士继续自学深造达到出国水平。

2. 同时我推荐外交学院的江泽钧教授（江载芳的堂弟）为全院开设业余英语班。每周一晚,为全院医生补习英语,完全义务任教,连续四年。

3. 1980 年以后,每周三晚 6:30,我为研究生开夜班讲医学英语。后来很多不是我的研究生也来听课,一直延续到 2002 年我迁出医院宿舍而停办。

（五）编写教材

老院长编写的《诸福棠实用儿科学》为北京儿童医院编写教材工作作出了榜样。

1. 我除了参加佘亚雄主编的《小儿外科学》之外,自己也主编了不少专著。与潘少川、黄澄如合编了《实用小儿外科学》,与陈晋杰合编《小儿门诊外科学》,与王焕民合编《现代小儿肿瘤外科学》。早年还编写了《实用小儿外科新型手术图解》及英文版的 *Anorectal Diseases Among Children*,

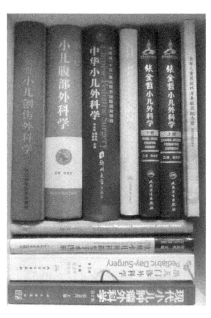

重要专著

最近出版了《张金哲小儿外科学》。在诸院长写书精神的鼓舞下，潘少川、黄澄如、陈晋杰、张建敏等都有自己的专业杰作。北京儿童医院外科的专业著作，特别是潘少川主译的专业翻译作品，都是人民卫生出版社小儿外科领域的重要图书。

2. 除了编写书籍外，我还有不少成套的讲座录像，在卫生部"双卫讲座"继续教育系列中已讲了 14 个题目，每个题目 3 节课，在全国播放。也有不少手术录像带，有一套 4 集的小儿典型手术录像，由中华医学会公开发售。以上虽属个人工作，但均为北京儿童医院出品，为医院扩大了影响，增加了学术气氛，发扬了诸老院长写书育人的精神，也带动了科内同事争先写作。

三、科研兴衰

（一）北京儿童医院外科科研实验室的四个时代

在建设医学中心工作中，科研实验室也是不可缺少的机构。我本人在北大医院开始做小儿外科时，所有的婴儿手术对我来说都是从未学过的新手术。找任何领导申请开发新技术都没有得到批准，我自己也担心出事不好交代。我的办法就是先做实验。新器械（有时是成人器械经我改造的）要经过物理机械实验验证；手术方法要经过尸体实验验证；手术效果要经过动物实验验证。拿着这些实验结果再找有关专家领导，请他们支持或提出改进意见，做到有所根据。因此我从开展小儿外科那天起就不离实验室。但是，那时我在北大医院并无临床实验室，机械物理实验就在我的宿舍内用简单的工具完成，后来发展成为我的"小作坊"，木工、钳工、电工、吹玻璃等简单工具一应俱全。没有实验室，就在后院露天操作，条件简陋。然而我对工作认真严格，特别是实验记录完整规范,所以才得到外科老专家们的认可与支持,特别是吴阶平、王大同(当时北大医院外科主任)。后来到北京儿童医院,以同样方法请诸院长批准。诸老很小心,也常常找吴英恺、吴阶平鉴定。到北京儿童医院后条件逐渐好转,一切向正规方向发展。北京儿童医院外科实验室的发展可分为以下四个时期。

1. 1955 年起为"游击战时期"

门诊楼地下室有个带洗澡盆的厕所,被我占用。随时做尸体和动物实验。并且在浴缸内放置一个幼儿尸体(是请北大医院局解科做成的正规解剖尸体),外科医生可以随时复习正常解剖结构。我们都是夜间做实验,白天锁门。因为厕所不许使用,屡遭一些职工的反对,借口怕死尸要求我们搬走。群众怨声太大,我们就搬到了外科二病房的楼梯污物间。用于做实验的动物来源也和在北大医院一样,在食堂外诱养野狗。那时医院后院有羊圈,养两只羊和几只兔,专供化验室取血用。我和负责的老工友商量把羊圈隔出一间养狗,并且自己繁殖小狗。1958 年北京市开展"打狗运动",狗源断绝。1959 年以后因经济困难,政府鼓励大家自己养猪改善伙食,我们的狗圈改为猪圈。我在农村行医时,跟农民学会了给猪做绝育手术,此时我也给院里的小猪做绝育,逐渐发展成了用小猪做动物实验。我只要保证小猪不死、能长,大家就无意见(那时狗、羊、兔凡是能吃的动物市场上都买不到),当然在那个时期动物实验是很少做的。

2. 1962 年起为"科研大跃进时期"

1962 年国家经济条件基本恢复,那时社会上提出的口号是"人人有创造,个个要发明"。医院寄希望于外科的发明,王新春院长特批在后院建三间平房为外科实验室。在其后建了一排动物房,饲养狗、羊、兔,派工友李迁衡负责。实验室建成后,大家的科研积极性被激发起来,纷纷开展新试验。我个人的所谓"张氏钳""张氏瓣"等发明都是那时的产物。1963 年在首都医科大学(当时称北京第二医学院)儿科系临近毕业之时,我组织了小儿外科手术学动物外科课程,就以新建成的外科实验室为基地,一班60人分成6组上课,实习典型手术,包括三体腔的开关、四肢及脊柱的切开探查。但好景不长"文革"开始,教学秩序彻底打乱。

3. 1980年改革开放以后为"科教复兴时期"

1980年改革开放以后,国家恢复了考大学,恢复研究生学制。院方在原三间房的基础上建了三层的科研小楼,底层划归外科实验室。除扩大动物手术室外,还建起了病理显微镜室及生物培养室。购置深低温冰箱及高级孵卵箱、高速离心机等设备。实验室工作由郭哲人负责(他当时专攻肿瘤研究,尚未建专业),动物手术室派来了正式的技术员(男护士张连柱)。随着科研工作的发展动物饲养室的规模也逐渐扩大,特别是动物的品种有所增加。后院饲养狗、羊、兔;外科二病房的化验室增加了大小鼠与荷兰猪;隔壁厕所又养了两只猴子。另外开辟了一个"小动物"实验室,由老护士刘文庄负责。医生以郭哲人为首,陈晋杰、王东方、新毕业的硕士研究生贺荣友为具体分管人员。此时的外科实验室可称鼎盛时期,我的所谓"三大发明"等都在此时得到应用。心血管外科在开诊前,手术组的排练也在此时完成。此外,显微外科技术,各种新手术的引进,都在此实验室试行。特别是肿瘤研究方面,郭哲人、王东方、刘文庄与美国专家合作,利用我院耳鼻喉科门诊手术室每天切下来的扁桃体,生产MBV(混合细菌疫苗)及干扰素,通过了国家药检验证用于临床,并能供应给友好单位用于临床。

1984年后我院新建的急救大楼、儿保大楼及科研大楼全部完工。外科科研室及配套实验室逐渐迁入科研楼4层(外科层),不属于医院儿研所,保持外科独立。但因动物外科手术室(在4层)不方便做大动物(狗),所以原小楼手术室仍然保留。1985年北京市统一审评重点医药科研单位,我院外科科研室、动物房、动物手术室均不合格,被勒令停用改建。同时政府宣布市中心地区不准饲养实验大动物(狗),私养的动物做实验的结果也不予承认,于是我们的60多条狗、两只猴子和一些羊等全部迁往房山县。因为院内动物实验室屡次检验不合格,在房山县的动物日久便不知去向。曾经一度辉煌的外科实验室,此时已经烟消云散。

4. 2000 年为"医药科研规范化"

土法上马因陋就简的研究被禁止,我院动物实验室几经改建搬迁,所谓高精尖的设备总跟不上时代。外科实验室最终自流消灭,至今无人再提。新手术必须等别人做成功,我们才可以做。研究生的实验要到别的单位去做,要受人家条件的限制。北京儿童医院外科事实上流为"二等"。我本人只寄希望于计划新建的肿瘤大楼有个合格的实验室。

(二)科研配套机构

外科科研室兴盛时代,随之建立有以下配套机构。

1. 科研领导办公室

改革开放后,医院成立学术委员会,各科也成立科级的学术委员会或领导小组。外科第一任委员为张金哲、潘少川、黄澄如、王燕霞、郭哲人、詹振刚、周郁芬(书记)。我任主任,负责向医院学术委员会报课题、成果,组织参加院外学术会议及初步审核参加人选,我的记忆中是未开过一两次会的。后来只是由医院学术委员会点名要我和有关人员参加院级审批课题讨论会,科级的组织自流消失了。

2. 外科科研资料室

最初只是医院图书馆的负责人高正权老先生主动把我个人出版的文献做成卡片备查。我本人受他的启发也仿制了一份文献卡自己保存,同时又做了一份手术患儿卡片。1958 年我把外科二病房病例讨论室改成科内图书馆,由洪敏德负责。我把个人的藏书、杂志、医学及病人图片和那两份卡片全部交给了科内图书馆供大家参阅,也希望启发大家仿制保存自己的资料,万没想到这些材料在"文革"中全部遗失。1980 年,学委会成立后,设立了一个办公室(就是我的办公室),由谢兴雅做秘书,把我每月的杂志都摆在那里(因为我担任几个杂志的编委,所以免费送杂志),同时重建了患儿手术卡片。1987年谢兴雅借此办公室帮我总结了两篇重要的文献《不同年龄小儿化脓性感染特点》《小儿急性阑尾炎20年回顾》,署名为张金哲、谢兴雅,1987年刊登于《中华小儿外科杂志》。也是在1987年,中华医学会小儿外科学分会正式成立,我被选为主任委员,学会挂靠于北京儿童医院。谢兴雅被聘为学会工作秘书、中华医学会总会联络秘书。与此同时贾美萍被派协助谢兴雅工作。谢兴雅退休后,贾美萍接任她的全部工作,包括总会联络秘书。谢兴雅退休后被中华医学会总会返聘协助工作,帮助贾美萍与医学会联系。从此贾美萍一直在此岗位上工作直至退休,后又返聘。由于科内行政工作与学会事务工作日益繁忙,外科科研工作也就自然减少了。现在贾美萍的主要工作,除了学会工作以外基本上成了我的个人学术秘书,帮我写了很多书,做了不少幻灯片和报告。然而无论如何,贾美萍的办公室还是留下一点外科科研机构的遗迹。

3. 我的"小作坊"

北京儿童医院外科开始临床工作之初,缺乏小儿手术器械,经常需要用成人器械改造。能用手工制作的器具,我会在宿舍里自己动手完成。需要用到车床、电焊的就拿到医院钳工室改制。1962年以后,国家大搞发明创造,医院指派一名钳工沈师傅专门帮我。虽然他患有结核病,不能干重活,不过帮我干活是最合适的,但不久就病退了,接着"文革"到来,以后再无人接班。小作坊只靠我一人之力,规模也在逐渐扩大,2000年后国家规定一切医疗用品必须经过正规机构批准,市场出售的新器械都是封闭的、电子化的,也不容我修改,我的小作坊毫无用处,工具也逐渐荒废、丢失殆尽了。

4. 资料照相室

给医学标本照相原来也是我亲自动手的。我在燕京大学读书时,选修课程学过照相。自己有全套的照相用具和暗室设备。当医生后,从事小儿外科这个新专业,需要保留业务用的照片,所以我从在北大医院开始就随时给标本拍照,随时把照片放大(底片是35mm),用专册保留。非常痛心的是，"文革"时期放在外科图书室的资料都被销毁了。改革开放之后,北京儿童医院成立照相室,我派外科男护士董秋祥到北大医院照相室学习,并把我的私人等距离照相机、放大机与配套用具送给照相室。不久之后,我借在联合国儿童基金会协助工作之便,把我院照相室装备全部更新,使其更加现代化,我的原始旧货都成了废品。同时进一步建立起录像带制作室,由谷建国负责,至今发展颇具规模。1990年中华医学会用谷建国录制的素材为我出版了一套小儿外科典型手术录像带,公开发行。但是,此时北京儿童医院外科医生们的科研意识逐渐消沉,科研成绩寥寥无几。可喜的是外科陈晋杰收集了多年的标本照片被编写成《儿科疾病图像诊断学》一书,在2013年由人民卫生出版社出版。书中收录的基本都是小儿外科与皮肤科疾病,病种很全,影像质量较高,颇受同行好评。

四、预防科普

临床医生怎样做预防工作? 我把我在北京儿童医院外科医疗中心做过的方法介绍如下,以供参考。

我开始从事小儿外科时,一般医生都不知道小儿外科一词,老百姓就更不了解了。对于典型的小儿外科疾病,特别是先天性畸形,大家都不知道需要治疗,并且是能治好的。20世纪70年代初,我们有人下乡到陕西某县,那里的老百姓居然不知道腹股沟疝是天生的,而且是可以治疗的。我当初始创小儿外科时,没有病人挂我的号,如果没有宣传岂不和陕西某县的情况一样。

(一)媒体宣传

在抗美援朝时期,我参加了医学科普学会,向战士们宣传战伤自救,从而与媒体工作人员有些联系。后来宣传小儿外科,颇得他们支持。曾经一段时间我写了不少短文,在报纸、杂志上刊登,《大众医学》给过我很多帮助。此外我还拍摄了电影《蛔虫》、电视剧《小儿烫伤》,以及在广播、电视中做了多次关于小儿外科的科普报告。加强媒体宣传不仅让我的病人逐渐增多了,也让人们重视起孩子的健康。很明显的就是预防孩子烫伤,农村改进了连锅炕,城市宿舍楼道内改掉了煤球炉上烧开水。随着人民生活水平的提高,小儿化脓性感染与磕碰伤明显减少,以前夏天常见的痱毒疖肿,现已不见,蛔虫常见的并发症也已成为历史。"文革"后,我曾在医院内组织科普小组,内科的主力为宋广林,外科的主力为陈晋杰。在我家里,两个儿媳都是儿科医生,我也组织她们给报刊写科普稿件。我们不但负责组织给报刊投稿,同时在院内也编印科普小册子。后来将小册子的内容编纂成科普书籍公开出版。这些工作展示了北京儿童医院作为儿科医疗中心,对儿童防病工作的责任、态度与贡献。2007年我被中国科普作家协会评为"突出贡献的医学科普工作者"。

(二)门诊宣传

媒体宣传固然重要,但最直接、最简便的科普宣传还是临床宣传。最好的临床宣传是门诊宣传。门诊患儿的家长总担心孩子有病,特别是怕内脏畸形和恶性肿瘤这种看不出来的疾病,耽误了治疗时机。我给他们印了三张小条,作为保健自查宣传。

- 平时吃、玩、哭、笑、睡、跳,每周每月必长身高,这就是健康宝宝。哪天发现不对,持续两小时以上,不得缓解或无法解释,就去看医生。
- 洗澡全身摸硬包,睡眠肚脐摸脉跳,把肚脐慢慢压向脊骨,摸到脉跳,就可排除肿瘤或早期发现肿瘤。
- 大便拉黄条,小便尿金线,脐上腹部与胸骨各占一半,腹内脏器先天基本正常。

门诊时间短,有了文字小条,可以节省说明时间。病房宣传就可细讲,并且加上操作教会家长怎么做。对于患儿现时的疾病,门诊时间不够,无法细讲。有些常见病也可印成类似的小条,宣传效果会更好,家长也可以把这些知识告诉别人。

(三)患儿家长聚会

组织某种疾病的俱乐部、联欢会、夏令营、话疗室等,便于各种患儿家长聚会活动,互相交流经验,互相鼓励,对疾病的康复十分有利,更能起到扩大医学科普宣传的作用。遗憾的是社会上对有些疾病存在偏见,需要设法纠偏,暂时应注意回避。我院外科现在只有肿瘤专业有家长恳谈会。

五、院外活动

我认为作为一名医疗中心的负责人,必须能带动周围同行共同活动。除了有自己的品牌之外,必须能包容他人,博采众长。北京儿童医院外科自知技术水平低,工作经历浅,从建院开始就广拜老师,力求投靠,技术不分派系,谁的疗效高就学谁。在国际上,小儿外科医生多是美国的 Gross 派。我国小儿外科的几个创始人都没有受过严格的 Gross 派的训练,他们的医学基础来自不同国家,马安权毕业于圣约翰大学,去过费城,算是受过 Gross 派教育;佘亚雄毕业于震旦大学,读法文;童尔昌毕业于同济大学,读德文;李正留学苏联,读俄文;王慧珍读日文;我虽读过 Gross 的书,但同时也组织翻译过苏联专家 Telnovsky 的小儿外科学教科书,因此我国流行的小儿外科学,从开始就较少受国际流行的 Gross 派束缚。有些技术如婴儿浅中枢抑制麻醉与肠套叠灌肠治疗等都表现出了中国的特点。并且,把扶正祛邪的顺势疗法观点,融入小儿外科治疗中,更是我国小儿外科的特色。北京儿童医院外科展示出有中国特色的小儿外科,是走出医院、广泛包容的范例。

北京儿童医院的院外活动多种多样,大致可归纳为:①拜靠成人外科专家。②办进修班,吸收学员带来的技术。③协助外院工作,吸取反馈意见。④依靠学会广泛交流。⑤招收研究生留在本院,改进本院陈旧的学术观点。

六、国际交往

预防"近亲结婚"就要扩大院外交往,在现代社会必须强调国际交流。

(一)"100 号"接待外宾

北京儿童医院地处首都,有得天独厚的优势,国际小儿外科学者都要前来访问。但是,接待外宾要花一定代价,高级宾馆对北京儿童医院来说简直是天价,无法承担,而且宾馆服务档次相比国际水平还是低得多,很没面子。于是医院领导在院内家属宿舍一层改建了两套房,装修成宾馆式客房。派一个服务员专职接待外宾,由医院食堂供餐。因为在医院内,来访的专家们去病房十分方便,和我们医生交流

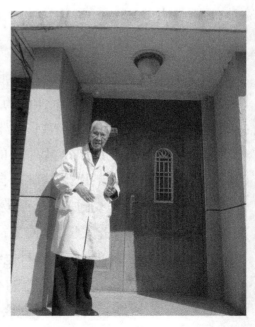

张金哲在"100 号"外宾招待所留照

也方便。我作为主人也住在医院宿舍，昼夜以及假日可以随时见面。当时房间的内部电话是 100 号，所以也称那个客房为"100 号"，住过的外宾都特别满意。

外宾住在医院，我们的学术交流可以很随意、很深入。我常规为他们表演巨结肠手术（"张氏钳"法）及胆总管手术（"张氏瓣"法），同时也尽量让外宾表演他们的拿手技术。Bronsther 看了我的"张氏瓣"后，设想可以用来改进 Kock 氏囊手术。我为他准备了一条狗，他在我简陋的实验室做了手术，当场试验，效果非常满意，回国后写了论文称为"张氏瓣的利用"。又如 Gans 专程来北京访问，并邀请我作为《美国小儿外科杂志》的海外顾问。我在手术室向他介绍了我的几个小发明，他对我的指套刀很感兴趣，赞扬其能在看不见的地方切剥，是天才创造，并且提出了改进意见。因为他的手指粗，他建议做成活口，谁都能用，我按他的意见做了一个送给他。他从美国带来一个小儿腹腔镜，特地教我使用方法，我俩共同做了一例胆道闭锁手术。临行时，他把那台腹腔镜留给了我（那时的小儿腹腔镜非常简单，只能检查，没有手术器械）。

有一次 Hendren 为我们表演了一穴肛手术，从早 8 点做到晚 8 点，共做了 11 个手术部位，并且强调要为患儿成年后的结婚考虑周密。那晚我请他吃了烤鸭，大家都在全聚德恭候，连饭店的服务员都很感动。还有一次，Pena 表演了无肛门手术，术野基本无血，这次手术改

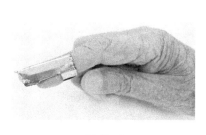

指套刀

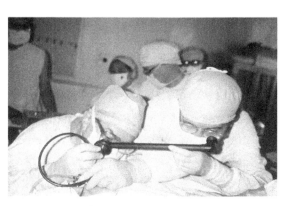

张金哲与 Gans 共同看腹腔镜

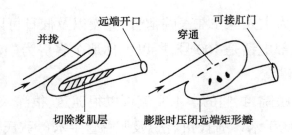

并拢　远端开口　　可接肛门

穿通

切除浆肌层　膨胀时压闭远端矩形瓣

Kock 氏回肠造瘘，矩形瓣代替套叠瓣

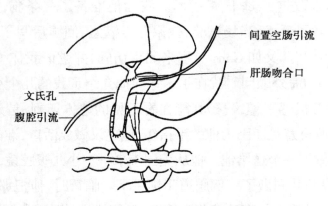

间置空肠引流

肝肠吻合口

文氏孔

腹腔引流

典型短段空肠间置矩形瓣胆肠吻合术

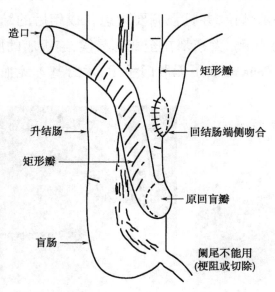

造口

矩形瓣

升结肠

回结肠端侧吻合

矩形瓣

原回盲瓣

盲肠

阑尾不能用
(梗阻或切除)

回肠加矩形瓣改良 Malong 手术

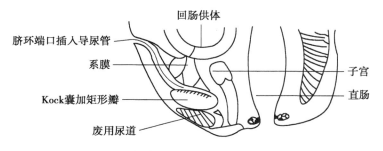

回肠供体

脐环端口插入导尿管

系膜

子宫

直肠

Kock囊加矩形瓣

废用尿道

代膀胱加矩形瓣通道

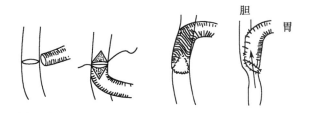

胆

胃

端侧吻合　缝后壁楔形切前壁　加矩形瓣　侧面图示反流途径

Roux-Y 楔形吻合加矩形瓣

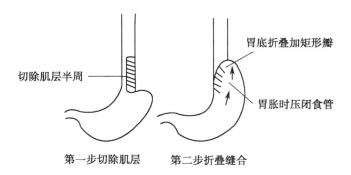

胃底折叠加矩形瓣

切除肌层半周

胃胀时压闭食管

第一步切除肌层　　第二步折叠缝合

Thal 手术加矩形瓣

变了那时我国对小儿手术出血的认知,我特地在《中华小儿外科杂志》上著文介绍。我们接待外宾以诚恳的学术交流为主,真正的学者都愿意来访,并且我接待的外宾都是自付旅费。

　　另一方面也不得不提,就是外宾来访都带夫人。我的夫人那时已经 60 多岁,她英语熟练,对英国上层阶级的礼貌、习惯也了解(她父亲在英国留学 12 年,家里生活比较洋气,她曾经就读于外国学校),陪外宾夫人逛街购物都很内行,很受夫人们的欢迎,在美国同行间传颂她为"Famous Elizabeth"(她在外国学校就读时的名字)。这是个偶然条件,也成了北京儿童医院接待外宾的优势,钱花得不多医院也承受得起。

(二)鼓励医生参加国际会议

有一个时期为了鼓励医生参加国际会议,只要论文被录取,医院就为其支付会议注册费及单程旅费。虽然能争取到出国的机会是不容易的,但我还是鼓励同事们撰写英文文章,提高了国际交流的能力。

七、地位成就

半个多世纪以来,北京儿童医院外科始终保持着一个医学中心的历史地位。可以反映在下列几个方面。

(一)中国小儿外科发源地及创始基地之一

建国初期,在全国几个小儿外科发源地中,北京儿童医院外科占了三个第一:①开业最早,从 1950 年 8 月 1 日北大医院挂牌算起,到新建儿童医院中间时间是连续的,可谓是老牌第一;②首都地理位置第一;③新建儿童医院院区最大,在亚洲的名气第一,开业时间不久,医、教、研、防各方面发展齐全,都起了带头作用。

(二)重要的培干基地

我在北大医院时就参加了卫生部组织的医学院校儿科学系筹建工作,到北京儿童医院后又参加了编写教学大纲及教材工作,受命组织全国小儿外科医师进修班,我本人主讲,并组织北京儿童医院的医生们带教。进修学员中不少已成为著名的小儿外科医生。全国各地兴建小儿外科的学科带头人及骨干,多数曾在北京儿童医院进修过。并且,他们在开始启动工作时,常约我亲自到场协助手术,指导工作。

各省早年曾在北京儿童医院进修过的部分骨干人员(创始人、科主任以上领导)

上海市——朱葆伦、施诚仁

天津市——陈志祥、谷继卿

河北省——李振东、王丽亚

山西省——张丽瑛、陈博渊

陕西省——刘来全、李恭才

甘肃省——刘忠远、赵玉元、薛镇西

宁夏回族自治区——李新

内蒙古自治区——吕龙、柴忠义

新疆维吾尔自治区——陈家瑜、栾梅香、郭丽英

青海省——张源、陈秋菊、张爱玲

黑龙江省——张世恩、李秋彦

吉林省——王桂茹

辽宁省——王兴国、孙承岱、刘致民、郭绍华

河南省——郑镛、黄敏、王淑芹、董青竹

湖北省——江泽熙、宋育麟、阮庆兰、罗亨卿

湖南省——陈展硕、朱勋芝

广东省——黄奕宽、李裕民、刘磊

广西壮族自治区——容兑熙

四川省——胡廷泽、修瑞龄、肖复兴

云南省——王志明、段体德

贵州省——曹泽贵、韩云飞

西藏自治区——格桑

山东省——江伟富、黄婉芬、吴荣德

江苏省——赵同生、唐冠文、孙庆林、张锡庆、秦君华、许文君、耿昌平

浙江省——胡劲、胡云锹

福建省——曹一鸣、吕惠师、连晃

安徽省——王德生、承大松

江西省——郑玉珊

（三）中华医学会小儿外科学分会挂靠单位

我本人在任职小儿外科学分会工作以前就是学会的积极分子，常常为大型会议服务，是外科学会及外科杂志的硕老。我从1964年开始就是小儿外科学分会的发起人和组织者，北京儿童医院张金哲办公室就成了医学会的联系地址。所以，1987年正式成立中华医学会小儿外科学分会时，挂靠单位就选定了北京儿童医院。当时潘少川为北京儿童医院副院长，欣然代表医院接受了这个任务，并推荐由学会聘任谢兴雅为联系秘书（谢兴雅退休后由贾美萍接任，至今已连续工作30年）。中华医学会小儿外科学分会首任主任委员是我，以后分别为潘少川、刘贵麟（原中国人民解放军总医院外科主任）、李仲智、孙宁，各届主任委员均以贾美萍的办公室为小儿外科学分会办公室。现任主任委员为沈阳的王维林，由于大家已形成习惯，仍用贾美萍的办公室办理学会活动。此外，北京儿童医院始终有多人在学会任职，如我是首任主任委员及多年的名誉主任委员；潘少川做过主任委员、副主任委员、秘书；李仲智、孙宁做过主任委员。委员有黄澄如、叶蓁蓁、王燕霞、张维平、李龙等多人。总之北京儿童医院外科始终在学会中有着重要地位。

（四）我国小儿外科国际学术活动的中心

因为我在北京与卫生部联系方便，新中国成立以来，卫生部指定将国际小儿外科活动安排在北京儿童医院，并由我接待。当时北京儿童医院的建筑规模对外宾的确有些吸引力，因此我成了我国小儿外科的国际活动代表，是主要倡导者与组织者。我秉承了诸福棠老院长倡导的团结同道的精神，尽量组织国内同道参与国际交流，得到国内同道的拥护，北京儿童医院也因此作为国际小儿外科的联系中心。事实上，那时在全国的外科医生中，在国外相关学会有地位或任职，以及与国际小儿外科著名学者交往，北京儿童医院都是最多的。我本人已成为那时国际小儿外科的中国代表。北京儿童医院医生加入国际学会成为会员的，除我以外，还有潘少川、黄澄如、李龙、叶蓁蓁，詹振刚、郭卫红等；在国际有关小儿外科杂志任职的有我和黄澄如、潘少川。访问过北京儿童医院的国外朋友，著名的有 Kisselwetter、Gans、Bronsther、Koop、Hendren、Filler、Fonkalsrud、Steward、Lister、Grosfeld、Young、Spitz、Pena、Kapila、Gupta，其中不少为"Denis Browne 金奖"获得者。

八、我的中国梦

我现在已是强弩之末，仍然壮心不已，梦想小儿外科转变"双恐"思想（消灭社会恐癌、小儿恐医），贯彻施行无痛外科，实行四级战略治疗，创办儿童乐园式的新型儿童医院。

现在在全世界的医疗工作中，流传着恐癌的思想，表现为病人精神垮台，家庭经济垮台，经治医生信誉垮台。小儿肿瘤同时又多了一个恐医，全世界的孩子都怕大夫、怕医院、怕痛；怕离开妈妈，无亲人、无靠山；怕医护强迫处置，无商量、无解释，不顾患儿疼痛与恐惧（有时还常常故意恐吓孩子,使其服从);怕进 ICU,怕进治疗室;怕从母亲怀中被抱(抢)走。我的梦想是打造无痛外科,施行四级战略。

(一)无痛外科

北京儿童医院曾经规定施行"母怀中基础麻醉",儿睡母安。教育医生明确三大任务:安慰、止痛、除病。目标是除病,战略性地按照缓急顺序把除病置于最后,要求在安慰与无痛的基础上做到除病。治疗路线强调采用顺势疗法与对抗疗法并重。特别是中医的"三分治七分养"精神,设法保证孩子睡眠充足,精神愉快。我们曾经常用的顺势疗法有卧床休息、加强营养、安眠镇定、理疗,以及比较强力的睡眠疗法、冬眠疗法、阿道平微循环疗法等,特别是在 20 世纪 60 年代应用较多。在中医中更有经验丰富的扶正祛邪、安神定心、针灸推拿等。在除病方面对抗疗法包括手术,疗效显著迅速,很受医患欢迎。在战术上必须强调"无痛"。北京儿童医院在我的领导下施行了不少有效的技术,但是效果都不是十分满意,因此都不能巩固遵行并形成常规。

下面介绍几项可供参考。

1. 换药、看伤口

特别是新鲜伤口,揭粘连的敷料又痛又出血。我们用过局部麻醉合剂(丁卡因、麻黄碱、青霉素)。手足可以连同敷料泡在麻药盆中,大部位伤口不能泡,可用滴管滴麻药浸湿。一度烫伤暴露的创面,空气流动都会导致疼痛。对于非常敏感的创面,可以避开直接喷雾,总之要想办法不要碰伤处,千万不要企图掀动敷料,给患儿留下一个极其恶劣的印象。耐心等待孩子自己摸着不痛、不怕时,再慢慢揭开敷料。最好是由妈妈或孩子自己揭开,当然这是很费时间的。等待的时间,可以交给妈妈来护理,医生护士可忙其他工作,但是病人多了,耐心总是不足。后来,以国家不许医院自己配药为借口而彻底废除此方法。其他清洁伤口周围的方法,如 1%~3% 双氧水洗脓血痂,汽油去油脂、除粘膏,都是减少疼痛的有效方法。用之不当,操作粗暴反而增加疼痛。特别是常规用酒精擦伤口周围,稍有不慎即可致剧痛、烧痛,应严禁这种操作方法,但一般医护操作多不在意,自毁白衣天使形象。预防创面与敷料粘连应使用液态油膏,覆盖以油纸或塑料膜(特别是手脚烫伤需要换药的)。凡士林纱布不能预防粘连,应是众所周知的。现在正规医院都已做到打针不痛,强力扩张不痛,局部清创不痛。在综合性医院,使用局部麻醉贴膏或涂膏(5% 恩纳乳膏需要等候 20 分钟以上),已成为病人自行要求的项目,而在儿童医院尚不能推广。此外,插鼻管前先喷或滴局部麻醉药,插尿管前先向尿道口内灌注麻药,在成人就医中这些都是常规操作,而在小儿中则要省略,理由是"反正他也哭"。

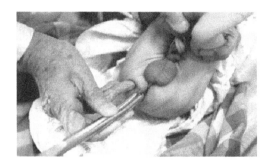

稳定技术示范

2. 婴儿插肛管或扩肛

本应先涂油慢慢按摩肛周,等待括约肌放松再插入肛门,但在实际操作中很少有人记得要按摩。扩肛要求技术稳定,短力矩,短动距,部位联动,卧位固定。医护人员虽能规范操作,但患儿出院时,从不向家长交代操作要点,只说"买一套扩肛器,回家天天扩",难道这能保证无痛无危险吗?

3. 局部绑扎,固定止痛

老百姓都知道,手指受伤后绑一绑。这样做既能止血、消肿,又能固定一些外敷的药物,并且在一定范围内,可以自由活动。成人腹部手术后要绑多头腹带,否则病人连茶杯都端不起来。小儿腹部大手术后只见一条粘膏封闭伤口,各医院也都没有小儿用的腹带。难道医护人员频繁给孩子做护理操作不会致痛?看来小儿无痛外科大有文章可做,这个梦不知何日得解。

（二）四级战略

对于重症患儿,特别是晚期肿瘤科患儿,非常痛苦,很难治愈。一时半会不会死亡,临时恶化还要抢救,最后形成"三拖"。把患儿身体拖垮;把家庭拖垮以致因病致贫;把医生的信誉拖垮,医生言而无信,连自己也无信心。病家无希望,又不敢说放弃。这种情况的"双恐"如何解决? 我初步提出四级战略。

治疗四级战略
未病　定期B超瘤标
已病　无痛无恐无瘤
病深　大剂量短疗程
终末　儿无痛母不悲

杭西屏小儿肿瘤高金检诚金国满成功

四级战略

1. 未病的预防

要想小儿肿瘤的治疗预后比较良好,关键在于早发现、早治疗。我提议小儿保健应包括定期做 B 超,检查肿瘤标志物。临床上来就诊的患儿多是在家中洗澡偶然发现的,所以应积极推行自检,在洗澡时从头皮摸到全身各部,如同女性自摸乳房一样,可以做到提早发现小儿肿瘤。最怕的是腹内肿瘤,常被耽误成巨大肿物。应教会妈妈在孩子睡熟后,按压孩子的肚脐,慢慢压到脊梁骨,常可摸到有个动脉在跳,那是腹主动脉,摸着和腕动脉一样,可数出搏动数。这说明,第一腹内无瘤(小儿肚子很小,一个瘤子顶起腹壁,就摸不到脊梁骨的血管跳);第二腹内从"前墙"到"后墙"所有器官都不肿(出现任何水肿都会导致肠管、肠系膜等增厚失去弹性,脉搏就摸不到);第三腹内器官都不痛(出现任何疼痛孩子都会自动绷劲、抵抗,脉搏就摸不到)。如果此法可以广泛推行,我敢肯定能够消灭晚期腹内巨大肿瘤。

2. 已病的治疗

已经有了肿瘤,当然要施行无痛、无恐、无瘤生存的治疗方案,这主要靠外科切除。微创手术应是发展方向,腹腔镜切除较小的肿瘤肯定有特殊的优越性。住院期间全面贯彻施行无痛外科,极为重要。

3. 病深的挽救

治疗晚期肿瘤患儿是最困难的，"三拖"主要就是此类情况。只要有一线希望，就应争取。多数患儿需要超强治疗，但是必须有目标，有计划，有期限。彻底施行"参与医学"，一切决定要有家长参加讨论决策，保证家长的充分理解。创新技术只要有充分根据，超出常规冒一定风险，常为必要。只要大家同意，在法律允许的情况下都可使用。逾期达不到目标，应立即停止，另议新法，不能无限拖拉。

4. 终末的爱护

最后是临终患儿，目标是儿无痛，尤其是母不悲。要通过对孩子的爱护措施，让孩子表现出安适，让妈妈感到安慰。一切损伤性操作均须避免或撤除。例如各处切开、插管，甚至中心静脉点滴，都应停用、保护、修复，代之以"形象化"的积极治疗。一切工作目标是让妈妈满意，随着她的情绪而转移。必须避免明显的操作致死，避免出现治疗惨状，避免流露放弃治疗的情绪。多在保守疗法、顺势疗法、中医疗法中想办法。这就叫"安乐余生"，不能提"安乐死"。

最后，提一个设想，试图说明打造外科乐园的可能性。

外科腹部手术后常规医嘱为：①重病护理；②卧床休息；③禁食减压；④随时护理。在成人外科演变为：①重点专护；②用腹带保护伤口，定时给吗啡；③静脉点滴，嚼口香糖；④随时呼唤护理人员。在小儿外

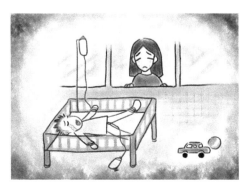

外科病房——"四怕"

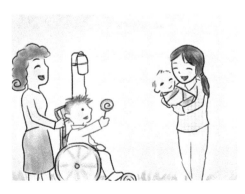

外科乐园——"四要"

科,目前为:①妈妈不能陪伴;②患儿被绑在床上(无腹带、无吗啡);③有静脉点滴,无口香糖;④只有频繁强迫护理。如果能改为:①妈妈参予监护;②有腹带及局部固定(随带止痛泵);③吮棒棒糖;④妈妈随时护理。小儿外科病房的气氛就能彻底转变。

我于 1950 年拜在诸福棠老院长门下,全心全力投入到北京儿童医院外科的建设中。通过多方努力,北京儿童医院外科已达到国内领先,国际知名。改革开放以后我已 60 余岁,但未退休,老年后被选为院士、获国际大奖、95 岁仍在工作。我致力于思想建设、医德建设,梦寐以求的是北京儿童医院的事业永远有新的辉煌,诸院长的敬业精神永垂不朽。

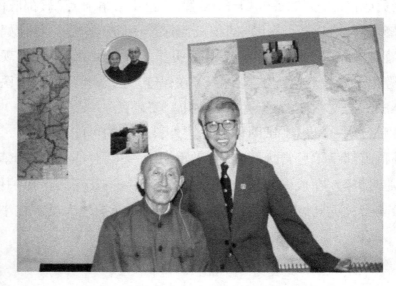

20 世纪 80 年代后期,张金哲与诸福棠

第三章

医学科技贡献

　　我发展小儿外科是从实践开始,边做边学,自学成才,无师自通。技术的发展基本上是被当时社会的需要而左右的。发展的原则是先急后缓,先安全后危险,先简单后复杂。20世纪50年代初期,当时小儿手术死亡率太高,首先要保证小儿手术的安全。针对小儿特点和我国当时的条件,我以摸索小儿外科基础技术为主,如麻醉、输血、输液、术后护理。手术技术力求速战速决、缩短时间,尽早停止麻醉,保证术后休息恢复。收治的病种以当时常见的疾病为主,以危重患儿的抢救为先。包括各部位的创伤、烧伤、感染,各种急腹症及蛔虫病常见的并发症等。非急症患儿只限几种简单而有把握的病种,如幽门狭窄、脑膜膨出、疝、阑尾炎、肠套叠、肛门闭锁、皮下坏疽、直肠息肉,当时号称小儿外科"8种病"。建国十年以后,随着社会经济的进步,家长对孩子的照顾越来越细致,使急症数量大减,病种有了变化。十年来随着小儿外科技术的进步及其在社会中的推广与宣传,人们对小儿外科的信任与要求也有所提高。病房的重点工作逐渐从急症转向非急性先天畸形,开始发展矫形科与泌尿外科。20世纪70年代初,患儿就诊人数增多,因病床数量严重不足,医院大力发展门诊外科。改革开放以后,我和潘少川、黄澄如先后从国外学习回国,我们对小儿外科的技术和观点有了很大转变。

　　以前强调救命要争取时间,手术要简单快速且确保安全,导致技术粗、出血多、瘢痕难看。当时国外小儿手术的特点突出了以保护组织、解剖清楚、术野无血为原则,但手术和麻醉的时间延长。因此首先要提高麻醉水平,废除中级麻醉士,添置现代麻醉机及手术止血设备。20世纪80年代后,全国各地普遍开展小儿外科工作,并且技术也有所提高。北京儿童医院作为发展中心之一,我本人的工作重心转向了儿童肿瘤方向,随着国际医学发展趋势的变化,也因我年近耄耋,开发复杂手术已力不从心,我的工作重心又转向倡导人文医学,目标是彻底改变"全世界孩子都怕医生"的医患关系。我先后提出第三生态与

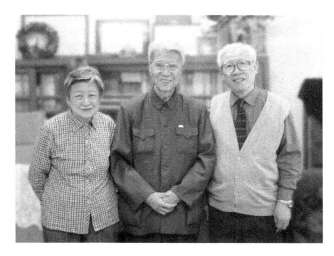

北京儿童医院外科三元老（左起为黄澄如、张金哲、潘少川）

第四医学的发展在小儿外科中的必要性,21世纪开始又连续发表了关于"透明行医""参与医学""小儿无痛微创"的论文,倡导争做当今的生命科学革命先锋。

我发表的论文与组织出版的书籍,都是具有时代性的学术内容,反映我本人和国内小儿外科各时期的学术发展情况与规律。我的学术贡献基本上都是继承前人的经验,加以我个人所处的情况进行了改进。大量基础性工作,没有必要在这里重复。下面选登的内容都是我认为具有创新性的,很可能有各种错误,介绍出来以供同道批评纠正。文章有的是原文选登,但多数是按现在的认识加以整理和修改,以求更真实地反映我本人的现时学术思想。

一、理论创新

1. 浅中枢抑制扩大局部麻醉保留自然生命反应

（1）浅中枢抑制:肌内注射硫喷妥钠或氯胺酮使患儿入睡,保留生理性反射(吞咽、咳嗽等)。

(2) 扩大局部麻醉:用 0.25% 普鲁卡因大量浸润或连续硬膜外麻醉、骶管麻醉、神经阻滞麻醉止痛,可以增加新生儿早产的安全性,既能避免中枢抑制后苏醒困难、拔管困难,又能控制局部麻醉的深浅与范围。

2. 婴儿感染的变应性免疫反应学说

婴儿特别是小婴儿或全身衰竭的患儿对化脓性感染常无一般炎症反应(红、肿、热、痛及发热),而表现为"变应性反应"。

(1) 弱应性反应:局部红肿热痛扩散很快,全身发热,白细胞增多均不明显。如新生儿皮下坏疽只见于新生儿。

(2) 强应性反应:局部红肿热痛突出,呈恶性发展,全身高热及血象中毒反应严重。如婴儿颌下蜂窝织炎只见于 4、5 月龄以上的小婴儿。

(3) 无能性反应:局部无红肿热痛,直接发生坏死,全身衰弱无反应。过去只见于麻疹或黑热病继发功能衰竭后的患儿,现在见于艾滋病患儿或败血症晚期。

3. 肠套叠的痉挛学说与疝的内环高低意义

(1) 肠套叠痉挛学说:某一段肠管持续痉挛,形成僵硬细小的短棒,可以成为肠套叠的起点及套入部,因近端肠管的蠕动,被推入远端连续的肠管即鞘部形成肠套叠。如果鞘部同时也发生痉挛而形成恶性循环,则成为不可逆性临床肠套叠。晚期因长时间痉挛缺血,使鞘部形成白色点状坏死而被漏诊。

(2) 疝的腹壁受力点:或称腹压冲击点,指腹部用力时压力最大的集中点。如果该处腹壁有薄弱处,则可能形成疝,此点与年龄及用力行为有关。新生儿最高受力点在脐,脐疝长期突出,睡眠后才能自然缩回。一岁后受力点下移至骨盆腹股沟。提高内环位置,高于腹压冲击点,可避免疝出。

我的三项发明:巨结肠环钳手术、无肛直肠外膜松解术、胆肠吻合防反流矩形瓣成形术。

4. 张氏钳

（1）背景：Duhamel 巨结肠手术存在三大缺点，分别为：①闸门盲囊；②盆腔脓肿；③骶前感染吻合口裂开。

（2）创新：我对 Duhamel 的三个改进之处，分别为：①环钳斜吻合避免形成"盲囊"；②钳齿后移避免穿透肠壁；③套筒送残端避免损伤和污染。1986 年日本的中条俊夫发表文章介绍称为"张氏钳"。理论上提出斜吻合代替侧侧吻合，可避免盲囊形成，在此原理上设计了新生儿肠闭锁斜吻合，改善了远近端口径悬殊的吻合困难。

5. 张氏膜

（1）背景：中位无肛盲端延长有时不到位，欲行 Levaditi 肌层切开延长术时，发现直肠有一层外膜，松解可使其自然延长。1989 年瑞士苏黎世的 Stauffer 称之为 "Zhang's sheet"。

（2）创新：阐明直肠外膜层的大体解剖位置、组织结构、生理功能及临床应用。理论上提出直肠的限制容积与形状对排便功能的重要作用。对巨结肠及无肛手术中处理直肠的方式有指导性。

6. 张氏瓣

（1）背景：为了避免胆肠吻合的反流，施行曾宪九 Roux-Y 两上支折叠术。偶然机会我在探察时发现折叠处缝合完全裂开。为了避免缝合裂开，我在动物（兔）实验中将折叠部一侧肠浆肌层切除以求永久性粘连，意外发现此种折叠后有单向活瓣作用，称为矩形瓣，用于多种手术。1981 年美国的 Bronsther 引用，并称为 "Zhang's Valve"。

（2）创新：理论上发现反流有两种，分别为高压反流（强烈蠕动）与低压反流（正常蠕动）。一般套叠式单向瓣只能防止高压反流；矩形瓣靠小裂隙保存一定的水柱，能防止低压反流。

7. 排便控制的反射假说

在新生儿时期，婴儿依靠自然的生理活动使粪便排出。随着年龄增长渐渐学会由自由排便转变为控制排便，也就是从反射性排便控制转为意识性排便控制。

排便反射弧为直肠收缩,内压使粪便下移,刺激肛窦引起三路传导:①传向直肠使直肠收缩,肛门内括约肌放松;②传向脊髓使肛门外括约肌收缩,阻止排便;③传向大脑,用力排便,放松肛门外括约肌。

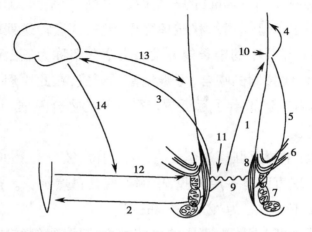

1.传向直肠;2.传向脊髓;3.传向大脑;4直肠收缩;
5.内括肌放松;6.肛提肌;7.肛门外括肌;8.肛门内
括肌;9.肛窦;10.直肠内压;11.粪便下移;12.肛门
外括约肌收缩;13.用力排便;14.放松肛门外括约肌

排便反射弧示意图

(1)新生儿排便为反射性控制,中间脊髓阻止排便作用短暂且不明显,似乎一个反射弧完成。

(2)儿童排便为意识性控制,由两次排便反射活动组成。第一次反射有脊髓阻止;第二次经过准备后,重新诱发排便反射。第一次反射的诱发可以通过训练,靠建立生物钟来控制;第二次反射的诱发可以通过训练腹肌来增压。

8. 小儿肝前型门脉高压症治疗之我见

(1)理论:肝前型门脉高压症的自然转归应该是发展足够的肝内外侧支循环。侧支循环的发展靠门脉本身的压力,同时要避免食管静脉曲张出血。一般到十二三岁后侧支循环基本上保持压力平衡,不再出血。

(2)处理经验:侧支循环平衡以前为了缓解过度高压避免出血,

可以选择食管镜注射、贲门断流手术及巨大脾切除手术,配合其他保守疗法,尽量维持到青春期。如出血频繁且量大,难以维持压力平衡,只好考虑分流手术。

9. 顽固肛瘘与假性憩室

(1)理论:顽固复发性肛瘘主要病理是瘘管或脓腔内肉芽面中有残留黏膜,产生分泌物妨碍愈合。发生的原因多为肛肠手术中拖出的直肠回缩,吻合口裂开,特别是 SOAVE 手术切除直肠鞘内黏膜不净;少数因瘘口长期不愈,直肠黏膜长入瘘管及脓腔。

(2)治疗经验:可分两种病理区别治疗。第一种为低位瘘,内括约肌以上直肠壁完全正常(原发肛瘘多为此型),可行挂线疗法。使瘘管逐渐外移,最后敞开成肉芽面,石炭酸处理后可自愈。第二种为高位瘘,多为肛肠术后的并发症,同时有结肠造口,手术探查困难且危险。可向瘘管外口注墨汁为标志,尽量敞开瘘管。保持引流通畅,形成新瘘管后再次注墨敞开,逐渐使瘘管成为表浅直接瘘管,最后挂线敞开,随时用石炭酸破坏残留的黏膜细胞。必要时切除尾骨扩大引流。合并直肠狭窄者同时给予纠正,向结肠造口远端进行注便试验 3 天,无发炎、能控便后才能关闭肠造口。

二、技术创新

1. 双腔吸管与肠出血探查法

(1)吞线试验:患儿当时已无呕血,可行吞线试验。方法为用一条相当于从患儿头顶到剑突长度的白丝线或棉线,末端缝扎一个空的口服胶囊(或鱼肝油丸),令患儿随饮水将胶囊及白线吞咽,线尾固定于牙缝间(或用导尿管自鼻插入从口腔拉出,再将线尾绑在管上,拔出鼻管带出线尾粘于鼻翼)。以后饮食随意,第二天将线轻轻拉出。线末段染成黄色为正常,可以排除十二指肠以上包括食管、胃、十二指肠以及肝、胆、胰的出血。如果临床上出血不止则需要开腹探察,可免查屈氏韧带以上器官,简化手术。吞线试验简单、无创,能免去复杂的上消化道探查,应当作为第一常规检查。需要注意的是,无出血或大便潜血阴性时,检查无意义。

(2) 双腔管探查:见于小肠出血手术探查。开腹探查消化道大出血时,如见小肠充满积血,首先用橡皮肠钳夹住屈氏韧带处的空肠,按顺序提出肠管。在手术台旁立灯,透照下每1m夹一钳,最后第三钳置于回盲瓣前。将小肠隔为三段,各约1m。如有活跃出血,则可见该段肠管逐渐膨胀。等待十分钟不见明显膨胀,多须分段冲洗。明确某段出血后,可将该段再分成三段夹,分段缩短后,一般稍等片刻则可见某段迅速胀大,以明确更短之出血段。此时即使不能查出明确出血点,亦可将此段肠管切除。

探查小肠的双腔管是用聚乙烯透明或半透明管,质地韧硬有弹性且能弯曲。外管长45cm,直径1cm,前端为圆头,前端5cm内开6个侧孔。管的尾端5cm处开一侧孔,插入直径为4~5mm的聚乙烯内管。通过肠壁小切口迅速插入此管,然后边吸引边将该段肠管全部套于吸管上。为了避免吸管吸住肠壁,应堵住侧孔,开放内管,使空气自由进入管内以缓解过高的吸力。肠内容物全部吸出后,停止吸抽,将肠管逐渐退下吸管(管不拔出),同时将内管接盐水瓶进行冲洗,直至冲洗液清亮为止(聚乙烯管可以看出红色)。

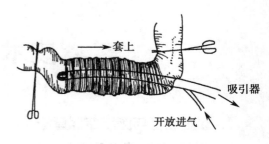

边吸边套上吸管

2. 广泛粘连性肠梗阻注气探查

出现严重广泛粘连,进入腹腔也很困难。此时开腹后需要小心地逐层分离,随时用细针穿刺,尽可能在切口处暴露3~4条肠袢。经胃十二指肠减压管注气观察暴露肠袢胀气的顺序,最后膨胀者当离梗阻点最近。必要时行局部床边注钡造影证实。如找梗阻点有困难,可于该处做短路吻合。为了避免发生侧吻合后出现盲端症状群,可以行近端矩形瓣手术。

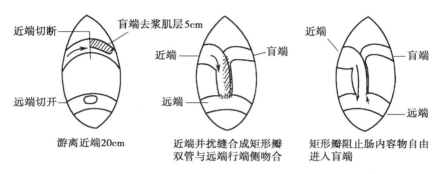

游离近端20cm　　　　近端并扰缝合成矩形瓣　　矩形瓣阻止肠内容物自由
　　　　　　　　　　双管与远端行端侧吻合　　　进入盲端

短路侧侧吻合利用矩形瓣防止出现盲端症状群

选择短路吻合的远侧端可经直肠注气,注意切口内暴露的瘘肠充气顺序,最后充气肠袢即可选为短路吻合之远侧端。如果鼻饲管不能插入十二指肠,注气不能进入小肠,此时胃必然膨胀。可先在最膨胀处切开胃,用手指探察幽门,引导 Foley 氏管通入十二指肠再注气。术后即可保留胃造瘘管作为减压管,1 周后拔掉。广泛粘连性肠梗阻手术中,任何不必要的分离均应避免。

3. 深部手术用指套刀

最好的手术器械就是手指,手指尖端的腹面柔软,能按住出血点不伤组织,背面指甲能抠开硬组织,有知觉,有力度,操作灵活。我国泌尿外科元老谢元甫教授说过:肾脏后面看不见,指尖就是眼。手术手套保留触摸功能,只是缺了指甲的功能。我做了一个指套刀,如顶针,戴在食指手套外,前端有铁指

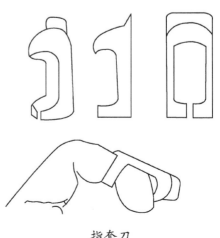

指套刀

甲,可抠硬性粘连,手指肚处开窗,可以触摸。特别是视野达不到或骨衣刀耍不开之处,可以边摸边抠,分离骨膜的粘连,如同直接用指甲抠。

可惜现在市场上不生产,有兴趣者可以自己做(我的原始样品就是自己做的),用马口铁片剪裁,弯折即可使用。当然使用技术也要经过训练。

4. 肛瘘挂线

新生儿肛旁脓肿是肛瘘的前驱病,多发生于生后一个月左右。患儿就诊时常可在肛门外围部发现感染,引起花生米大小的红肿,红肿中心已软化。对于此种肛周脓肿,因为其自愈机会很少,多数必然会形成肛瘘,所以我们采取尽早在切开引流的同时施行挂线治疗,临床效果让人满意。我们的方法是以左手小拇指插入肛门,抵在脓肿方向的肛窦部做引导。右手持刀切开脓肿(切口很小,一般在括约肌外缘),用带线的圆头探针缓缓沿脓腔插向肛窦肠壁,探针头达到仅隔一层黏膜,可触及肛门内的小指时,即可扎破该处的黏膜,自肛门口内穿出探针,带过粗丝线和橡皮线各一条,同时打结扎紧(橡皮线有逐渐切开的作用,粗丝线是为了防备橡皮线断裂或松开时仍可起到挂线的作用)。穿探针时要轻轻沿脓腔方向而进,以探向肛窦为目标,避免不必要的各方向探查,力求直接穿出瘘管内口。但事实上,瘘管内口常常不易直接找到,所以我们主张扎破接近肛窦部黏膜进行挂线,不必左右探查寻找原瘘管内口,以免多处损伤脓腔壁。肛旁瘘管之所以不能愈合,是因为括约肌关闭肛门,迫使直肠内液体、气体随时压入括约肌上方的肛窦内口。挂线会使括约肌被逐渐割断开,边割断、边愈合,最后使内口移至括约肌以下。这样的挂线法既可保证瘘管愈合,又可避免感染扩散。术后切口表面用纱布压迫 30 分钟以免渗血,以后每次便后用水或 1：2 000 呋喃西林冲洗会阴(包括伤口),保持清洁。

一般一周内瘘管敞开,挂线脱落,再过一周,伤口即可愈合。如果脓肿切开但未行挂线处理,或患儿就诊时早已形成慢性肛瘘,则可随时按上述方法,将圆头探针插入外孔,施行挂线治疗。如果外孔已形成瘢痕,可以用圆头探针将此小疤顶破,插入瘘管。注意,如果真的愈合结疤,则圆头探针不可能插入,当然也就不必行挂线治疗了。

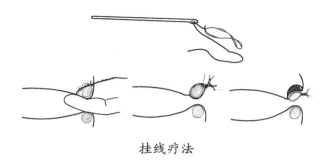

挂线疗法

5. 小儿直肠息肉手法摘除术

所谓青年息肉是指慢性炎性增生组织外被肠黏膜覆盖的良性瘤样球状赘生物,其表面多有感染、糜烂等改变。多生长在直肠,少数在乙状结肠或更高位。多为单发,少数为二三个。息肉之初均为广基的(无蒂的),因肠蠕动的作用渐将息肉推下,而将其附着的肠黏膜拉长成为长蒂,有自然脱落痊愈的可能。

手法摘除:术前不需要洗肠,不需要麻醉,呈截石位。戴橡皮手套后用沾润滑油的示指插入直肠,沿肠壁周围的各方向探索。摸到息肉

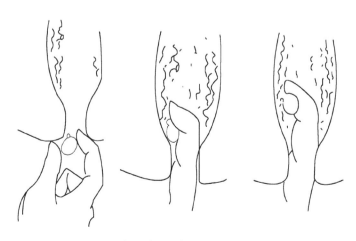

直肠息肉手法摘除术

后用手指末节将息肉对着肠壁勾住,将其蒂部压断。手指保持稍弯,顺势将压掉的息肉自肛门带出。

6. 留线尿道扩张

小儿尿道细,强力扩张困难且危险。行耻骨上膀胱切开时,顺便插入一根细的单股尼龙线,一端从耻骨上引出,另一端从尿道引出。两端在腹外牢固结扎,作为长期保留导线。即使耻骨上引流管拔除,此线仍可保留。伤口愈合,可不漏尿。需要尿道扩张时,首先利用此保留线自尿道口带入两条尼龙线,其中一条首尾两端自相结扎成环,作为保留线。另一条线则可拴住有孔扩张器,进行引导性逆行扩张。

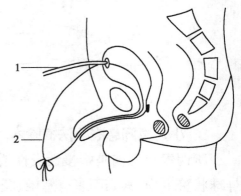

留线扩张法

7. 三段排便训练法

(1)目标:每天排便一次,坐盆后 5 分钟内即可排出,一次排便可将直肠排空。

第一段:定时排便(坐盆)。

第二段:5 分钟不排出则注入开塞露。

第三段:排完后再注入开塞露。

如果第一段已排便则免除第二段。如果连续三天第三段后只排开塞露无粪便,可免除第三段。以后每天监督排便,每周一次便后注开塞露抽查,坚持一年。下面详细介绍三段排便训练法。

(2)原理:排便行为是从新生儿的自然排便过渡到成人的意识排便,都是要经过训练学习的过程。如果患儿产生不良习惯,无法用语言教导纠正,必须创造客观条件,使患儿自己体会,产生系列的条件反射,最后形成符合人类社会的生物钟。这个客观条件可使患儿在主观上感到“空”与“满”的差别。逐渐意识到“满”了应该排便(因为

"满"的同时又有很多条件,如"坐盆""开塞露"等,为满制订了量化的"阈"),等到体会了"空"才算排完。因此,"定时"和"排空"是两个核心关键。

(3)具体方法:共分为三个程序。每天定时叫孩子坐盆,鼓励其排便,准备开塞露,暂时不用,为第一段程序。警告 5 分钟内排不出,则注入开塞露诱导排便。必须要求尽量排空,为第二段程序。擦屁股后,再坐盆注一支开塞露,以测验是否排空。多数只排出开塞露而无粪便,证明已经排空。如果仍有粪便排出,则说明未能排空。但也不需要再用开塞露,本日到此为止,为第三段程序。每天严格准时进行训练。1~2 周后患儿逐渐习惯,再按情况发展而调整。

如果第一段坐盆后马上能排便,则免除第二段,不必再注开塞露。便后清洁完毕仍进行第三段,再注开塞露以检验是否排空。如果连续三天便后注入开塞露只排开塞露而无粪便,则可免除第三段的开塞露。如此则已经完全不用开塞露而能按时自己排便。然而仍需要密切监督,准备好开塞露,进行排便,称为监督排便,约需要半年到一年,以巩固习惯的形成。在监督排便期间,无论哪天 5 分钟不能排出,仍需要注入开塞露。监督排便期间,每隔一周,便后突然注入一支开塞露,作为抽查,检验是否排空。如排出粪便,则恢复每天的第三段开塞露,直到连续三天排空后再停。

若是顽固便秘,有时一支开塞露不能诱发排便反射,可以同时注入两三支。如果仍不排便,则需要用大量肥皂水洗肠(2%,500ml)。一般大量陈旧粪便排出后,开塞露即可诱发排便。生活中的训练基本上是家庭工作,必须让家长全面掌握技术,充分了解原理。开塞露是家庭常用药,但有些使用细节仍需要注意。首先检查开塞露的"插入头端"是否圆滑,是否会刺痛患儿肛门,必要时可以用刀刮光或用砂纸磨光。再检查开孔是否畅通,如不满意,不可修理开孔而破坏其表面的圆滑,可以在插入管侧壁另开一孔。

插入肛门时技术非常重要。不慎,会引起疼痛,使患儿反感、恐惧、不合作甚至挣扎、反抗，以后很难坚持训练，也会造成危险，所以事先必须要说服患儿接受。在肛门处涂油（不是仅仅在开塞露上涂油）时顺便轻轻按摩做准备工作。然后轻轻缓慢插入开塞露，必须强调要插到底（球部紧紧顶住肛门）。稳定后，一次挤进全部开塞露，不放手迅速拔出空管，避免将注入液吸出，也缩短插管在肛门停留的时间，减轻孩子的负担。有人担心开塞露管插得深会损伤直肠，其实恰恰相反，插入越浅越危险。孩子动，大人手不稳，难免左右摆动或前后滑动。球体紧贴肛门，保证稳定，与患儿同步移动，移动幅度也最小。

洗肠可以到医院去做。如果经常需要洗肠，也应掌握家庭洗肠技术。常用技术有两种：一种为吊桶式洗肠器法，另一种为橡皮球注射器洗肠法。家庭可以将吊桶挂在厕所恭桶的高处（高出恭桶约 1m），连接的皮管要再长出约 33cm。贮满洗肠液后，夹闭皮管，随时备用。排便时临时接一个合适的肛管，插入肛门约 10cm，扶住固定。放开皮管夹，使洗肠液自然流入直肠，患儿感到腹胀急排时，夹闭皮管，拔出肛管排便。按小婴儿年龄估计洗肠液量，同时摸腹部结肠胀满的硬度，学龄儿童可自己学会全部操作。洗肠液一般用 2% 肥皂水，温度为体温即可。橡皮球注射洗肠器为一个容量 100ml 的弹性橡皮球，接一个玻璃管接头。先把洗肠液吸入橡皮球内，再经插好的肛管注入结肠。按患儿年龄，可反复几次注入需要量，然后坐盆排便。橡皮注射器也可吸入多只（10 只）开塞露，诱发顽固便秘患儿便意反射。

使用开塞露是否会中毒？

第一，开塞露为甘油、硫酸镁与水，无毒。第二，用量很小影响不大。第三，注入后立即排出，来不及吸收，不会中毒。

长期使用开塞露是否会产生依赖性？

有人便秘，不得不排便时，依靠开塞露排便，所以形成依赖性。开塞露训练排便是先设法鼓励其排便，目标是摆脱开塞露。如果训练不成功，患儿始终未能摆脱开塞露，成人之后，对生活质量影响也不大，不值得用手术或长期服药代替开塞露。

8. 家庭用气囊扩肛器

气囊扩肛器为用尼龙布缝成的 10cm 套管(或塑料膜粘成),管径一般为 20mm,满足扩张的需要。一端封闭,用筷子支撑送进一个 15cm 长棒形玩具气球。10cm 在塑料套管内,余下 5cm 露在管外。涂油后借管内筷子(或铅笔)的支撑插入肛门,再撤出筷子。打气(或注水便于 B 超观察)使套管内部分气球胀硬,管外部分膨胀为直径 >5cm 的球形。压迫管外的球部进行扩张,最大扩张直径不会超过套管内径,保证安全无痛。如须增大扩张则另缝大直径的塑料套管,如气球表面强度不够,可在原气球内用竹签捅进另一个同样的气球,形成双层气球增加强度。

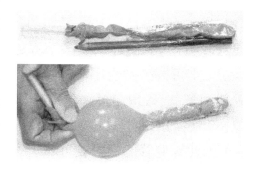

家庭用气囊扩肛器

使用方法:患儿呈截石位,先用直径为 10mm 的金属探子试探,了解肛门内的情况。气球充气前连同套管及支撑筷子一起的总直径 <10mm。充气后最大直径为 20mm。充气前,先涂油然后捏住筷子作为支撑,将筷子插入肛门,深度 >5cm,注气或水使套管外气球膨胀直径 >5cm。捏挤气球加压进行扩张(可按节奏加压可起按摩作用)。充气前用筷子支撑置入尼龙布管(袋)。

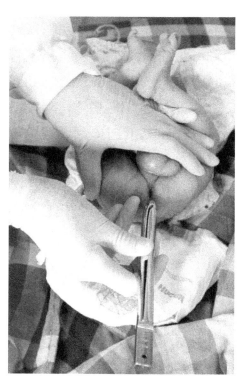

肛门扩张稳定技术

将尼龙布缝成直径为 2cm 的圆筒形套管，一端封闭，用筷子引导气球置入套管中，筷子留在套管内、气球外做支架，套管外涂油，借助筷子支撑插入直肠，拔出筷子向气球内注气，套管外部分气球膨胀，直径达 5cm，压挤管外气球使管内气球充分充气，直径达 2cm。

9. 双肛管直肠排气引流介绍

单个肛管排气引流，随时可出现堵塞。最危险的情况是糊状粪便进入管内，粪便进入越多堵塞越牢。如果此时突然爆破型排气（放大屁），则可冲破愈合不牢的肛瘘或直肠缝合处，甚至发生败血症。如果插两条肛管，肯定多一条出路，即使两管同时堵严，也能从两管夹缝中挤开括约肌而排出（括约肌能包裹住一根管，不可能同时包裹两根管），因此双肛管的保护较可靠。

此法有两个缺点，一是双管不易插入（插入时拉紧指套，插入后放松，来回抽动几次肛管，指套即可用预置的牵引线拉出肛门）。二是肛周不易做清洁，应勤洗、勤擦，或使用尿不湿。

小儿肛门同时插入两条肛管需要特殊技术，以免增加痛苦。我们的方法是选两条 18f~21f 的肛管，用细丝线将头部一前一后（相差 1cm）绑在一起，用一个指套套住双管头备用（将双肛管头的指套劈开留 1cm）。患儿肛门周围大范围涂油，用示指反复按摩，直至肛门松弛示指随便滑入。肛管继续插入 5~10cm 后，前后拉动 2~3cm，劈开的指套自动离开管头，即可拉出肛门，将双管留在直肠内，以供引流。按婴儿正常成形干便直径不小于 15mm，双肛管固定后，不应造成痛苦。但是，由于括约肌不能包严并列的双管，会造成肛门失禁，会阴不能保持清洁干燥，需要有人经常用吸引器清理肛门排出物。虽然增加了护理工作，但不会比护理肠瘘更复杂。

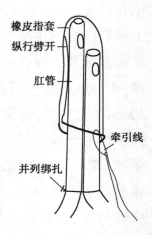

橡皮指套

纵行劈开

肛管

牵引线

并列绑扎

双肛管示意图

10. 家庭用男孩尿道夹

小男孩松弛性尿失禁,可以用尿道夹保持干燥。用马口铁(罐头盒)剪成长 5cm 左右的小条,长短宽窄根据患儿阴茎大小而定。弯成弓形,用一条橡皮圈拉成弓弦。

将阴茎套入弓内,铁片在背面压住海绵体,橡皮圈的弓弦压住尿道。把马口铁弓扳直则弓弦绷紧,压力加大,阻止漏尿。按时将马口铁弓捏弯,则弓弦放松,患儿可以自由排尿。

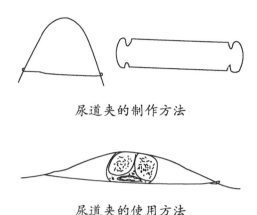

尿道夹的制作方法

尿道夹的使用方法

三、顶级会诊

找我会诊的常是已经过多人会诊,多次手术,局部解剖结构已乱,病历厚,照片多的情况。治疗方案几次改变,问题复杂。患儿问题不得解决,医生很难收场。所谓顶级,我的特点是年老、资深、名气大,这点在本专业目前尚无人超越,所以我的会诊常有某些主观片面、牵强附会,但因声誉地位所在,仍有一言九鼎之势。我 90 多岁未脱离临床,也应有些解决问题的经验,有的还有些现实参考意义。选录如下,衷心愿与同道探讨。

第一类:临时被请上手术台救驾(协助安全下台)

1. 找疝囊

青年医生已将腹股沟分离很乱,找不到疝囊,请上级医师协助,分离多处,仍找不到疝囊。我上台不能再重复失败的局部继续分离,千万不能以为自己比别人技术高明。要牢记，别人也都是大学毕业，智商都是顶级，他们找不到，我就能找到吗？何况他们已将解剖结构搞乱！

我的做法是首先核对诊断根据是否确实，对诊断疝的根据有无疑问。先看有无继续出血，压住局部止血后，尽量不再翻动局部，而将疝手术的皮肤切口向上牵拉，于腹股沟上方麦氏切口下方，做皮下肌肉劈开切口，切开腹膜进入腹腔。

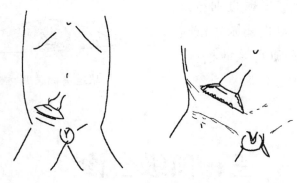

疝切口改为麦氏切口

手指在腹腔内沿腹股沟韧带摸到疝的内环（约在腹股沟韧带中部上方），使手指插入疝内环。在原腹股沟切口内沿疝内环穿出的手指找到疝囊颈部，用止血钳夹住作标志。分离囊颈，高位结扎切断。如果摸不到疝内环处的开孔，可能根本没有疝，或是疝在对侧。此时手指如能达到，可如法摸对侧。若是大孩子，用手指不能达对侧，可用直角钳探查。如果确实把左右方向搞错，应立即纠正。如肯定腹股沟处分离时未损伤其他器官，可以先逐层关闭腹腔，再清理腹股沟切口，逐层缝合。如须修补、加固，可谅情操作，以简为上。如怀疑在盲目混乱分离腹股沟时损伤其他器官，则暂时不能关腹，必须详查，妥善处理，不可抱有侥幸心理。常见的损伤有大血管损伤、肠管损伤、尿道膀胱损伤、腹膜及疝囊损伤、输精管损伤。

若大血管损伤有活动性出血，当然要及时结扎或缝合。最危险的是较大的动脉侧壁有微小损伤(下腹动脉或股动脉),出血后经压迫暂时止血。术后发生血肿甚至形成假性动脉瘤,临床上常表现为周期性屡次突发的大出血。因此缝合伤口前必须冲洗清洁,除去任何小血块及小血肿,观察任何角落无渗血方可逐层缝合。如探查动脉可疑,宁可结扎切断该动脉(小儿血管太小,急症条件下修补很难达到满意效果)。

怀疑肠管损伤,主要是怕遗漏肠穿孔。可以通过腹腔小切口向腹内灌注大量盐水。肛门插管高压注气,使结肠膨胀,注意是否有气泡溢出。然后经肛管排气,再经胃管大量注气,腹胀后,按摩腹部,如有气泡持续排出,则需要扩大切口开腹探查。如无气泡排出,则将腹水吸出,送腹水标本紧急做镜下检查及化学检查。可疑有肠内容物,也需要开腹系统探查肠管。

尿道膀胱损伤也是要排除穿孔的。插导尿管,向膀胱内注入大量盐水使膀胱胀满。如果插管困难,必须注意尿道损伤,注水后见尿道皮下水肿,则可诊断为尿道穿孔。如果插管顺利,向膀胱内注水不能使膀胱胀硬,则可诊断为膀胱穿孔。一般情况,此种穿孔不大,及时做耻骨上膀胱造瘘,避免持续尿外渗,多可自然愈合。特别是尿道小穿孔,导尿管插入无阻力,膀胱注水后拔管排尿通畅,等量排出。即使有些尿外渗,最好是不动局部,只要尿道能排尿,靠耻骨上造瘘引流,可保自然愈合,不留狭窄。如不放心,可于拔导尿管时留置扩张导线,以备日后探查及扩张。一些多余的手术,哪怕只插一根留置导尿管,也会造成非常麻烦的后遗症。

腹膜及疝囊损伤,可能是疝囊本身损伤,也可能是疝囊附近的部分腹膜在手术时被误认为是疝囊而切破。小的腹膜破口可以自然愈合,罕有后患。疝囊本身撕裂,特别是疝囊颈被破坏,使疝的修复变得困难。一般处理方法是尽量切除内环以外的腹膜(残余疝囊),缝合残余囊颈,然后行 Bassini 手术。

直接在精索下缝缩内环下角,使内环缩小,并提高内环位置。避开排便时腹压的最大冲力点（小儿直立后腹压冲力点逐渐下移）。如果疝修复是在腹腔内进行（如腹腔镜下修复），则可在腹腔内将内环处的腹膜破缘拉拢缝合，闭合内环处的腹膜缺损。但是损伤严重的腹股沟切口内缝合应尽量简单，严禁有张力的缝合。因为过度损伤的组织愈合能力差，极易感染裂开。严重破坏并有污染者，最好只做内环纤维组织缝合提高，局部伤口松松缝合并留置引流条。

最后，疝修复后常规将睾丸拉至原位，同时检查输精管。发现切断，应及时吻合。方法是将两断端对齐，管腔内插入一条头发丝作为保留支架。头发的一端自管壁用针穿出，留在最后缝合的伤口外以便愈合后拉出。为了保证愈合整齐，断端对合后，可将外层缝合两针。

关于腹腔内修疝的讨论：20世纪40年代La Roque曾提出低位麦氏切口从腹腔内缝合疝囊内口，同时可以切除阑尾。此法曾盛行一时，但很快发现复发率高而摒弃。20世纪90年代腹腔镜下荷包缝合疝囊内口，也因复发受到质疑。我总结了三个复发因素：①残余疝囊未切断，保持了连续性，留下复发条件；②荷包缝合可能囊颈处有皱褶，而使个别针距太大；③残余鞘突原位置固定，忽略避开腹压最高冲击点（腹股沟下部）。因此现在强调，断开囊颈，闭合腹膜缺损，提高内环位置，以求避开排便时腹压的冲击。

最后应强调外科医生在做手术前，应该养成复习局部解剖结构的习惯。术中所见都要与正常核对。尽量保持术野无血，解剖清楚。看不清或可疑之处，可先穿刺试探其实质与功能。与手术无关的部位，尽量回避。

2. 找阑尾

青年医生为学龄前男孩进行阑尾切除手术，常规麦氏切口，找不到阑尾。请上级医生协助，上级医生把麦氏切口扩大为腹直肌切口。大部分小肠被提出腹外，翻来翻去仍未见阑尾，请我上台会诊。

病例：患儿六岁，较胖，腹痛超过24小时，一般情况好。常规麦氏切口长约8cm（可能已经经过延长），下端向上曲折延伸为右腹直肌劈裂切口，10cm。

患儿腹壁脂肪较厚，约 4cm。腹腔内有稀薄脓液，肠管无粘连或纤维蛋白沉积（俗称脓苔）。

我上台后先用盐水大纱垫保护提出的肠管，暂时不再触动。按"右手定律"沿伤口的右侧腹壁内摸到升结肠与后腹壁固定的结肠外缘，再沿升结肠固定的外缘向下摸到能移动的盲肠。进一步将回盲

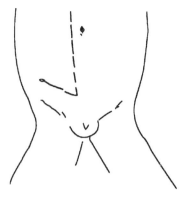

疝切口改为腹直肌切口

部提出伤口外，顺利找到阑尾。发现阑尾较长，并无穿孔，只是前半段发红肿胀严重，根部基本正常。常规切除阑尾，残端结扎后内翻荷包缝合。大量盐水冲洗腹腔及提出的肠管，另换无菌巾保护，暂不还纳肠管。逐层缝合腹直肌切口，然后从回盲部开始，按顺序将肠管经麦氏切口送入腹腔。边送入、边检查，任何小血肿均须切开，任何浆膜撕裂均须缝合（注意小儿小肠胀裂都是浆肌层同时裂开）。通过较小的麦氏切口送肠管，必须轻柔，须将麦氏切口用牵开器拉开，用长柄环钳将小肠送到指定部位深处，最后逐层缝合麦氏口，患儿术后恢复顺利。

讨论：此例患儿已开始有腹膜炎，肠管胀气，同时因肥胖导致腹壁太厚，麦氏切口探查尤如深井摸鱼。扩大切口后，大量胀气肠管涌出，难辨盲肠位置。最可怕的是企图先送回部分肠管，再拉出另一段肠管探查。事实上，小儿大量胀气肠管涌出，很难送回。大量肠管在腹外，翻来翻去，难免再增加损伤，无法关腹下台，只好再请人上台救驾。

介绍"阑尾右手定律"：右手握拳，伸出拇指、示指，前臂代表升结肠，拇指代表回肠，示指代表阑尾，右拳代表盲肠。前臂假定永远固定于右侧腹壁，容易摸到而不移位。示指可以弯曲到任何位置，甚至缩回拳后，代表腹膜后或盲肠后看不到的阑尾。但掌指关节位置不变，代表阑尾根部总能辨认。如果找到阑尾根而无阑尾，则有理由怀疑阑

尾缺如或早已坏死消失。本病例肥胖腹胀,从麦氏切口找阑尾比较困难。开腹后就应该立即用示指插入腹腔,挡住肠管外涌。沿侧腹壁内摸到不动的升结肠,下延提出回盲部,按"阑尾右手定律"应可寻得阑尾。如须探查小肠及梅克尔憩室,也要从回盲瓣开始,按顺序逐段拉出约100cm。冲洗后逐段原法送回,即可关腹。避免小切口内盲目拉出肠管造成无端损伤。更重要的是女性患儿,有的医生常把卵巢及输卵管误认为阑尾而切除,特别是周围已有纤维蛋白沉积或在脓腔中发现以为是坏死的阑尾而摘除。切阑尾前常规按"阑尾右手定律"核对,可避免此类事故。

关于麦氏切口延长的讨论:根据延长的方向,可沿下腹横纹向左侧延长;也可从切口右上端向右肋缘延长。尽量保持切口在腹壁外围,减少腹内器官的干扰。避开腹压最高点,易于缝合,也可以减少术后裂开与肠外溢的危险。如须腹直肌切口探查,宁可另行切开。

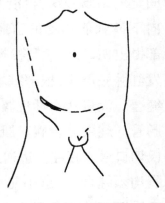

麦氏切口的延长

发现阑尾正常如何下台?

首先分析诊断依据,有无疑点或线索。既然已切开腹腔,必须排除腹部内外科急症:炎症、梗阻、坏死、穿孔。如有渗出或腹水,则急行镜检及化学分析。如无渗出则经麦氏切口注入大量盐水灌洗腹腔,抽取灌洗液标本做化验,以排除感染、坏死、穿孔。提出一段横结肠或乙状结肠,观察是否胀气。平时结肠胀气基本上可以排除完全性肠梗阻。必要时可插胃管注气,同时压迫腹部,观察结肠是否膨胀,以探查有无肠梗阻。如果全部为阴性,则应关腹。然后检查腹外,是否出现睾丸扭转、髂窝脓肿、髋关节炎,甚至肺炎等。如果不能排除腹内病变(特别是消化性溃疡穿孔漏诊,后果会非常严重),则应借助腹腔镜或扩大切口探查,经麦氏切口只能探查及处理梅克尔憩室,要考虑缩短探查时间,还要注意减少手术打击。

3. 分粘连

腹内粘连无法下台常见三种情况：①切开腹壁进不到腹腔，原计划的手术无从进展；②可以进入腹腔，但见肠管聚成一块硬饼，无分界线，找不到分离入路；③做腹壁切口时已经切破粘连肠管，无法下台，急请会诊救驾。

第一种情况会诊：切开腹壁进不到腹腔，多见于诊断急性粘连性肠梗阻的急症手术。术前不能排除绞窄性肠梗阻，为争取时间，在术前检查不全的情况下，仓促开腹探查。切开腹壁发现全腹粘连，不能辨别腹膜层，无法进入腹腔而请会诊。

会诊措施：全腹广泛粘连，可以排除绞窄性肠梗阻的可能。没有必要马上寻找坏死肠管予以切除，只须引流膨胀的肠管即可解除急性肠梗阻的威胁。首先请麻醉师配合，经胃管持续吸引尽量使腹内减压；同时请台下护士配合插肛管排气，也加用持续吸引。此时台上切口暴露的只是膨胀的小肠，虽在粘连纤维组织覆盖下，也可摸到肠管的轮廓。如果肠襻均不扩张，也无张力，腹胀将明显缓解。说明胃管及肛管减压已然奏效，即可关腹下台，继续保守减压治疗，可以治愈。如果发现粘连下有高张力肠襻，则应穿刺试探。如果为高张力肠襻，则就地插管造瘘引流减压，关腹下台。围术期恢复后，再计划逐步行造影检查。可通过造瘘插管，作进一步诊断与治疗计划。

第二种情况会诊：进入腹腔后发现肠管粘成一整块，无法分离。如果粘连范围不大，一般都能直接整块切除吻合，也不会来请会诊。如果粘连肠块范围很大，并且不能移动提出腹外。则须在肠粘连块内做短路吻合或造瘘（造瘘原则与第一类情况类似，可以借鉴），当然以争取做短路吻合为上策。一般会诊时的腹部切口多可暴露3~4条肠襻。首先在肠粘连块内寻找最胀的肠襻，方法是经胃管注气，注意暴露的肠襻中哪一条最后膨胀，可选做短路吻合的近端。然后再经肛管注气探查远端邻近的膨胀肠襻，选为短路吻合的远端。做必要的分离，行短路侧侧吻合解除梗阻。为了预防侧吻合后的盲囊症状群，吻合口

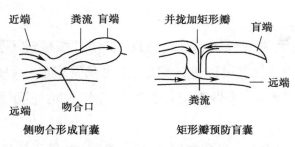

侧吻合形成盲囊　　　　矩形瓣预防盲囊

侧侧短路肠吻合加矩形瓣

近端肠襻可加做矩形瓣。

第三种情况会诊：切开腹壁时已经不慎发生穿孔，甚至企图分离修复，致使肠管及周围组织器官破烂、关系紊乱。会诊者必须坚持停止手术，仔细止血，就地引流、造瘘、外置。尽量少切、少分、少动，关腹下台。以后按慢性外科后遗症处理。

开腹手术困于粘连有两种情况：①为解决粘连问题而手术；②原定其他手术，遇到粘连问题。犹如战争陷入重围，都是因为对敌情了解不足。如果术前想到有粘连的可能，应常规做一个系统的钡餐检查，了解肠管在腹内活动情况，肠管之间、肠管与腹壁之间的移动度与蠕动规律。知己知彼，有所准备则不致被动。当前紧急会诊是救驾解围。首先应考虑战争的目的，救驾应是解决病人所急，不只是术者下台。例如急性肠梗阻，则须先简单引流解除梗阻，暂时下台。如果原计划手术不急则可先保证安全下台，以后再研究下一步手术方案。

救驾战略：要求按情况缓急分为三级。①清理切口的缝合边缘（为了关腹下台做准备）；②分离梗阻点或最胀肠襻（为了造瘘）；③分离梗阻点的远近端肠襻（为了短路吻合）。粘连本身是损伤的修复过程，原则上尽量少分、少动。企图分离广泛粘连预防肠梗阻是痴人说梦，只能增加损伤与再粘连。

粘连形成规律：开始是腹腔渗出、吸收、纤维蛋白沉积，三天左右形成纤维蛋白性粘连（脓苔）。此时肠管与腹壁之间的位置已被固定，以后有成纤维细胞及毛细血管形成，但手术分离仍很容易，也很少出血。一周左右,产生大量纤维与纤维细胞、毛细血管增多,形成纤维性粘连。此时肠管已不能分离,强力分开常常会损伤浆肌层,并且有大量出血。正常情况下纤维性粘连于两周后达到成熟,以后逐渐软化吸收。成熟的粘连使肠管互相粘连呈团块型,吸收后变为薄膜型粘连。经肠蠕动互相牵拉后,薄膜被牵拉而致残破零落形成条索型粘连,最后条索拉断全部吸收。约四周后粘连基本吸收,肠管恢复自由活动。

个别情况下有的粘连不能按时吸收,称为顽固性粘连。顽固性粘连的形成常见有下列几种原因:①异物停留(如手套上的滑石粉);②活动病灶(如结核、肿瘤);③浆肌层损坏与邻近肠管形成共壁;④内瘘形成(通道孔可以很小,肉眼看不见)。这种变化的快慢受个人的体质、当时的免疫情况、手术损伤打击的严重性等条件影响,可以差别很大。个别患儿腹内渗出可以不形成粘连而全部吸收,也可能无原因的长期保持团块粘连而不吸收。按粘连分布情况,可有腹壁脏器之间、肠管之间的粘连;也可按粘连形式分为广泛粘连(薄膜、硬饼)与散在粘连(条索、曲折)。而手术台上请会诊救驾的都是严重广泛粘连,多属于强力纤维性粘连阶段,分离最困难,极易造成肠管损伤与出血失控。因此分离粘连必须有严格指征,严禁盲目的见粘连就分离。

分离粘连的战术也分三级:分界线的粘连、无分界但能移动的粘连、无分界不能移动的粘连。具体技术不外乎锐分离、钝分离、指分离三者交替操作。分离动作的方向永远保持单向划动,从未分开的一端向已分开的一端推动,不可来回划动,更不可逆划。要有耐心,边分离边观察,缓慢进行。原则是促使粘连组织逐层自然裂开,以避免伤及正常有弹性的组织。一般步骤是首先沿设定的分离线用手指按压、捏、抠。如果设定分界线正确,常可压出一条分界。如无进度,可改用止血钳或剥离器重复划动寻找切入点。如仍无进度,则用锋利刀片沿设定线轻轻划开表浅的纤维层,再继续钝分离。发现分界线后,仍改用手指轻轻压开扩大分裂。如不能发现分界线,则应另外设定可能分开的分界线。第三极粘连有时需要强力切开,例如硬纤维瘤与骨的粘连,分到不能进展之处,常需要用骨衣剥离器分离。但小儿腹腔操作空间太小,骨衣剥离器太长,使用不便。我的指套刀有如指尖加一个铁指甲,有独特的优越性。

4. 关腹困难

一般是手术台上患儿突然出现情况不好,手术急于结束或暂停,争取时间,关腹下台抢救。常用的方法是粗针大线,贯穿缝合腹壁。有下列四种情况常使关腹困难,麻醉师协助加深麻醉或使用肌松剂肯定有助关腹,但需要慎重评估垂危患儿的承受能力。

(1) 大量小肠拥蔽切口:特别是小婴儿,腹壁切口大、小肠多胀气、腹腔容积小,膨胀的肠管挤在伤口外,无法提起皮肤切口的切缘,想缝合无法进针。企图强力还纳小肠,则此进彼出,只会增加伤害次数,浪费时间,因而急请会诊协助关腹。会诊者上台,先不还纳小肠,而是将小肠尽量提出,推向切口的一端,使大部分切缘无拥挤的小肠干扰。逐层缝合大部分腹壁切口,在下端留一小切口,然后按顺序送回小肠。必须用长柄环钳,严格按顺序送至切口深处,以免随送随出。最后在压肠板保护下缝合剩余的小切口。为了抢时间,缝合方法也可采用4~5针贯穿腹壁肌肉全层扎紧。最后在保留的小口处缝两针暂不结扎,待小肠全部送回后,同时拉紧,分别结扎。

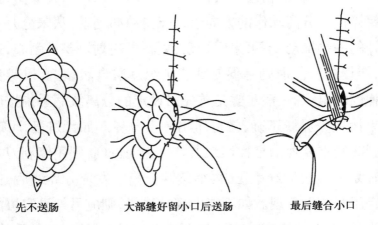

先不送肠　　　　大部缝好留小口后送肠　　　最后缝合小口

手术步骤

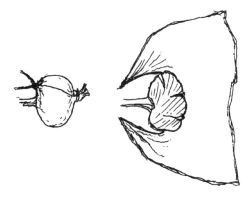（2）肠管胀气腹腔容不下：术中患儿垂危，肠管急剧胀气，使肠管的总容积超过腹腔的大小。勉强还纳，可能影响呼吸，死在台上。会诊者宜就地穿刺减压，针孔切开肠壁插入双腔吸管充分减压后，按上述方法还纳肠管，贯穿关腹。

（3）脏器损伤：手术中已有脏器切开尚未完成，或不慎损伤，一时无法处理，只能暂时就地填塞或引流。如为肠管穿孔，尽可能使肠管外置，关腹，同时行腹腔引流。某些脏器必须及时修复时，也要暂时填塞、关腹，待抢救稳定后，择期继续处理。

（4）出血不止：一般靠纱布填塞。注意两种情况：大型固体器官破裂（如肝脏可向裂口内填塞）；小型器官破裂无法填塞（如脾破碎）。遇到这两种情况，需要台上临时做纱布网，向网内填塞。制网方法：取大方纱布，中心处开一个能容脾的大孔。开的孔周围边缘用粗线做荷包缝合。使用时将破脾套入纱布孔内，套至脾蒂后拉紧荷包缝合线锁住脾蒂。用开孔周围的纱布将破脾包紧缝严止血。必要时可向纱布包内增加填塞物。

纱布包裹碎脾

为了紧急下台采用的止血方法多为暂时应急措施。关腹后24~48小时再拆开切口，取出填塞。看情况一次取出或分次取出，也可一次取出后，再填入可吸收材料。止血填塞必须使纱布与出血点（面）直接接触，填在血肿外的止血效果不佳，常需要取出重填。

第二类：急症决定手术

1. 急腹症休克探查

患儿诊断为急腹症，有开腹探查指征。但患儿已处于临床休克阶段，经过反复抢救仍难稳定。如何处置？需要警惕此类患儿已在死亡线上挣扎三天，可能随时死在手术台上，也可能在医生举棋不定时失去手术时机突然死亡。因此一切决定必须严格，遵守循证、透明的原则，急家长之所急，充分与家长沟通。医生必须果断，态度明确。即使情况确实难以定论，也必须郑重声明：这是我个人意见并将立即施行。允许家长选择或放弃，但不允许拖延，更不允许待诊、待定。

会诊时，首先要明确腹内病变与休克的关系。如果休克因腹内病变而起，并且继续促使恶化，不控制病变不可能稳定抢救休克成果，则必须在继续抢救休克的同时，立即开腹迅速处理病变。一般参考指征有两条：①对急腹症的诊断十分肯定，特别是腹腔穿刺有血水或肠内容物，怀疑坏死或穿孔。②常规快速输液抢救休克，连续两个疗程无起色，应立即在继续抢救休克的同时开腹探查，手术要求速战速决。腹内大出血或广泛肠坏死时，肠内外均有出血，所以腹腔穿刺见血性液体即是手术指征。因此术前常规先行腹腔穿刺术，见血后先切开一小切口，手指探查有无粘连以及切口需要延长的方向，然后扩大切口（至少10cm）。系统探查同时要准备好随时下台，所以边切边缝好腹壁预置张力线，随时可以迅速拉拢缝合腹壁切口。扩大切口后，立即提出全部小肠，快速清除腹腔积血（手掏、吸抽、纱垫擦拭）。第一步摸查肝脾出血（填塞肝破裂、网包破裂脾），出血可临时用大量绷带按顺序填塞，便于以后随时拉出。第二步探查后腹膜，切开大网膜探查胰周。切开腹膜下所有的大小血肿探查出血或损伤。请麻醉师经胃管注氧气探查肠道穿孔。第三步冲洗小肠及腹腔，然后任选肠管的一点，按顺序送回小肠，边送入腹腔边检查。送到回盲部或屈氏韧带后，再如法送入另一半小肠。最后同时拉紧所有的贯穿缝线。逐个结扎，缝合腹壁。万一手术中间突发患儿情况不好，需要立即停止手术，临时填压出血处，拉拢腹壁进行抢救。血压与呼吸稳定后，再继续操作，尽快收场。探查时发现有病变的器官，暂不处置。暂时关腹抢救，稳定后再做处理。

我个人在应急会诊上台探查时常见的病变有三种，最常见的是大量小肠扭转坏死,原因多为条索粘连或内疝扭转。开腹后见大量血水,一组小肠扭作一团,在腹腔内可自由移动。此时只能迅速将黑死的肠团保持原状提出腹外。关腹抢救的同时可以在腹外将系膜及坏死肠管用 Kocker 钳夹住(切除或暂不切除均可)。24 小时后全身及局部情况均恢复稳定,再行切除吻合。情况不稳定,则行正规的肠造瘘,一个月后再行二期手术。1963 年我们曾连续报告 90 例绞窄性肠梗阻无死亡,其中包括不少此类休克病例,全部从休克中抢救成功。

此外我曾会诊胃穿孔及十二直肠穿孔各一例。都是在手术台上经胃管注氧气发现的,均做了局部双层缝合,局部引流关腹,靠术后胃肠减压痊愈。还有一例为急性坏死性胰腺炎,切开大网膜探查小囊,见大量血性液,清除积血后见部分胰腺坏死脱落,随血凝块被清除。将切开的大网膜与腹壁切口做袋形缝合术,置管引流小囊,关腹。总之,腹内有进行性病灶以致休克,如果企图等待自然好转,那么最后均会延误手术时机,以失败告终。

2. 三天的阑尾炎

小儿急性阑尾炎多因症状不典型,使家长及医生误判漏诊。急性阑尾炎发病三天,可能开始局限、好转,也可能因腹膜炎扩散发展为多器官衰竭而死亡,这与患儿的免疫能力及细菌毒力有关。临床上表现为全身情况(精神食欲)好转,局部压痛范围缩小集中于右下腹,反映病变开始控制,局部已有粘连。反之则一切恶化,特别是出现腹胀、精神食欲恶化,反映腹膜炎在进展。

会诊注意要点:首先要精确核对病史,对比第二天与第三天的患儿情况,基本上可以说明问题。切记"三天"的阑尾炎患儿不可草率诊断为阑尾炎而决定常规阑尾切除。因为你可能遇上已经发展为多器官衰竭的垂死患儿,不能承受任何麻醉及手术;也可能遇到感染已经局限而你的手术反而造成脓液污染播散,引发弥漫性腹膜炎。

关于阑尾切除的讨论:阑尾炎的病理特点要求早期切除。阑尾是一个很细的盲管,管内分泌物易滞留而感染发炎。管壁肿胀管腔易堵塞,致使分泌物滞留,使管内压力增高。如化脓性阑尾炎(小儿多为此类),大量积脓,张力迅速增高,以致在形成周围粘连以前突然穿孔。广泛污染自由腹腔,引发弥漫性腹膜炎,所以阑尾炎必须争取早期切除。必须永远牢记小儿弥漫性腹膜炎死亡率很高。

也有的阑尾炎以肠壁发炎坏死为主(大孩子多见),腔内渗出少、积脓慢,周围粘连相对较快。因而腹膜感染易被局限,形成脓肿,有可能以后吸收痊愈。因此局部粘连牢固,阑尾分离困难时,最好不强求切除阑尾。然而坏死的阑尾可能遗留成为慢性感染灶,随时有感染复发的可能。所以只要粘连不重,分离出血不多,仍以切除阑尾为宜。事实上,这两种情况,在术前甚至在手术台上判断都很困难,因此早期三天以内均以手术探查,切除阑尾为主。总之,小儿阑尾炎虽然发病率比成人低,但多以化脓性病变为主。特别是学龄前的婴幼儿,穿孔很快,局部免疫反应又慢,诊断常较晚,发展为腹膜炎的机会大,早期切除阑尾,尤为必要。腹痛三天以内,诊断阑尾炎,腹腔穿刺有脓性液,就是阑尾切除的指征,此时腹内一般也很少有严重粘连。

阑尾炎发展为腹膜炎始终是严重问题。近年来因为阑尾炎治愈率基本上达到百分之百,使人们思想上有些放松和麻痹。小儿脏层壁腹膜总面积相当于全身皮肤的面积,那么全腹膜炎就相当于全身烫伤感染,死亡率可想而知。幸亏多数患儿在积极抗菌治疗下,感染可以局限,形成脓肿而吸收。但也因此使人们失去警惕,忘记阑尾炎致命的严重性。

早期阑尾炎是腹膜炎的扩散病灶,切除病灶有利于控制感染。但是另一方面,已经局限的病灶,手术切除后反而会被破坏,造成扩散,甚至因分离困难造成周围脏器损伤。即使是现代抗菌及抢救手段能保证安全恢复,至少也会在第三天让已经开始恢复食欲的患儿又要禁食三天。

发病三天的阑尾炎决定手术,取决于"今天比昨天如何? 局部是否有浸润?"一般食欲好转,局部已有浸润,应持续保守疗法。学龄前幼儿腹腔穿刺有脓性液即应探查,阑尾能移动,则应切除阑尾。如果开腹后发现粘连局限完整,阑尾粘连牢固,分离粘连时处处出血,最好立即留置引流管而关腹。

临床上小儿阑尾炎三天症状好转,可能是炎症局限化吸收;也可能根本不是阑尾炎,或仅是阑尾痉挛、粪石、蛲虫刺激等。第三天的症状恶化,则多为阑尾穿孔导致腹膜炎。但也必须想到可能是胃穿孔、梅克尔憩室穿孔等其他急需手术的疾病。因此三天恶化的腹膜炎,必须探查,在充分证明阑尾是唯一感染灶以前,千万不可认为切除阑尾就完事大吉,至少要核对阑尾病变严重性是否与临床表现符合。

三天后局部粘连逐渐稳定,但也可能随时恶化。最常见的是脓肿张力增高、突然破裂。也可能脓肿内发生肠穿孔(内瘘),更常见的是突然发生粘连性完全性肠梗阻。情况较急,有时必须开腹探查,但多不需要切阑尾,脓肿的引流为常用治疗方法。下文介绍的阑尾脓肿诱发急性肠梗阻病例就是典型代表。

病例:1955 年,一个学龄期男孩阑尾炎晚期已形成脓肿,继续用抗生素保守治疗,突然发生急性肠梗阻,腹痛、呕吐、急性脱水。请我紧急会诊协助解除粘连施行阑尾切除手术。患儿在基础麻醉下,做了直肠双合诊(当时国内尚无腹部 B 超诊断),发现直肠前有巨大脓肿并且张力很高。通过直肠镜进行穿刺,稍一刺破即见脓液涌出。我经穿刺针孔插入蚊式止血钳扩大切口,放出近百毫升脓液后,向脓腔内插入并留置两条导尿管,缝线固定在肛门口作为引流。术后立刻烧退、痛消、食欲增加。第三天引流管脱落,患儿精神食欲恢复正常,一周后出院。三个月后家长要求请我施行阑尾切除,开腹后见粘连基本全部吸收,阑尾很短并且纤维化(估计部分阑尾已烂掉)。切除标本送病理,报告为慢性阑尾炎及瘢痕化。

讨论:此例说明阑尾脓肿突然发生急性肠梗阻,腹内粘连广泛,不可能发生扭转绞窄。急性肠梗阻多是脓肿压迫或刺激所致,只需要放脓减压即可。如果误诊为粘连扭绞压迫形成肠梗阻,企图松解粘连势必使病情加重,甚至有酿成腹膜炎或肠瘘的危险。进行直肠内引流,通过肛门括约肌的阻挠,用两条导尿管并拢比较可靠。因为气体、液体,甚至小的粪便残渣都可以沿两管的管外间隙流出,不受括约肌的约束(一条圆管容易被括约肌抱紧,无论管径多粗都可能被粪便残渣或黏浆堵死)。只要引流畅通,直肠内无高压,小儿的自然腹压可立刻将腹内脓腔压闭,能很快愈合。

3. 三天的急腹症

可能是好转或濒危,手术必须慎重。除上述阑尾炎之外,常见急腹症情况有三种:肠套叠、肠绞窄、肠穿孔。按说这三种情况发病均很急且严重,早期急性患儿应该容易诊断,但事实上常因某些失误或意外,拖至三天以上。腹内病理和阑尾炎的发展类似,三天的炎症已局限、缓解或继续扩散。下面按不同病种分别讨论。

(1) 三天肠绞窄多已坏死,引起腹膜炎、肠麻痹。使原来肠梗阻痉挛时的剧烈腹绞痛反而消失。家长、医生都可能误认为好转而拖延了时间,发现全身情况恶化,腹膜炎体征明显才请会诊。此时 B 超肯定能看到绞窄坏死的肠袢。一般腹胀明显,但肛管排不出气。低压钡灌肠可明确结肠空瘪无气,对比之下,小肠气液面胀大,呈典型机械性完全肠梗阻。诊断完全性肠梗阻加上腹膜炎的体征,可以肯定肠绞窄,应立即开腹探查。

手术方法:一般是迅速提出死肠,暂时外置,关腹观察 24 小时。全身充分休息,改善循环与体液平衡,根据全身及局部恢复情况再考虑下一步措施。无论如何,绞窄性肠梗阻三天的患儿,即使局部外表有所恢复,应激及愈合能力无不受损,一期切除吻合仍必须慎重。

三天的绞窄性肠梗阻,也有过戏剧般的奇迹,可自然缓解(结肠已排气)。可见于罕见的"习惯性肠扭转",常源于先天性肠旋转不良,或慢性孤立性粘连肠梗阻的频繁急性发作。经呕吐或减压后,梗阻以及扭转均可缓解。由于急性肠梗阻病史不典型,因而延误诊断。自然缓解后一般常规检查也很难确诊。如果患儿三天左右仍有急腹症而无明确的诊断,应即行腹腔穿刺术。有血性或混浊渗出液,都是探查指征。当然,如果情况不急,可以进行系列影像检查后,再安排选择性手术。

(2) 小儿三天的肠穿孔,一般均已濒临死亡。任何损害性诊疗措施均必须警惕突然的衰竭死亡。三天后来请会诊的原因如果是以气腹为主的,应首先考虑为腹腔内游离肠管穿孔。患儿已肠穿孔三天必然是腹膜炎垂危。如无腹膜炎症状,则很可能是所谓的"自然气腹",而无肠穿孔。腹腔穿刺可以根据有无渗出及胃肠内容物而鉴别。如请会诊的原因不是以见到气腹而仅以腹腔穿刺见到肠内容物而诊断的,则会诊时应重复穿刺复查核对。无气腹的穿孔多为腹膜后器官穿孔,腹膜炎也可以不严重。条件许可时可行各种影像检查,观察腹膜后脓肿或集气。肠穿孔诊断一旦确定,必须立刻手术,企图侥幸自愈,无异于以生命作赌博。手术原则以引流为根本。如有条件术中局部可以争取缝合穿孔或穿孔部外置,情况稳定后再决定择期吻合或造瘘。

(3) 最常见的情况为晚期肠套叠,全身可能出现衰竭,局部可能坏死。特别是鞘部长期痉挛缺血造成白色点状缺血性坏死。临床上开腹时,此种白色点状缺血性坏死常被忽略。如果只切除黑色充血性坏死肠管,做一期吻合,关腹后会出现腹胀,原鞘部内压力突增,发生迟发型结肠穿孔,死亡率很高。按下列不同情况应予不同的处理:①开腹见血水,套叠不能恢复。套叠部最好能设法分离,提出腹外,试图挤压整复。不能退出或已见浆肌层撕裂,则立刻停止整复,需要整块切除吻合(包括套入部及鞘部)。②易回复或已自然回复,但有坏死。说明肠管坏死后,痉挛缓解,套叠自然退出。必须判明坏死界限,做切除吻合。判断的方法可以轻轻夹住局部供血管,观察肠壁颜色变化,只要随夹闭放松有变化,就说明血管尚通,争取保留。也可用电刺激仪刺激肠壁,观察如有蠕动反应也应保留,但吻合不等于能愈合。所以最好暂时外置,24小时后再看情况吻合。③挤压能回复,外观无坏死。当然应该顺利关腹,但是必须严防迟发型坏死与穿孔。术中已有血管损伤，未能发现。术后发生血管栓塞，某段小肠坏死或丧失功能发生肠梗阻，也可能有鞘部结肠已经发生点状缺血性坏死而未被发现，关腹后腹胀引起结肠穿孔。因此套叠复位后应检查局部供血情况，同时直肠内高压注气（夹闭小肠），试探承受压力的能力。发现穿孔及时缝合，可以预防术后胀气后的迟发性穿孔。④复位后三天内发现迟发性坏死或穿孔。复位后三天，肠套叠切除吻合应该恢复蠕动，经口进食。如果肠蠕动不能恢复正常，则应考虑迟发型肠坏死或穿孔。小肠充血性坏死颜色变黑，容易识别。结肠缺血性针孔样小坏死的肠壁一般无颜色变化，甚至微小穿孔也可能无明显气腹。开腹探查时也只是挤压时才有液体或气体溢出，但腹膜炎病变却很明确。此种患儿已很虚弱，难以承受过多打击，手术尽量从简。一般是直接提出造瘘，缓期或以后进行二期吻合。

总之，坏死性肠梗阻与肠穿孔，第三天均以腹水为主，穿刺诊断比较准确。患儿肯定虚弱，任何打击或搬动均可以引发休克。检查或手术必须从简，肠管暂时外置。24小时后，患儿情况经抢救后稳定，再继续完成手术。医生应事先与家长讲明，共同承担风险。

4. 肠麻痹进行性腹胀

鼻饲管与肛管减压均已空瘪，小肠膨胀不减，粗细交界处形成曲折与自相压迫，而成为机械性梗阻。虽然外科解决不了肠麻痹，但当时机械性肠梗阻的致命性，则有待外科缓解。延长生命，争取肠麻痹恢复的时间。何况腹胀与麻痹又互为因果关系：肠管越胀，肠壁血液循环越不好，麻痹越不得恢复；麻痹越重，肠管越胀，形成恶性循环。因此，外科解决肠管膨胀可能对麻痹恢复有利。当然，完全性机械性肠梗阻本身更是急症手术的指征。手术目的是胃肠减压，使胃肠道得到充分休息，改善血液循环，创造恢复蠕动功能的条件。一般从三个途径减压，即胃十二指肠减压，肛管结肠减压，小肠造瘘减压。开腹后，提出全部小肠（新生儿肠管高度膨胀时，提出前应先穿刺减压，以防提出时浆肌层爆裂），首先做胃切开造瘘。从胃内经幽门向十二指肠插十二指肠管,将胃造瘘管与十二指肠内插管分别引向腹外。术后开始行两管同时减压,以后需要时可同时做补充喂养。因为此类患儿请会诊时,插鼻饲管已多日,造瘘术后应立刻拔除鼻饲管,经口喂水,允许患儿自由饮水、吃糖。既可让口腔、咽喉休息,又可刺激胃肠活动。第二步,选小肠最胀处或全肠的下 1/3 处戳孔,插入双腔吸管减压,边吸边将小肠套在吸管之上,将全肠吸瘪。在戳孔处肠管断开,行双口造瘘,各自插管减压,还纳全部肠管,最后关闭腹腔。术后为改善肛管引流,换用并拢的双肛管,可随时冲洗、抽吸,保持结肠低压。

术后继续进行内科治疗,耐心观察恢复情况。在此期间,根据患儿的需要与身体承受能力,均可利用各引流管做注钡造影检查或注药治疗。

5. 复发性粘连肠梗阻

病例:学龄期男孩,一年前因阑尾炎穿孔漏诊,形成局限脓肿,在保守治疗中突然发生粘连性完全性肠梗阻。急症剖腹,见腹内广泛粘连,间杂残余脓肿。充分分离粘连后,解除梗阻。术后肠麻痹六天恢复进食。一个月后重复发生急性完全性肠梗阻,再次经手术松解粘连而缓解。为了预防再次复发,施行肠排列手术(改良 Noble 只固定系膜)。此后几个月以来,慢性不完全性肠梗阻不断发作,引起腹痛呕吐,经禁食减压而愈。一年来反复发作,影响患儿上学和生长发育。此次就诊正值急性完全性肠梗阻发作,钡灌肠见结肠空瘪无气,对比小肠多个巨大高张力液面,会诊要求协助解决当时的腹痛、呕吐、脱水,希望不再复发。不能再重复失败多次的治疗方案。

治疗方案:首先,在腹壁上寻找最大的肠型,并做标志(慢性肠梗阻多有巨大肠型。)在邻近标识处做切口,先暴露胃,直接切胃行胃造瘘,同时经幽门向十二指肠插管(先减压,梗阻缓解后再喂养)。然后暴露最大肠型,稍加分离,就地行小肠双口造瘘。最后进行关腹、拔鼻饲管,允许经口喂水、吃糖。根据术后恢复情况,可以带瘘复学,暑假再行二期手术。入院后经肠瘘远端造影找梗阻点,就近做切口分离粘连,暴露梗阻点,切除梗阻点,行端端吻合(如果梗阻点暴露及切除困难,可行短路侧吻合加矩形瓣)。

如会诊时原有肠瘘,则先扩大瘘口,向远近端插管(供引流、造影、喂养用)。如因不全梗阻来会诊,患儿长期吃点、吐点、拉点、胀点,俗称腹部外科术后"四点患儿",特别是插鼻饲管很久,不能撤管不能进食的,首先要经鼻饲管注钡造影观察(梗阻的肠管部位、梗阻点的腹壁位置、粘连的肠管与腹壁间的活动度),同样是先行胃造瘘,经幽门向十二指肠插管(先减压后喂养)。先拔鼻饲管,经口喂水、吃糖,然后在梗阻点处做切口,暴露远近端肠襻(手术台上经十二指肠管及肛管注气确定远近端),行短路侧吻合加矩形瓣防盲囊症状群。

关于鼻饲管减压的讨论:腹胀呕吐用插鼻饲管减压,已成为外科医生司空见惯的措施,从而忽视了它的危害性。首先是孩子抵抗,因此必须把孩子绑起来。鼻饲管会对咽部造成刺激,引起不适,造成频繁吞咽;压迫喉部软骨,造成损伤发炎;口无进食刺激,使消化道蠕动功能减退。短期插管,拔管即可恢复原来的功能,问题不大。长期插管,必须考虑损伤,因此一周不能拔管,就不如施行胃造瘘更为实惠。我们常见到食管烧伤患儿,长年带着胃瘘,并无严重不便,而且多数随时拔管后,瘘口自愈。

关于分离粘连的讨论:粘连性肠梗阻,特别是广泛粘连,分离粘连只限于解除梗阻点,多余的分离百害无一利。因为分离会造成出血,会损伤组织,广泛粘连分离无界限,常使损伤的出血过量,最后粘连仍要形成,反而更多,再粘连的位置与形式又无法控制。20世纪很多人研究预防粘连与固定粘连的措施,均以失败告终,因此我的意见是与梗阻点无关的粘连尽量保护不动。

第三类:慢性外科疾病难收场

1. 复杂肠瘘

病例1:两岁男孩,因巨结肠经左腹直肌开腹行 Soave 根治手术。

术后三天,拖出的结肠回缩,大便漏入腹内,引起盆腔感染及腹膜炎。腹部伤口部分裂开,有粪汁及气体排出。即刻行回肠末端造瘘(双孔式),患儿经抗菌抢救,情况稳定,经口进食,但仍有低烧,伤口流出物很多,周围皮肤糜烂直径约15cm。一周后再次拆开切口企图提出缩回的肠段,使成为直接肠瘘。但因粘连严重,出血活跃无法分离,就地(下腹横纹切口)置引流管而关腹。术后四周逐渐退烧,伤口糜烂缩小,分泌物不多,精神食欲恢复。请会诊研究关瘘问题,会诊过程如下。

首先,进一步弄清盆腔内现时解剖关系。麻醉下经回肠造瘘远端口插管注钡造影,同时做直肠双合诊。发现缩回的拖出结肠残端仍停留在原直肠肌鞘内,距离肛门约3cm。结肠断端开口严重狭窄,指尖不能探入,有如子宫颈样。结肠残端的一侧与鞘部间有一管状间隙,注钡可自鞘部上端流出至腹壁瘘口。估计是当时一期手术时鞘内残留的部分黏膜影响愈合,以致回缩,粪汁漏出,经曲折路线形成肠瘘。因为肛门括约肌功能正常,平时关闭出口,使直肠内压力随时增高,粪便及气体频频被压入瘘管,而致瘘管不能愈合。为了进一步明确瘘管结构,洗净钡糊后,经肛门逆行钡灌肠核实上述解剖所见。最后经直肠镜取黏膜标本(均在一次麻醉下完成),证实瘘管内为残存直肠黏膜,与肛门内黏膜连续性完整。

手术设计:原则是先把当时的间接性肠瘘改为直接性肠瘘。方法是用探针及手指引导,侧切扩大腹壁瘘口,逐步向肠壁破口接近。同时直肠内用扩肛器扩大拖出的结肠残端狭窄,必要时向黏膜间隙处切开部分唇状突出缘。必要时分次进行切开,每次以食指自由通过为准,最后使直肠破口与腹壁瘘口直接直线贯通。在肛门一侧外括约肌外缘皮肤切小口,在皮下剪断外括约肌,使肛门完全放松,保证直肠内无高压。每日扩肛及结肠残端狭窄环,等待腹部伤口逐日愈合,直肠腔内基本平滑柔软无狭窄(此时皮下切断的括约肌也应愈合,括约作用恢复),前后大约需要一个月。经钡灌肠、直肠镜检查愈合良好,即可考虑关肠瘘。但是关瘘前必须做三天的"灌便试验",即将肠瘘近端排出大便全部灌入远端瘘口,观察肛门控制排便情况,病人满意后方可关瘘。否则须继续训练控便功能,因为会阴肛门大便失控,比腹部肠瘘更难护理。

可能有人主张切除原来的Soave吻合部,将上面的结肠再度拖下,可能更省时更彻底。请不要忘记肠越切越短,切除的组织不可能再找回来。除非肯定上次手术未解决巨结肠的根本问题(残余神经节仍不正常),必须再切除一段。多次手术失败,多次修正,再做任何手术都要证据充实,得到家长的充分理解与认可。

病例2:六岁男孩因腹股沟慢性窦道,六年迁延不愈,从边远地区辗转来我院。据称患儿一岁时因右侧腹股沟嵌顿疝急症手术,切开腹股沟有脓液流出,并未见疝,只做引流。患儿恢复良好,但遗留伤口不愈。分泌物时多时少,偶尔也有短期愈合而再发。曾在不少医院,多次行抗菌治疗、抗结核治疗、局部探查、搔刮、扩大引流而无效。此次入院时患儿生长发育、营养状况、活动均正常,因准备入学而求医。

检查:腹软不胀,无压痛、腹壁不紧张、无肿物、无肠型。只见右腹股沟中段上方有小脓窦,分泌物不多,无血无臭。局部皮肤正常,瘢痕不显,周围无糜烂。髋关节活动正常,其他常规检查均无病征。窦道插细管约4cm深而受阻,注入泛影葡胺造影,见细道延向腹膜后约8cm。疑诊为脊柱结核流注脓肿破溃,但被X线片及骨科体检否定。

手术过程:原计划为窦道在探针引导下分期切开探查。第一期窦道敞开达髂前上棘,似乎达到终端。填塞伤口保持敞开,伤口愈合很快,一周后伤口下段基本愈合,只余上端小片肉芽面。某日护士偶然发现伤口流出一小段韭菜(那天孩子正好吃了韭菜包),向我汇报。经讨论后,想到腹膜后十二指肠溃疡穿孔后遗流注脓肿。马上做X线钡餐,否定了溃疡病,疑十二指肠水平部僵硬,但无梗阻征。次日行十二指肠镜检未见明显异常,于水平部注入20ml中国墨汁,很快腹部瘘口即见墨汁流出。于是肯定了十二指肠瘘的诊断,决定开腹探查十二指肠。剑突下横口开腹,切开大网膜,见十二指肠水平部有双管并行重复畸形，约 10cm，与正常十二指肠能分开。左侧（远端）与十二指肠联通，右侧（近端）穿孔与右髂腰肌前腹膜后粘连。周围粘连少而软，重复的十二指肠容易分离而切除。十二指肠端切口双层内翻横缝，手术野置管引流，逐层关腹。病理报告符合肠重复畸形。患儿恢复顺利，一周后伤口及窦道先后愈合，未闻复发。

关于肠瘘探查及改道的讨论：一般肠穿孔后周围粘连局限成为窦道穿出腹壁，肠壁穿孔与腹壁窦道孔不直接相连，成为间接肠瘘。两孔之间的腹膜腔粘连复杂，常有炎症发作及脓肿形成。患儿处于重病状态，因此首要任务是先把间接瘘改为直接瘘，使肠穿孔的完整黏膜的与瘘口皮肤愈合。具体实现方法有三种，按不同病理情况而选用：①肠穿孔早期，腹膜尚无牢固粘连，宜将穿孔的肠管提出伤口，将穿孔内翻缝合或就地造瘘。②如已有粘连及局限性腹水，则应探查腹水腔，寻找腹水来源，发现穿孔，将该肠段分离提出腹外造瘘。③如果粘连已牢固，不能进入游离腹腔，则用手指或橡皮导管插入瘘口探查瘘管，并留置导管进行引流。一周后引流管周围愈合牢固，拔管探查窦道。事先口服炭末三天，沿炭末轨迹摸到肠穿孔，插导管入肠腔保持引流。等待腹压将穿孔肠管向腹壁挤出形成直接肠瘘。等待期间也可能需要随时用手指探查与扩张（每次操作均需适当麻醉）。等待期间如发生脓肿、发热，按情况进行抗菌治疗及穿刺引流。情况稳定至少一个月后再考虑关瘘。

2. 腹部其他顽固窦道

顽固窦道的原因有以下几类：引流不畅致残余脓肿不闭合。特异性活动病灶，如结核、肿瘤，异物滞留。分泌性黏膜窦道包括胰周残留损伤或坏死，肝、胆、肾瘘管以及阑尾残端、畸胎瘤残体等。请会诊多因反复急性化脓、发热，影响患儿的生活和生长。分泌物太多、局部糜烂会给患儿造成一定痛苦，也有患儿的窦道基本上无症状，但经年不愈心理上有负担。顽固窦道与肠瘘不同，窦道壁内层为上皮与肉芽组织间杂，外层则与相邻器官的外壁纤维组织粘连，而肠瘘则有完整的肠壁各层结构。因此,窦道的治疗方法与肠瘘不同,不可能行肠管间常规肠吻合手术。顽固性窦道的根治原则是逐步敞开,彻底切除窦管及影响愈合的因素。不能切除的,也无法分离出完整的管道以供吻合的窦道,只能让瘘口原地不动,就地施行内引流手术。

病例:学龄期男孩因车祸腹部钝伤,保守疗法恢复健康。三个月后发生胰腺假性囊肿,再入院行空肠 Roux-Y 内引流手术,术后伤口裂开形成胰瘘。两周后漏液增多,皮肤糜烂扩大,再次手术探查瘘管,发现仍有残囊通向胰腺,清除囊内游离坏死组织,冲洗残囊,经胃管注气试验,无气体漏出,说明无十二指肠穿孔。探查见原 Roux-Y 吻合已彻底断开,空肠升支断端已完全愈合封闭成为盲端。当时决定扩大窦道口,插管引流,等待自愈。术后一般情况良好,皮肤糜烂不足 5cm,胰瘘液每天约 50ml,已正常复学。但一学期后仍无好转,家长要求暑假内关瘘而请会诊。

会诊时检查患儿一般情况正常,瘘口内有完整的上皮组织,活检为变性鳞状上皮细胞,外层为炎性纤维组织。钡餐检查见原 Roux-Y 升支仍在横结肠后上方。于是决定施行瘘口原位 Roux-Y 内引流。具体方法是梭形切开瘘口周围皮肤,深达腹直肌肌膜,环形修剪瘘口皮肤备用。仍经前次手术切口开腹,提出原闭合的 Roux-Y 升支。通过腹壁皮下,提到瘘口的梭形切口下。切开 Roux-Y 盲端与瘘口,皮肤切缘吻合。关闭梭形皮肤切口,逐层缝合原开腹切口。此手术分离不多,吻合部血运破坏不大,吻合口就在皮下,即使裂开也是表浅瘘,易于引流,易于修复。此例术后幸运,愈合顺利。

关于窦道敞开技术的讨论:慢性顽固性窦道,常常结构复杂,周围瘢痕坚固,组织分界不清。虽有先进的影像检查也难辨清实际具体情况,因此手术探查仍无法替代。敞开窦道的方法是在影像检查指导下,探针探查的引导下,选择皮肤与探针之间无重要器官并且在相距最近的地方切开,边切边摸,必要时随时穿刺试探。保持术野无血、看得清。能插进手指时,用扩张器稍加扩大再用手指插入做引导,边摸、边撑、

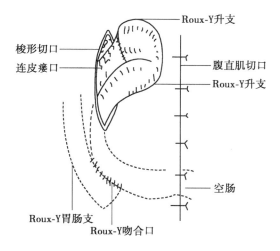

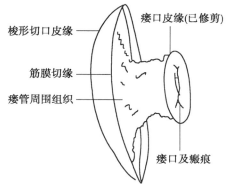

原位瘘口 Roux-Y 吻合

边切。尽量扩大窦管,争取彻底敞开窦道见到管底。然后用油纱布填塞,所谓碟形手术,使窦道渐渐变成敞开的肉芽创面,等待上皮愈合。然而,事实上多数窦道很深很窄,不可能一次敞开,所以每次扩大切开,只能适可而止。虽不能敞开也能使窦口扩大并向管底移近,几次移近后总能敞开。有时变成肉芽面后,上皮仍难覆盖,或留一小块不愈。这种情况常说明肉芽处存在隐蔽的二级窦道,换药时向创面滴敷1% 美兰或中国墨汁,第二天换药时尽量冲洗清洁。如果发现有一点染色始终不退,甚至换药两三天仍保留染色点,则能说明该点是二级窦道的开口。用探针证实,则可插细管造影,继续切开探查敞开。所谓窦道管底,多有残余不闭的脓腔、异物或其他病灶,如不彻底清除,窦道仍可复发。

3. 腹内多发感染发热不退

病例:患儿出现蛔虫性阑尾穿孔,蛔虫性腹膜炎。第一次手术麦氏切口探查,取出蛔虫不净,术后发热,出现肠麻痹。一周后,腹直肌切口再探查。粘连出血太多,清除蛔虫失败,两处置管引流。术后四天开始进食,但发热不退,体温时高时低。B超见腹内多发粘连及脓肿。一个月后再经原腹直肌切口探查,粘连太重手术无法进行而关腹。前后三次手术失败,历时三个月,患儿虽能进食,但食欲不佳,明显消瘦。每天发热仍在 38℃ 左右,引流管早已脱落,伤口分泌物不多。会诊前两天突然出现腹痛、高热,当时 B 超见左膈下有张力性脓肿,球形,直径约 5cm,B 超引导下穿刺抽脓约 30ml,第二天复查脓肿仍膨胀如球,因而急请会诊。复习病史检查后讨论决定行肋缘下切开引流。于是沿穿刺途径,逐层切开长约 5cm 的小口,钝性分离,边分离边穿刺探路,直达脓腔。伸入食指探查,摸到死蛔虫两条,取出后冲洗脓腔,置管引流。次日体温下降,引流管分泌物不多,一周后拔管,伤口很快愈合。两周后食欲恢复,体重增加而出院。

讨论:腹内多发感染,反复发热,B 超见腹腔、肠间隙、肝内、膈下多发脓肿。由于脓肿引流不畅,有异物停留,引发特异性感染,抗菌药不对症。

治疗原则:第一目标是控制发热感染,使脓肿愈合。一般多发性小脓肿张力不高,只能靠调整抗菌疗法及必要的顺势疗法。局部也可选用合适的理疗方法,如高频透热、超声波冲击等。有时需要几周甚至几个月才能控制体温,恢复精神及食欲。因此必须保证营养,维持正氮平衡,准备应付长期的消耗战。

外科指征:一旦 B 超发现球形张力性脓肿,要及时穿刺减压以预防破裂扩散及毒素吸收。如果迅速复发,则需要切开探查,清理脓腔。根据所见(葫芦型脓腔、异物、上皮性瘘管、特异性感染及肿瘤等)给予相应处理,最后置管引流。如果引流液长期不见减少,则不能拔管,任其形成直接通皮窦道,以后按慢性窦道处理。

4. 腹腔内恶性肿瘤合并肠梗阻

病例:学龄前男童,患腹腔淋巴瘤合并不全性肠梗阻。正在进行化疗,突然发生急性肠梗阻。会诊时腹胀如鼓,患儿呈半昏迷状态。患儿四肢骨瘦如柴,眼眶深陷,脉细弱,为典型的慢性脱水征。会诊意见为急须肠造瘘手术。家长意见不一,不肯在手术同意书上签字。患儿经输液抢救情况好转,能睁眼和妈妈讲话,于是妈妈决定签字手术,但是要求采用腹腔镜的方式完成。于是我邀请所有家长参加会诊,首先宣布患儿病情为癌症晚期,已不可能治愈,但目前出现腹痛、腹胀的症状,非常痛苦,"安乐死"非法,我们应该争取"安乐生"。他能活多长由他自然发展,我们应该保证他无痛生存。因此建议急行肠造瘘手术,缓解腹胀腹痛,要求家长与有关医护达成共识。是否接受这个治疗方案听家长的,如何治疗要听医生的,医生熟练有把握的方法才是首选疗法。最后家长一致同意开腹造瘘,术后患儿腹痛腹胀得到缓解,三天后仍因器官衰竭死亡。事后,孩子的父亲特别向我道谢。

第四类:肛门会阴杂病

1. 复杂会阴撕裂伤后遗症

复杂会因撕裂伤涉及直肠、尿道、阴道与子宫脱垂。属于严重创伤,早期感染率及死亡率均很高,晚期后遗大小便失禁,严重影响正常生活,早期正确处理非常重要。小儿严重会阴伤多见于车祸,常合并下肢骨折及骨盆骨折,为严重复合创伤的一部分。单纯骑跨伤在小儿中很少见,此创伤打击性大,多发性骨折可造成多处内出血,因此常发生休克。在抢救过程中以救命为主,忙乱之间,某些细节常照顾不到,因此常留有一些复杂的后遗症。最常见的后遗症为会阴广泛瘢痕,可以合并骨盆骨髓炎,伤口不愈。盆底肌被破坏,直肠及尿道狭窄,也可有直肠及子宫颈脱垂于盆底之外,此类患儿早期都已做过结肠造瘘及膀胱造瘘,甚至做过多次肛门尿道成形术最终失败。

晚期会诊的目的是修复会阴,恢复正常大小便,女孩还要修复阴道。先决条件是全身情况正常(体温、脉搏、呼吸及血象正常,精神食欲好,体重增加),局部感染已控制。如骨髓炎不愈,应先敞开骨腔切除死骨,等待愈合,然后做详细的解剖病理诊断,最后才能制订治疗方案。

诊断主要依靠局部检查,要求直肠指检,插尿管,明确直肠尿道损伤情况及引流通畅程度及电刺激检查盆底各肌肉的活动情况。但是,患儿很难耐受细致的会阴检查,因此常需要在麻醉下进行检查。患儿原为复合伤,常规的影像检查也是必要的,包括排泄性尿路造影、磁共振等。

治疗方案:切除会阴皮肤瘢痕,特别是肛门周围的皮肤,必须平整柔软有弹性,以保证括约肌运动灵活。如果盆底损伤严重,会阴体消失,直肠阴道互相连片并且各自形成脱垂,则需要肌皮瓣转移填补于阴道直肠之间,修补盆底肌形成会阴体。皮肤成形手术愈合(子宫直肠脱垂自然缩回)后三个月,逐项修复直肠肛门狭窄及尿道修复,一期或分期施行。三个月后经过扩张与排便训练满意后才能关闭肠造瘘及膀胱造瘘。

2. 严重肛周感染

病例:两岁男孩,Swenson-Grob 手术后三天,吻合口裂开。患儿高热、呕吐、腹胀、会阴红肿、肛旁穿刺有脓。即行回肠末端双孔造瘘,肛旁脓肿切开引流。术后高热不退,会阴红肿不消。一周后麻醉下行直肠指检,发现吻合后壁裂开、穿孔,食指能穿入脓腔。患儿腹胀,不能进食,请会诊。

诊断为吻合口穿孔合并直肠周围脓肿,引流不畅。立刻切除尾骨,扩大引流。同时经造瘘远端清洗结肠,加用局部抗菌治疗。术后三天退烧,停止局部用药,尾部切口每天坐浴清洁。一周后肛旁瘘口愈合,四周后尾部伤口愈合。经远端造瘘口注钡造影及三天灌大便实验证明无感染,并且控制排便功能满意,经准备后顺利关瘘。术后继续每晚定时坚持开塞露排便训练。

讨论:直肠周围脓肿指盆底肌以上积脓。常见于直肠术后,少数因擦拭肛窦造成损伤感染,特别是特异性感染或免疫缺陷(如肿瘤化疗并发症)引起。常合并败血症、慢性复杂肛瘘、假性直肠憩室、直肠狭窄、失禁等。直肠周围感染的严重性与直肠周围局部解剖特点有关:①肛门括约肌保持直肠内一定的压力;②直肠周围有大量疏松组织,局限能力差;③尾骨的存在,增加了骶尾前倾弧度,使盆腔出口形成漏斗口型(突然缩小),感染化脓后妨碍了引流畅通。此外,粪便内产气菌产生大量气体增加直肠内压力,气体的压缩与爆炸性常为术后吻合口裂开穿孔的直接原因。因为病变在盆底肌以上很难被发现,B超探查也只能看到有张力性脓肿形成。盆底肌下肛旁感染多可形成皮下脓肿,可自然溃破或直接切开。但是必须注意盆底肌下感染很少有严重的中毒表现,全身症状严重时必须警惕哑铃型(葫芦形)脓肿的可能性。严重肛门感染很少能一期治愈,要有复发及进行分期治疗的思想准备。

3. 术后复发性肛瘘

病例1:六岁男孩,新生儿时肛旁脓肿,自溃成瘘,时愈时发,一年前发展成为肛门两侧瘘,住院计划分期手术切除。首先切除一侧原始瘘,从瘘管外口做梭形切口,深入分离至内口,完整切除瘘管,内外口逐层缝合。不幸术后感染,一周后瘘管复发,时有粪便及气体自瘘口排出。暂时出院,一个月后伤口基本愈合,仍余瘘口。再入院计划两侧同时切除缝合,同样行切除缝合手术。手术顺利,但术后两侧同时感染,肛瘘再发。出院后每晚坐浴治疗,一侧瘘口两周后完全愈合,另侧瘘仍然反复发作,一年不愈,而请会诊。

会诊时患儿身体健康,准备入学。检查见肛门左侧有豆状小瘢痕,右侧基本看不出瘢痕,指诊未见异常,估计为简单肛瘘,可以挂线治疗。在麻醉下用探针自外口插入探查,另一手的示指插入直肠。在直肠内的指尖摸到探针自隐窝水平穿透,从瘘管内带过弹力线,即完成挂线治疗。五天后结扎线自行脱落后,伤口自愈。

病例2:学龄前女孩,新生儿时期腹泻后遗直肠阴道瘘。每天随时坐浴,一周后治愈。平时不漏大便,阴部糜烂早已愈合,但阴道后壁下端遗留小圆孔,手指插入肛门时可自阴道小孔看到,此外无任何症状或生活不便。一年前家长要求缝合以免给孩子留下心理负担。当时入院后经会阴入路分离阴道壁与直肠壁,然后分别缝合瘘口。为了避免直肠与阴道壁缝合口互相接触,缝合时互相偏移错开固定。术后禁食三天,不幸缝合处全部裂开,直肠与阴道黏膜连成一体。只余会阴一层皮条形成悬桥状连接。三周后经直肠无菌准备,再次彻底拆开直肠与阴道,切除皮桥,拉拢两侧皮肤及皮下组织,做会阴成形术。术后又彻底裂开,使阴道黏膜与直肠黏膜连成一片,会阴皮肤全部丧失,大便完全失控。伤口愈合后请会诊再做会阴成形术。一个月后做了会阴肌皮瓣转移会阴成形术。术后肛门及阴道基本恢复了正常位置,经训练后肛门控制排便满意。

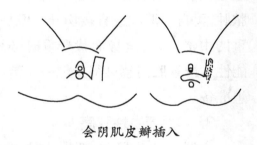

会阴肌皮瓣插入

讨论:术后复发性肛瘘是指反复发作并且经两次以上修复手术失败的肛瘘。主要原因为盲目重复操作失败的常规瘘管分离缝合方法,不问失败原因,主观认为是前人操作不规范,自己小心细作即可成功。

术后遗留肛瘘的原始手术,常见有以下四类:先天性肛门畸形手术、原发性感染性肛瘘手术、肛肠拖出手术失败、创伤后遗复杂瘘。基本病理为慢性感染发炎及引流不畅。反复复发的肛瘘有几种表现:反复急性发作性发热与肛周肿痛,或完全无症状。特别是慢性肛瘘,一般均无症状,偶尔漏气、污裤,只是家长希望消除隐患而手术。一旦手术失败,则更会加重心理负担。无论如何多次手术失败后复发,患儿及其家长已对医生失去信任。此时必须遵循透明医学原则,每一个决定都要争取家长的理解与同意。手术虽然屡次失败,但治疗方式是按常规方法、规范操作的,如果能找到确切的失败原因并加以纠正,细化术中操作,仍为上策。常规、规范是经过反复研究长期论证的,如果找不到上一次操作的错误则应想到是否为适应证错误,不能盲目重复失败。必须审查手术的目的,分析以前失败的原因;需要注意缝合的组织无张力、血运好;操作时尽量避免污染、牵拉、压迫、损伤;必要时行预防性转流减压造瘘;手术后保证直肠内及直肠外残腔引流畅通(必要时要切断括约肌、切除尾骨),最后的决定要与家长共同分析得失。

4. 多发性瘘及象皮肿

病例:八岁男孩,先天无肛,生后第二天行会阴肛门成形术。术后肛门回缩,经扩肛治疗维持排便,又发现肛门尿道瘘。大便小便失禁,会阴糜烂。一岁后又经会阴路再行肛门成形术及尿道修复术。术后感染,全部裂开。临时插留置导尿管,引流至膀胱。肛门内插粗肛管,引流至直肠。两周后会阴皮肤愈合,拔除肛管改为每天扩肛,随时清洁会阴。一个月后拔除尿管,发现小便全部从肛门漏出,尿道从不排尿,试图再插尿管结果失败。一周后会阴及阴囊出现广泛红肿感染,自发性溃破形成尿瘘,高热不退,红肿不消。经穿刺试探引导,在红肿范围内做几个小切口,引流后热退肿消。但不久红肿、高热复发,又经自溃及切开而缓解。此后常常愈合几周,又再复发,阴囊、会阴多处有瘘口,此愈彼发,已反复数年。

请会诊时患儿已八岁,一般生长发育及营养状况均正常,但大小便失禁,会阴糜烂,阴囊、阴茎及大腿内侧皮肤呈严重象皮肿,夹杂多处瘘管,常有尿液及分泌物流出。家长要求患儿生活可以自理,可以正常上学。

因此病例情况复杂,复习并核实病史后,行常规钡餐检查结果基本正常,排泄性尿路造影只见膀胱缩小,前列腺尿道部基本不通,尿液

显影基本上全部经瘘管排入直肠。肛门外观呈环形瘢痕硬管,约 2cm
长,直径能容食指,韧硬而无弹性。

治疗方案:第一步先行结肠造瘘及膀胱造瘘,一周后伤口愈合。
做直肠及会阴清洁,准备三天后对会阴瘢痕、窦道及糜烂的象皮肿皮
肤,进行彻底清创。尽量拉拢伤口周围残余的健康皮缘,使无皮创面
缩小,注意选择新肛门周围的皮肤必须完整无疤。此次术后会阴创面
分泌物不多,也无大小便污染(佩戴粪尿袋),会阴局部使用尿布护理
即可保持清洁。患儿出院带粪袋、尿布上学。三个月后寒假再入院行
肛门成形术。此时原肛门口瘢痕虽已切除,但肛周新的环形瘢痕仍无
弹性。决定将原肛门及直肠末端(尿道瘘以上)切断,封闭断端,保留
原肛门作为尿道的出口。再将近端正常结肠进一步分离,经原直肠后
拖出,穿过盆底肌中心钝性撑开的圆孔(作为括约肌)缝于正常皮肤
上新造的肛门切口。此时原象皮肿皮肤包括阴茎皮肤,除已切除的部
分均已恢复正常。从尿道外口插入探条,顺利达到阴囊、阴茎交界处。
就地切开腹侧皮肤,切断尿道。封闭近膀胱端切缘,缝合远端开口切
缘与阴茎皮肤切口的切缘,做成阴茎尿道的近端尿道造瘘。开学后按
期返校,暑假再入院,检查肛门及尿道各造口愈合良好无狭窄。下一
步手术是利用阴囊皮肤做皮瓣,卷成皮管,接于原废用肛门及阴茎根
部尿道造瘘口之间,做尿道成形术。同时留置尼龙线,从尿道外口穿
过人工皮管、原直肠肛门残端及尿道瘘进入膀胱,经膀胱造瘘口拉出。
将尿道外口遗留的尼龙线端与膀胱造瘘口拉出的尼龙线端互相结扎,
固定保留,以备作为日后尿道扩张的引导线。术后开学不误学习,寒
假再入院,检查尿道成形及新造肛门无
狭窄,顺利关闭结肠造瘘及膀胱造瘘,
训练新肛门控制排便,使用尿道夹控制
排尿。出院后继续训练肛门括约肌功
能。平时每天定时排大便,基本不污
裤。尿道无括约能力,只能终身佩戴阴

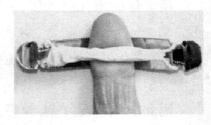

阴茎尿道夹

茎夹。

讨论:多发性瘘及象皮肿是指复杂肛瘘,反复发作、反复手术失败。可出现瘢痕增生、肛周硬化、管道狭窄,经常有尿外渗。严重者会阴、阴囊多处破溃形成瘘口,周围皮肤形成广泛象皮肿。多处瘘管及感染的原因多为广泛炎性反应,淋巴引流不畅,脓腔内有残余黏膜、异物滞留,或特异性感染妨碍伤口愈合。合并象皮肿者多因忽略型尿道瘘引起。在决定治疗以前需要先搞清当时的病理诊断,常需要瘘管及泌尿系统造影(包括 B 超、同位素等)。特别是尿道造影,包括逆行、排尿及加压造影。

治疗原则:结肠造瘘(为了彻底阻断粪便,远端口可封闭置皮下,必要时随时打开),在粪尿完全改流的条件下,尽量彻底切除会阴瘢痕,游离直肠,分离阴道、尿道。在膀胱直肠瘘以上的水平,切断直肠,封闭远端的残端。松动直肠上段,拖出盆底与新造肛门处皮肤缝合(缝合前需要填塞白纱布,经膀胱造瘘口注入美兰,证实广泛剥离后无新的尿道损伤)。为了预防以后尿道狭窄,留导线备用,必要时可做逆行扩张。必须等待所有伤口全部愈合,排尿及排便(注粪试验正常)功能恢复满意后方可关瘘。

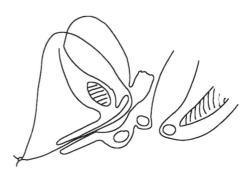

多发性瘘最后的手术结果

5. 假性直肠憩室

病例:两岁男孩,巨结肠斜吻合术后一周,后壁穿孔,形成肛瘘,立即施行结肠造瘘术。六个月后,患儿情况良好,体重增加,来院关瘘。关瘘后第二天高热,第三天肛瘘复发,中毒症状严重。立刻拆开原结肠瘘口,中毒情况立刻得到控制,恢复正常。肛瘘一周内自然愈合,三个月后再次关瘘,又引起高烧及肛瘘复发,只好再把瘘口敞开。凡此三次,均以失败而告终。会诊时患儿情况良好,食欲精神旺盛,肛门会阴指检未见异常。钡灌肠未见异常,控便能力满意。从反复关瘘导致发热的病史来看,应该考虑直肠假性憩室。在麻醉下扩大会阴瘘口,敞开脓腔,食指插入探查,同时另一手食指插入肛门,互相在肛门后壁括约肌上缘能摸到一小孔,两边的手指能互相接触,并能插过导尿管。从脓腔侧取黏膜活检,快速冰冻证明为直肠黏膜,从而肯定了假性憩室的诊断。为继续完成肛瘘手术,进一步扩大会阴切口,充分暴露脓腔内壁及瘘管口。彻底刮除肉芽组织,切除肠壁瘘口外的黏膜,术后用油纱填塞敞开的脓腔。三天后麻醉下除去填塞物,插入导尿管自肛门拉出,两端互相结扎留置。一周后敞开的伤口基本缩合,遗留导尿管占据的直肠会阴瘘。拔除导尿管的同时带入橡皮条及粗丝线,施行肛瘘挂线治疗。一周后挂线脱落,伤口愈合,进行控便训练。控便训练满意后,再行结肠造口远端灌大便试验三天,证明无症状而关瘘。

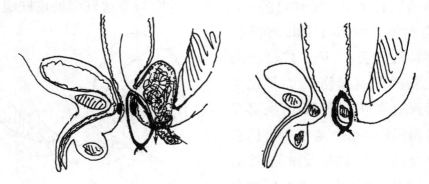

假性直肠憩室挂线疗法

讨论:假性直肠憩室主要病理是瘘管或脓腔内肉芽面中有残留黏膜,产生分泌物,妨碍愈合。发生的原因多为拖出的结肠回缩,吻合口裂开。特别是见于 Soave 手术切除直肠肌鞘内黏膜不净的病例。少数因瘘口长期不愈,直肠黏膜长入瘘管及脓腔。病理特点为内口常为感染的肛窦,位于内括约肌水平。在有乙状结肠造瘘情况下,直肠内无粪便、无积气、无高压,肛门不排便,内括约肌将瘘内口闭死,瘘管内炎症消退,外瘘口可能临时愈合。施行关闭肠瘘手术后,直肠内充满粪和气。因受括约肌阻挠,高压粪便和气体常被压入瘘管引起急性发作,不得不再拆开结肠瘘缓解。如此反复关瘘失败而形成慢性瘘管,周围瘢痕增生,使手术更加困难。治疗常需要进行分期手术,因此应继续保持结肠造瘘。

基本治疗计划包括两个部分:首先是确诊并切除假性憩室,特别是分泌性黏膜层;第二是评价并改进直肠控便功能,具体步骤如下。

经肠瘘远端口做粪便承受试验,包括高压注液(盐水及造影剂)及注粪试验(向直肠内灌注大便,连注三天)。明确排便知觉、控便能力、是否引起急性肛周炎发作,造影观察脓腔是否显影。

划分三级病理区别治疗,具体操作如下。

(1)低位瘘:直肠壁瘘口很低,在内括约肌下(多数病例为此型),可行挂线疗法。使瘘管逐渐外移,最后在括约肌外敞开成为小肉芽面,等待自愈。再做注便试验,控便满意后,再关肠瘘。

(2)高位瘘:经尾路切口分离直肠缝合瘘口,切除周围脓腔及瘢痕组织(无法切除时可用电烧或苯酚腐蚀),切除尾骨扩大直肠外引流。伤口填塞,逐渐愈合后,注便试验三天,无发作、能控便后关肠瘘。

(3)直肠狭窄:尾路切除尾骨,游离直肠,切除狭窄段,行端端吻合。如果游离困难,拖出太短,则可劈开直肠,切除或刮除直肠内黏膜,遗留直肠肌鞘,拖出腹腔内正常结肠。敞开、填塞、引流直肠周围。伤口愈合,并且灌便试验满意后关肠瘘。

第五类:特殊问题

1. 三态问题

无症无病为健康,有症有病为疾病,有症无病为三态。这里"症"指症状,"病"指病变。健康为第一生态,疾病为第二生态,三态就是第三生态。治病讲根治就是去除病变。特别是外科,没有病变不知要割什么?因此"腹痛待查""便秘待查"有很多。

病例1:学龄儿童,半年来常常腹痛,多次去医院,仍然频繁腹痛,毫无好转,转来我院特需门诊会诊。我逐页看了病历和片子,请他核实我理解的病史,总结为"突然腹痛时间不长,痛可自止,痛过后吃玩如常"。然后请孩子上诊台,作了全身检查,特别是由浅入深全面摸肚子。最后慢慢压下肚脐深处,触到腹主动脉搏动。问孩子是否感到跳动,能否数出次数。让家长也把手压在孩子脐部,慢慢压深,问他是否触到跳动。查完后请孩子下诊台,让他蹲下,再让他用力跳高。然后我对家长讲:"你摸到的跳动是腹主动脉,是脊梁骨前的大血管。你摸到的跳动是从肚子的前墙摸到后墙。可以说明三个问题:①肚子里没有硬块小瘤。因为多数淋巴结、小瘤子就躲在大血管旁,一个小瘤子顶起来你就摸不到跳动了。②肚子里的东西都不肿,如果肠胃壁或系膜肿胀,失去柔软弹性,隔在中间,也摸不清跳动。③肚子里丝毫不痛,如有疼痛,他会不自觉的抵抗,肚皮变硬,也不能摸到深处跳动。凭这三点我们可以放心,腹内无固定性的实质性病变。孩子活动基本正常,能蹲能跳。半年来常腹痛,对生长期的孩子说,时间不算短。但他营养状态、精神状态良好,可以证明这个病对你的孩子健康生长影响不大。偶尔腹痛,很快自愈,不耽误上学,不妨碍生长,可以不必担心。"大家坐好后我再讲:"这种腹痛是学龄儿常见的过敏性肠痉挛病,是孩子生长过程中要适应环境的一种反应。一般人反应不明显,少数人就表现出一些症状,所以一般称为'过敏'。一般反应也不重,不用治疗,一两年内就适应了,能自然痊愈。疼痛发作时休息片刻即可。万一疼痛严重,或一个小时都不缓解,则需要及时去医院就诊。因为过敏的孩子也同样可能发生阑尾炎一类的外科病,医生虽然诊断无腹内病变,但疼痛不止或发作频繁,也应该用些解痉脱敏的药。这些药当地都有,你的病历上每次就诊都开了不少这类药,说明他们诊断用药都是对证的。但是本症自然消退得很快,药物还未起作用,痛已自停,下次再痛,药力已过,因此家长对此类药物疗效也失去信心。所以一般腹痛,我不建议用药。只有连续发作影响生活及学业时,才要定时连续服药。"上述这些检查分析以及治疗方案,我都写在门诊病历上,当面宣读请家长核对。最后我的绝招就是给家长一张"小条"。在家长记不清时可随时参考,不明白时可请别人讲讲,到别处看病时可以拿出来请医生参考。家长拿了事先印好的小条,会相信我常看此病,有经验有把握,加强了就诊的信心。他交了诊费,虽然不开药也不手术,但给个小条也算拿点实物回家。看这类病必须施行透明医学,让家长充分理解并参与诊疗与讨论。

病例2:两岁男孩,出生后一切正常,一岁后发现便秘,日趋严重,有时4~5天不排便。大便干燥粗硬,排便困难、哭闹。曾住院检查,经钡灌肠、直肠测压、黏膜活检,排除了巨结肠。现在每天靠开塞露排便,停开塞露则不排便。一年来吃某国际名牌配方婴儿食品,精神营养优良。但主要问题是不能停开塞露,转我院特需门诊,会诊目的是如何停用开塞露?我与家长共同检查患儿、查阅病历及照片,逐项解释并核对,力求家长了解患儿现时身体情况。首先问家长对患儿"生长发育与营养正常"是否同意。共同查腹,首先看到患儿腹不胀,腹壁发育的长度是从剑突到脐的距离,与剑突到胸骨上窝及脐到耻骨上缘距离相等,各占1/3,视为正常(两岁儿童若患先天性巨结肠,剑突到脐的距离应较长,占1/2)。腹壁摸着平而软,无压痛、无紧张、无肿物。最后查肛,拔出后指尖沾有大便。向家长解释若为巨结肠直肠远端会痉挛,检查的指尖不可能沾有大便。插入肛门就粘上大便说明肛门不狭窄,大便挤在门口无阻挡,就是不排出。再将片子、病理报告等逐个逐条向家长展示并解释,均为正常。最后诊断属于习惯性便秘,没有实质性病变,无须手术,使家长心服口服。

谈到治疗,要先讲不良习惯是怎样形成的。一岁患儿逐渐懂得控制排便,偶然没有按时排便,大便暂存于直肠。直肠有吸收水分的功能,致使大便变干。肛门对干便刺激不太敏感,患儿没有便欲,不想排便。于是大便继续存在于直肠,越存越干,越干越无刺激越不想排出,成了恶性循环,这就是习惯性便秘。因此治疗只能是切断恶性循环,训练每天定时排便的良好习惯。每天排便就能维持健康的需要,家长每天用开塞露已经解决了这个问题,所以孩子生长发育、营养状况均正常。家长到处求医主要是对开塞露不放心,怕形成"开塞露依赖",因此我的会诊主要是向家长解释对开塞露的误解。开塞露依赖有什么可怕？怕中毒？怕成瘾？怕麻烦？

开塞露原称"123 灌肠",即一份甘油、两份硫酸镁、三份水,都不是毒药。并且注入肛门立刻全部排出,直肠也不吸收,不会引起中毒。能否上瘾？上瘾的先决条件是对人有诱惑力,用后有快乐感,如烟酒、鸦片等,有不少人喜欢,但迄今尚未闻有人喜欢开塞露。临床上确有开塞露依赖的事实,主要是老人,怕因排便过度用力引起意外。小儿开塞露依赖主要是家长的依赖,他们没时间伺候孩子排便,打一个开塞露就完了。退一步分析,即使发生所谓的开塞露依赖又有什么危害呢？最多不过是多一道排便程序,多一些麻烦。文明人正常排便要十道工序:决定排便、找厕所、拿手纸、解裤子、排出、判断排完、擦屁股、系裤子、冲水、洗手,现在只需要在排出工序后加一个打开塞露,孩子大了自己就能打。事实上我行医 60 多年还未见过一个孩子上中学后还靠打开塞露排便的。有没有办法停用开塞露呢？我们有一套排便训练法,称为"三段排便训练"。

目标:每天定时排便,5 分钟排出,一次排空。

第一段:定时排便(坐盆)。

第二段:5 分钟不排出则注入开塞露。

第三段:排完后再注入开塞露。

如果在第一段已能排便则免除在第二段使用开塞露。如果在第三段只排开塞露不排粪便,连续三天,可免除在第三段使用开塞露,每天监督排便,坚持一年。隔周某次便后注开塞露抽查排空情况。

看完门诊把这个小条给患儿家长,作为会诊的结论。

关于小儿便秘增多的讨论:生活好了饮食太精细,无食物残渣可排出。因此有人提倡吃粗粮。这太不现实,应该训练孩子无论吃什么都要每天排便的习惯。关于饮食观点也有误区。小康社会人们吃饭的目的第一是解馋,第二是习惯,第三是解饱,第四是食疗。过去长期受生物医学影响,人们偏向饮食营养,特别是对孩子忽略了食物的口感。所谓国际营养配方都是经过严密的动物实验和长期的人群调查,严格批准后再投入市场。这只是高级科学的饲料,对广大群众都适用,但不见得合孩子的口味,甚至会让孩子出现厌食、拒食。有人说孩子不懂色香味,新生儿换个奶瓶都不吃,不是孩子不懂色香味,是你不懂孩子。吃的原则首先是爱吃、能吃下去,其次才有条件谈营养。

2. 无痛外科的要求

无痛外科本来是医生的追求,但多年来受良药苦口、忍痛割瘤、病人需要忍耐的传统观念影响,医生对无痛的要求有别于病人。下面两个病例说明"无痛"是可以改进的。

病例1:颈椎半脱位。1977年春节假期,一个三岁多的小女孩,早晨起床突然头不能动了,只能躺在床上。抬头坐起都痛不可耐,已有三天不见好转。颈部侧位X线片见寰枢椎间隙稍宽,局部体检除头颈不能动外(主动被动均不能),看不出异常。全身精神活动、生理指标均正常。医院诊断为儿童颈椎半脱位,拟请中医进行推拿治疗,为了慎重请我会诊。我看了X线片及其他检查记录后,只见孩子平卧不动,任何人接近就大哭大闹。我用春节晚会的小道具为小女孩表演了一个小魔术,她马上不哭且注意看我的手,我围着她的头各个方位转动,她的头也随着我的手各方转动,都能达到极限。于是我肯定了诊断,并且确定病情已在恢复期,建议"自由卧床"休养,谁也不要动她,由她自己随意在床上翻动,饮食、大小便都可以在床上,停止一切治疗干扰。第二天孩子偶然抬头,第三天虽仍有疼痛但要求起床吃、玩。一周后检查一切正常,痊愈出院。于是我靠着变魔术哄孩子治病出了名,其实也只有那一次偶然事件。

病例2：一度烫伤。1972年某夏夜，突然来车接我进行紧急会诊。一个三岁女孩，因热水瓶爆炸导致双下肢前面及会阴烫伤，已3小时，双下肢前面皮肤深红稍肿，间杂有小水疱。患儿疼痛哭闹，小裤衩也脱不下来。估计一度及浅二度皮肤烫伤，面积为15%，局部皮肤非常疼痛。患儿一般情况良好，只是哭闹喊痛，不许人碰。当时面临的问题是如何止痛镇定。她已经口服苯巴比妥及安定各一剂，似乎无效。因伤情不重，如果使用睡眠疗法或冬眠疗法，让她长时间失去知觉，靠输液维持生活，似乎有些小题大做，得不偿失。一度烧伤的疼痛主要是因为皮肤痛觉过于敏感，任何轻微活动特别是轻微的空气流动都会引起皮肤疼痛。于是我决定采取保护局部皮肤的治疗方法。我平时在医院急诊室为患儿揭开粘连的敷料时，会先用滴管把丁卡因、肾上腺素及抗生素合剂滴在内层敷料外，待患儿自觉无痛并且敢于自己揭开时再进行伤口处理。于是我叫大家都不要碰孩子，避免周围有微风。待她安静下来，用小滴管慢慢向伤面滴敷上述止痛合剂，然后用滴管向发红的皮肤滴敷獾油。大家屏气等待，患儿允许滴敷时，才滴敷。大约半小时后患儿渐渐不哭，裤衩也许可剪开。此时再补滴獾油，使之覆盖全部受烫皮肤表面。大约两小时，獾油凝固形成透明薄膜。肢体稍动或周围气流活动已不会造成剧痛，患儿安静后，也敢慢慢活动了，愿意饮水、吃糖，治疗到此告一段落。我来会诊解决了实际问题——止痛，并留下医嘱：①在支被架保护下，继续暴露疗法；②不用再处理伤处，不需要敷药和服药；③允许患儿在床上自由活动。患儿一周后下地，两周后洗澡基本不痛，以后也未留烧伤痕迹。此病例的关键是告诉医生要耐心等待，听孩子的指挥，因为只有她知道疼痛。局部麻药的作用主要是靠"等待"，等待药物慢慢起作用，等待孩子的恐惧消失。对于皮肤敏感性痛，在一层獾油膜的保护下，患儿能逐渐自我适应。此病例的经验说明，孩子对无痛外科的需要，与无痛外科的可行性。传统急诊外科速战速决的治疗方式必须调整，关键是医护、家长都要肯耐心等待孩子的指挥。

四、怀念绝技

（一）北京三绝

20世纪50年代，我国刚开展小儿外科时，国际上进行小儿麻醉时都已用气管插管，用机器控制呼吸的麻醉方法，保证了呼吸道畅通。硅胶管中心静脉插管保证了静脉开放畅通，可以随时抢救，确保手术安全。当时的西方国家对我国实施封锁，我们没有各年龄段儿童所需的手术器械，更没有小儿麻醉机。像北京这样的大城市，医院还可能通过各种渠道找到一些代用品，但也无法推广到全国。就连静脉注射硫喷妥钠这样快速的麻醉方式，也因小儿扎静脉困难无法推行。于是我们发明了肌内注射硫喷妥钠，使患儿睡觉，再用局部或区域麻醉施行手术。此技术简单安全，不需要特殊设备，基层医院都可使用。肌内注射硫喷妥钠可使患儿快速进入睡眠状态，但保留了吞咽和咳嗽反射，称为"基础麻醉"。只要局部麻醉保证不痛，手术就可以安然进行。担心患儿在术中活动，影响手术，我们设计了各种固定支架。

静脉开放仍是治疗过程中的主要措施。婴儿头皮针看得见又好固定，但不能看回血，扎漏了，立刻鼓一个大包，周围一带的血管都不能再扎。潘少川发明了微量试推注射液，见漏立刻停止注射，用手指轻轻捻开，原血管仍能看清，可继续再扎，直至注射畅通、稳定。他可以在一处头皮上固定两三个点滴，从而保证了静脉开放。

另一个困难的问题是诊断，特别是外科要求的定位诊断。国外已有CT、MRI、B超等技术。医生在面对孩子哭闹不能合作时，对明确压痛点常无把握。我在工作中摸索出了对比检查方法，虽然孩子只是哭，但痛的哭与平时的哭总有区别，仔细反复对比，就可以查出腹部哪里有压痛，肢体哪个关节、哪个韧带有压痛。再加上直肠与腹部双合诊，我能准确诊断阑尾炎是否已穿孔，周围是否有浸润，马上开腹证实。同道称我为"摸腹神手"。

有上述三招，进修医师回到当地就能开展小儿外科手术。当时进修医师们有个顺口溜：北京三绝招——基加局、扎头皮、摸肚皮，学会了就能开展小儿外科，没有白来一趟。

这三招曾给中国小儿外科遍地开花立过大功。然而现在的小儿外科医生早已忘记了这些技术，"三绝招"已成为"三绝迹"了。现在有了麻醉科、先进的麻醉器械和小儿麻醉专家，外科医生根本不会给患儿麻醉了。扎头皮已成为护士的专长，医生基本上不会扎了。摸肚皮更是多此一举，无须伸手，做个 B 超，又准确又省事。以上三绝，只是怀念，不是惋惜，因为这是医学的进步。

（二）婴儿三绝

1. 手摸插管

新生儿、小婴儿突然出现窒息，马上做气管插管，吹几口气，孩子面色就能转红，争取时间抢救。如果找专家、找喉镜、找气管插管，常常会失掉复苏时机，忙乱之下也难免留下机械损伤。我只用一只手的手指伸入口腔，摸到会厌，另一只手插入任何皮管（如导尿管），由会厌处的手指将管端导入声门气管，吹几口气，争取时间使孩子面色转红。有了缓冲时间，再按正规操作换管抢救。此法无须特殊器械，方法简单，基本无损伤。

2. 指捏心脏

新生儿、小婴儿出现心脏骤停，按成人胸外心脏按压的方法很难奏效。因为婴儿心脏太小，压力难以集中到心脏。在剑突旁切一小口，食指插入膈下或膈上，摸到心脏，与胸壁外的拇指对捏心脏，可起到直接按压心脏的效果。心跳恢复后切口也容易缝合。

3. 撑开静脉

婴儿休克后常常会出现全身静脉痉挛。即使做较大的静脉切开，也难插入针头或导管。我用普通弯头动脉哈巴狗钳，将尖端磨成针状，把钳吻开口限制在 1~2mm 范围（捏开时钳吻两叶距离不超过 2mm，以免撑破静脉）。暴露静脉后，临时结扎阻断。按压静脉远端肢体，使血管充盈膨胀（必要时膨胀的远近端都要进行临时结扎，以保证该段血管充盈）。用备用的哈巴狗钳尖端刺入膨胀的血管，顺势撑开静脉，将准备好的导管插入。撤去临时结扎线及哈巴狗钳，将导管继续插入。

以上三招很有用，常能起死回生，但是现已无人敢做。

（三）金哲三绝

1. 小作坊

我在西方国家对我国实施封锁的条件下，从无开始，创办小儿外科。很多器械都是我用成人器械改造的，因此发展成了一个小作坊。用到了木工、钳工、电工以及吹玻璃等小器物，制作这些器械都是在我的宿舍内完成的。现在我国医疗器械管理已经正规化，我个人什么也不能做了，市场上连个钉子，一段铁丝也买不到。曾经做过巨结肠张氏钳、水银调压空气灌肠器的小作坊彻底关闭。

2. 假日巡诊

假日医生多休息，值班医生常不是本专业的，也不熟悉情况，家长必然会担心。从开院以来，假日及周末我都亲自带领全科医生做全外科的大交班巡诊，主要是和家长们见见面，让他们知道假日也有主任负责管理。有时我也当着家长的面交代问题、解答问题。然而随着分科越来越细，技术越来越专，医生们对非本科的知识都不感兴趣，对全科大巡诊感到厌烦，觉得是浪费时间，由我带领大家才勉强跟从。2008年北京举办奥运会，医院因无车接我，几十年的老传统就此消亡。

3. 印发小纸条

由于门诊时间很短，医生很难把病情给家长讲清楚。我把常见病及常见技术都编写成 50 字左右的小纸条,照条解释,省时且全面。最后把小纸条送给家长,找别的医生看病时也可作参考。医生给家长一张小纸条等于给他们立了字句,提前印好说明医生早有经验,并且不怕别的医生批评。家长会更相信医生,服从医嘱。这个工作对医生也是个促进,促使医生动脑筋事先考虑常见病的诊疗方案。直到今天我仍然坚持印发小纸条。

(四)临床技术小经验

1. 救急(临时危急抢救)

危急病情随时可发生,门诊、病房、手术室、监护室以及急诊室或急症现场等各处条件不同,要求措施各异,但技术原则基本一致,下面重点介绍手术室临时危急抢救的原则,可以举一反三作为参考。常见情况包括:出血、休克、窒息、心跳停止、躁动、昏迷等。

无论何时何地,临时发生问题,在场每个人都有责任抢救,不能袖手旁观,但更不能妨碍有序抢救。因此室内所有人员都必须有必要的抢救知识,特别是有些专业很少接触危重患儿,一旦发生险情就会不知所措。医生必须认识到"外科是高风险专业",进手术室就必须熟悉抢救措施。不能动手,维持秩序也是重要的抢救措施。

【手术台上大出血急救】

手术不论大小都有出现大出血的可能。万一发生,必须及时处理。术者是当然的权威领导,要指挥抢救。术者如果不能指挥,手术组高年资医生必须立即宣布接替指挥。要求指挥者胸有成竹,按步骤有条不紊地进行抢救。手术室所有人包括麻醉师均听命令。

推荐判断出血点的方法:①就可知情况进行出血分类。动脉、静脉、肿瘤实质性出血、器官破裂出血、表面渗血。②可知的较小出血血管。手指按压出血处,吸净积血,移动手指寻找出血点,选择止血方法。③估计较大出血血管。纱垫填塞的同时用多个手指按压,吸净,移动手指,逐步明确出血点。④器官或肿瘤瘤体出血。可见(或摸到)出血口但不见血管,纱垫填塞裂口,吸引积血,观察、分析出血情况,选择止血方法。

介绍常用术中急救止血方法:①小血管大出血。直接用钳夹,切断出血血管,结扎两断端。②大血管出血。用无损伤性钳夹夹住出血血管远近段,缝合出血口,外敷止血棉以防渗漏。③实质组织出血口。尽可能缝合,加填止血棉。④大出血不能发现的出血口。填塞压迫出血组织或器官,结扎各端可能的供血管(暂用活结结扎,以便随时解开),检查出血点及所供器官的血运情况,按不同情况缝合,再用止血棉填塞。⑤表面大量渗血。用氩气刀平扫凝固,喷洒止血药,覆盖止血棉(纱)。

【术中休克】

术中休克的抢救措施:麻醉师进行加压输血、输液,同时使用强心剂,台上与医生紧密配合。①立即停止手术(出血者暂时进行填塞止血)。②暂时关闭伤口(可能时放回内脏)。③稳定麻醉,保证睡眠,全身松弛,抓紧时间进行有效止血。④必要时台上进行动脉输血,迅速恢复中心静脉压。

根据手术性质决定停止、暂停、分期或继续手术。

【呼吸停止】

首先鉴别中枢性呼吸抑制和呼吸道梗阻。①插管患儿:加压吹气,注意气管内阻力及胸廓运动,立刻用吸引管插入气管内探查,气管是否通畅并随时吸引预防堵管,注意管内回气量与速度。②无插管患儿:对口吹气注意胸廓运动,听呼吸音。③注意呼出气量为通气标志(吹入气量不可靠)。

中枢性呼吸抑制的抢救措施:①撤除麻醉剂,可能时注射拮抗剂。②人工呼吸、给氧及二氧化碳交替进行(通过插管及呼吸机),维持血氧正常。③注射中枢兴奋剂。

呼吸道梗阻的抢救措施:①喉梗阻应进行插管、气管切开。②气管下梗阻应进行高频给氧(细管高压吹氧)。③气管插管堵塞,气管分泌物随呼吸附着于插管内壁,在高速通气情况下迅速干燥,逐层加厚,使管径变得狭小。20f 以下的婴儿细管可以发生完全性堵塞,但是在呼吸机压力的维持下,气体吹入虽有阻力而不被察觉。呼出时插管内虽有堵塞,气管本身有弹性,气体可自插管向外吹出。如果吹出阻力太大,则发生肺气肿,甚至发生张力性气胸。用口吹气有阻力时,应立刻用吸引管探查。通道不畅,立刻换管。有张力性气胸应时立即穿刺吸引减压。

【心跳停止】

心跳停止的抢救措施:①立即停止手术,可能时尽量暂时恢复内脏原位,拉拢或用盐水纱垫覆盖伤口。②心内注射兴奋剂、肾上腺素等。③心脏按摩。开胸手术由术者直接按摩;开腹手术由术者膈下按摩;下腹、四肢手术由麻醉师胸外按摩,可能时使用起搏器;同时持续给氧及行人工呼吸。④保持(建立)静脉通路。⑤密切监测血氧及中心静脉压。

【术中躁动】

术中躁动的处理措施:①立即停止手术。保护切口,固定患儿。保证呼吸道畅通。②分析鉴别躁动原因,如麻醉太浅,呼吸困难,休克缺氧,电解质紊乱(脑水肿、低血钙、碱中毒)。③处理。检查呼吸道、插管、测血氧、给氧,加深麻醉或给镇静剂、肌松剂,输液调整电解质、酸碱平衡。④监测及调整体温。测内脏体温(直肠或食管温度),根据内脏与体表温度差,选择有效的降温措施,防止高热引起的躁动,也防止躁动引起术后恶性高热。

【突然昏迷或抽风】

突发昏迷或抽风(原清醒患儿)的处理措施:①立即停止操作,保护切口,固定患儿,保证呼吸道畅通。②分析鉴别躁动原因,急测 TPR 及血压。③准备气管插管及人工呼吸。④保持(建立)静脉通路。

【气管插管技术】

喉镜插管要求较高的技术水平与专业的器械,有时来不及。紧急情况下可以用手指摸到声门,引导插入一根稍细的导尿管,立刻向肺里吹气。把面色青紫的孩子吹到面色变红,争取抢救时间。

2. 手术技术要诀

针刺探查、步步为营、随时下台。小儿手术是危险的医疗措施,术前必须深思熟虑,力求直视无血的术野,操作要速战速决。术前讨论制是可取的(特别是有家长参加),每一步都要肯定目的、解剖部位和后果。稍有怀疑,可用术中穿刺法试探。用细针,边刺边吸,试探阻力的性质、各层的深度、内容与张力。肌张力高、出血为切开的禁忌。根据穿刺的信息,计划切开的方向、深度和力度。常做术中穿刺,可以避免措手不及的意外发生。

上台前必须想一想如何下台。手术计划要步步为营,一步稳定后,再进行下一步。切忌遗留多个待处理,一旦发生意外会措手不及。

随时做好五分钟下台的准备。如危险的开腹手术,事先应预置腹壁贯穿张力缝合线;如果有大出血的可能,事先应预置应急止血带或无损止血钳。

计划好何处可以填塞,何处可以外置。平时要想得周密一些,虽然一次都未用过(希望如此),一旦需要,也可以做到胸有成竹,办法多多。

3. 常用的治疗及护理技巧

【 伤口检查换药 】

现代外科的标志就是麻醉、无菌与解剖技术的发展。然而百年来,手术中的麻醉技术不断发展完善,但人们对手术以外的疼痛,考虑很少。对于儿童渴望的无痛注射,虽有不少发明,但至今仍无一件被认可而流行。外科的伤口换药检查更被认为是自然规律无须改变,这就是全世界的孩子都怕医生的根本原因。人文医学时代,当有所改善。

急诊室内要求无痛检查伤口,初诊的伤口,要求触动无痛、揭掀敷料不出血,伤口应得到及时消毒。被检伤口需要用水剂药液浸湿浸透,药物包括局部麻醉药、血管收缩药、抗菌药,充分浸透包扎敷料。患儿就诊时会非常恐惧,医护人员先不要动敷料,等待敷料湿透,患儿自己感觉伤处触之不痛后,再轻轻揭开敷料。可以一层层试揭,最后待内层自己脱落再检查伤口,做必要的清洁扩创。有时需要几十分钟的耐心等待,可以交给家长守护,必须待完全无痛再动手操作。

一般清洁缝合伤口,原则上不需要换药。如因渗出或外界污染,使敷料湿透则需要更换。尽可能不动伤口,常规涂酒精实在没有必要,只会增加患儿的恐惧和疼痛。一周拆线,换一次敷料。两周后去除敷料,可用肥皂和水轻轻擦洗。

"4P医学模式"强调妈妈或患儿自己动手换药,可以减少疼痛,减少恐惧。特别是出院回家后仍需要自己护理伤口的,更应该在住院期间学会自理。不需要家人动伤口敷料,是神秘行医时代的陋习。难道说孩子随时把敷料弄脏,都要到医院挂号看医生吗?住院期间把妈妈教会,虽然费些时间,但学习及格后完全可以代替医护人员操作,并且效果更好,很受患儿和家长欢迎。

最难处理的是烧伤创面的疼痛,患儿就算不动也会疼痛难忍。任何轻微的空气流动都会引起疼痛,敷药、换药操作更是让患儿难以忍受。我的办法是先向创面喷麻药,如有敷料则向敷料上喷,直到湿透;如无敷料则在远距离喷,以免吹动创面。等待无痛后再行清创处理。四肢躯干能进行包扎的部位,包扎后可两周后再换药。不能包扎的部位,如面部、会阴,以暴露为宜。需要频繁换药处,最好涂敷液体油剂,用塑料薄膜包扎,以免黏附难揭。大面积使用局部麻醉药要掌握剂量,一般多采用短效全麻换药。

【洗肠】

洗肠在小儿外科的应用包括:术前清洁、维持结肠空瘪、训练排便习惯。

术前清洁:肛门部位手术应避免术中排便,要求术前自动排便,但有时小儿不能自排,需要诱发排便,可以使用开塞露、甘油栓或插入肥皂条等。便秘患儿可手术前夜洗肠一次,术前再诱发排便一次或两次。

维持结肠空瘪:肛门狭窄或巨结肠的近端结肠高度扩张,术前应使其空瘪,保证肠管休息而恢复原状,以便术中决定是否需要切除或修剪。术后遗留的扩张肠管更需要长期坚持每日洗肠,以达到充分休息及复原的目的。

训练排便习惯:需要每日定时让直肠产生一次压力反射,直肠壁受压引起直肠收缩及肛门内括约肌放松而诱发排便。更需要长期定时训练,才能培养条件反射性排便习惯。

洗肠的方法可按不同目的和肛门情况而选择。

按不同目的而选择:①一般术前清洁。以诱发或自动排便为主,辅以手术前夜洗肠或前一日服一剂导泻剂,如硫酸镁。除非特殊要求,一般避免手术当日洗肠。②清除积粪。肛门狭窄或巨结肠患儿,肠腔常有多日积粪,必须清洁洗肠,使积粪排净。然后开始服药 1~3 天,才能使直肠内致病菌得到控制。清洁洗肠指反复洗肠直至排出液为清水为止。有时因积粪太多一次清洁洗肠不可能达到目的,需要每天洗肠,直至排出液为水,口服炭末能在 24 时内排出即可。③去除粪石。有时乙状结肠内有大块粪石,洗肠后同时需要用手法按压或用乙状结肠镜破碎,使之碎成小块,再洗肠并以手法从肛门取出。

依肛门情况而选择:①正常肛门。可选用自排或诱排,插管洗肠拔管自排(一次洗肠),硬便可用手指清除。②肛门狭窄。需要插管洗肠,经管排出,插管困难者可先扩张。扩张困难可以后切、扩张,再插管洗肠。如果积粪太多清洗困难,应做近端双孔造瘘,从远端及肛门两路顺逆洗肠。如有大粪石及严重肠扩张,顺逆洗肠仍不奏效者,应开腹切肠直接清除积粪。方法是先开腹将扩张肠壁缝于切口上,用油纱填塞三天,同时从远端瘘口及肛门注入结肠抗生素,然后切肠壁取出粪石,伤口可以缝合或待自然愈合。③巨结肠。一般需要插管洗肠(管必须插过痉挛段),经管排出。必要时同时按摩腹部协助排出。有时粪便堵管影响排空,可以通过直肠镜排空,双管洗肠排空效果较好。④长段巨结肠。插管通过痉挛段有时很困难,一般需要捻转插入。但

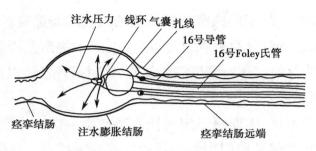

注水压力　线环　气囊扎线
16号导管
16号Foley氏管

痉挛结肠　　注水膨胀结肠　　　痉挛结肠远端

Foley 氏气囊管插入并带入两条导管留置

对于新生儿仍有危险,可用 Foley 氏气囊管(囊管容量为 2~5mL)逐渐插入。注水使该肠段膨胀后再向前插一小段,放水后再注水使下一段膨胀,再插入一小段。边洗边插,逐渐使管端通过痉挛段。因为每次插管不易,最好用 Foley 氏气囊管,带入两条软肛管,同时插过痉挛段。拔出 Foley 氏管后,将两条软管留置,以便每日洗肠。如还有困难,仍以早做双孔分开式回肠造瘘为宜。也可选用纤维结肠镜下插管。

洗肠技术如下。

卧位与固定:不能合作的患儿,需要进行固定。一般是两人操作,分别站在治疗台两边,一人握住患儿两腿呈截石位,一人插管、注水,并按摩腹部。婴儿、新生儿也可以一人操作,左手握双足并按腹部,右手插管、注水、放水、扩肛。个别不合作者需要用约束带固定。儿童用截石架,必要时用镇静剂。

诱发排便:一般用开塞露、甘油栓或肥皂条。开塞露应在侧面剪口,不可将管端圆头剪掉。肥皂条要切成 1cm 粗细、5cm 长,全部插入并按摩肛门,使之超过肛门隐窝线,然后再行蹲位或截石位使患儿排便。

插管:①橡皮注射器(阴道冲洗器)可直接插入肛门直肠,注入肥皂水,一般容量为 50mL 或 100mL。②插肛管吊瓶灌法,容量为 500~1 000mL。插管前应先做指检,了解肛管情况再插管。必须插过狭窄或痉挛段,长段痉挛可以边捻转肛管边插入,以免管在直肠内原地盘旋卷曲。

定量："一次洗肠"用浓度为 2% 的肥皂水按估计结肠容积考虑用量，以不超过 30mL/kg 为宜。反复清洁洗肠宜用等渗盐水，总量不超过 120mL/kg，每次洗肠及排出要求十分钟完成。反复洗肠不超过 3~4 次。如果不够清洁可第二天再洗。一周内仍不清洁应采取其他措施。

排出："一次洗肠"是拔管后令患儿自排。巨结肠或清洁洗肠应经肛管排出，粪块多时第一次可拔管自排，粪便堵管时可插双管排出。硬便堵住肛管可用手指帮助清除。严重巨结肠腹胀可用双管扭旋或插入两指（中指和示指）帮助排出，必要时可借助直肠镜排出。

按摩：巨结肠洗肠常需要按摩腹部，加压帮助排出。同时监测结肠张力变化，如有粪石，则需要在排水后结肠空瘪时，用适当压力按压粪石，使之逐渐变形破碎。有时需要直肠指检与腹部按摩配合使粪石破碎排出。不可过急，避免损伤肠壁。

观察：患儿配合操作时应不断与其谈话，哭闹时要注意缺氧性躁动与突然衰竭。使用镇静剂时，应识别镇静剂下的反应变化。面色、体温、脉搏、呼吸是重要的观察指标。家庭洗肠只限"一次性洗肠"及"诱发排便"，不宜行清洁洗肠。但手指清除直肠下部硬便可在家庭内进行。

洗肠的并发症包括：结肠穿孔、腹膜外穿孔、电解质紊乱、麻痹性危象等。

结肠穿孔：指腹腔内穿孔。患儿突然出现衰竭、休克、腹胀，透视下有气腹，应立刻行开腹探查。

腹膜外穿孔：肠壁穿孔但未与腹膜腔相交通时，患儿无休克、气腹或腹膜炎征，但仍有腹胀、下腹压痛、精神不佳及呕吐。如短时间（1~2 小时）观察情况仍有恶化，应开腹探查。

电解质紊乱：大量液体注入不能排出或非等渗溶液大量反复透析，可引起水中毒。患儿出现抽搐、昏迷，以致呼吸停止。此情况只能注意预防，抢救困难。

麻痹性危象：患儿表现为休克、昏迷、腹高度膨胀，病死率很高。因此应避免洗肠时间不能过长，注意结肠不能太胀。

如患儿有发热、腹泻、便血、腹痛以及全身疾病诊断不明时，不宜用大量液体洗肠，特别是不能清洁灌肠。

如腹部或肛门有压痛，有情况不明的肛瘘、肛门梗阻以及肛门直肠术后(1~2周内)均不宜洗肠。

出现下列情况时应立刻中止洗肠。已注入的液体尽量放出，并注意避免压腹排水。①全身反应：突然躁动或安静，面色苍白，体温、脉搏、呼吸突然变化。②局部反应：突然腹胀，有压痛，大量注入液不能排出，有便血。

出现问题立刻停止灌注，手指扩肛协助排出。密切观察患儿情况，给氧，开放静脉通道。一小时内不好转或恶化应立刻开腹修补穿孔，进行腹腔引流，一般多做近端造瘘。

【扩肛】

治疗性扩肛：主要治疗肛门狭窄或术后预防狭窄。应用不锈钢高光洁度探子，以french号为宜(3f=1mm)。扩张时从没有阻力的最小号开始，逐号增加，不跳号。多涂润滑剂，以润滑胶冻为好。液状石蜡易挥发，不宜用，肥皂冻也可用。增号至有阻力开始至见微量出血为止。第二天仍从最小号开始，应每天扩肛，直至达到要求大小(直径22mm)、不出血、无阻力时为止，以后行"维持性扩肛"。

维持性扩肛：主要为了监测，用直径为20mm的探子。医护人员要教会家长操作方法，当面试行成功，再指定大小及深度，由家长执行。每天扩肛，发现出血或阻力，随时复查。探子的材质选用钢质、塑料均可。戴手套行手指扩肛效果不可靠。维持性扩肛时间一般至少为半年到一年，待瘢痕软化为止。

训练性扩肛：以扩肛作为诱发排便刺激或治疗短段型巨结肠训练内括约肌反射。一般用较粗的探子，直径在20mm以上。每天定时扩肛，诱发排便，半年以后逐渐改为三段排便训练。

【狭窄与扩张技术】

小儿管状器官狭窄的特点：管道梗阻与通过面积有关，以尿道插管为例,一般婴儿尿道容纳导尿管外径为 4mm,如果尿管壁厚 1mm,则内径只有 2mm。通道内径缩减比例为 4∶2,通过面积比例则为 16∶4,缩小了 75%,无异于插一个塞子。因此,患儿插管后哭闹用力,尿自管外排出,甚至将导尿管排出。可以想象婴儿尿道狭窄环厚 1mm,则通道断面积就缩小为原来的 25%。青春期后尿道内径迅速增至 10mm,狭窄瘢痕厚度为 1mm,缩小比例为 10∶8,面积缩小后仍有 64%。所以说小儿管道狭窄比成人严重,小儿狭窄更需要扩张。因为器官随年龄增大,但瘢痕反而有收缩趋势。在瘢痕完全软化前狭窄日趋严重,常需要不断扩张。总之,小儿管道扩张有三难:①探子细,损伤性强;②组织脆弱,易穿破;③器官管型短小,探条插入难借管壁保证稳定的方向。其他管腔器官,如肛门直肠、食管以及各种造瘘管道,都有类似问题。一般说来较短的狭窄环较易扩张,较长的管状狭窄扩张效果不佳并且危险性高。小儿扩张技术与器械都有特殊性,借用成人小号扩张器常易发生危险。

下面介绍五种扩张技术与器械。

金属探条逐号扩张:探条要求不锈钢表面高度精磨,光滑不粘污物,型号准确。不怕磕碰,永远光滑,保证探条本身不产生阻力。因为增加一分阻力就多一分危险,不可轻视。适用于肛门或尿道环形狭窄的治疗性扩张。

可屈探条逐号扩张:为韧性塑料制造(过去为 latex 橡胶制造),对表面光洁度与均匀度要求很高。因有一定的可屈性,适用于复杂或长段狭窄,如食管扩张或肛门直肠扩张。可屈性本身就增加了探条的阻力,也影响了对扩张力与方向的控制,容易造成盲道假道。因此扩张力度不如金属强,危险性反而比较大。

韧性塑料囊注气扩张:注气(水)囊扩张法避免了因换号多次插入的痛苦,也避免了探条阻力造成的危险。用一条细导管将囊带入需要扩张的位置,以注气量来控制扩张内径大小。扩张作用与可屈性探条相似,但控制增号不够精密,容易发生偏心扩张,增加穿孔

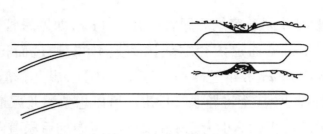

韧性水囊扩张情况

危险。

弹性橡胶囊注气扩张：与韧性塑料囊的不同在于塑料囊在高张力下可保持不变形，而弹性橡胶囊可随狭窄组织的硬度而塑形，常在狭窄环处呈哑铃形，从而对狭窄的扩张力较缓和。狭窄环扩张较小，因此扩张效果较慢，但不易发生偏心性扩张事故，最适用于家长在家中做维持性扩张。

留线逆行可屈探条或塑料囊扩张：对于复杂、扭曲、多发的管道狭窄，特别是婴儿尿道狭窄，扩张非常困难。必须事先做耻骨上膀胱造瘘时在尿道中留置两条线，两条线的两端分别从尿道口及耻上口引出，首尾相互结扎成环，长期保留。

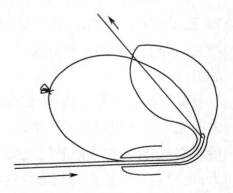

需要扩张时，先用其中一条线的尿道口端绑接可屈性扩张探条，拉动该线的耻上口端作为引导，将探条自尿道口插入。插过狭窄处后，原路自尿道拔出，再换增号探条，如法逐号更换插入扩张。保留线最好用细尼龙钓鱼线，耻上管拔除后任其瘘口愈合，留置的尼龙线仍能拉动且不漏尿，也无痛苦。

尿道探条插入尿道口，留线自膀胱造瘘拉紧

狭窄扩张进行中病理变化有两种模式，分别是中心性扩张和偏心性扩张。

中心性扩张：在瘢痕弹性范围内，逐渐撑大，通道始终保持在瘢痕

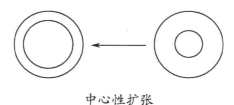

中心性扩张

环的中心。中心性扩张是理想的扩张方式,但受瘢痕限制,见效慢,有时达不到理想大小。

偏心性扩张:使瘢痕破裂,逐渐断开,保持口径扩大,等待上皮愈合,通道偏离了瘢痕环的中心。偏心性扩张限用于瘢痕周围组织弹性好,有抗感染及局限能力时。临床上能用于肛门狭窄,不能用于直肠狭窄,用于食管狭窄最为危险。

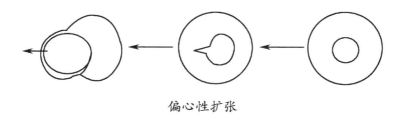

偏心性扩张

两种扩张模式的应用与指征如下。

中心性扩张的应用法:用毫无阻力的小号探条先探明路线,再逐号扩张(最好是 french 号,3f=1mm),不可跳号,每个探条拔出时,用白纱布擦拭,见血则停止再增号。休息 2~3 天再进行扩张,仍从最小号开始到见血为止。如一周不能增号,则休息一周再扩张,三周内因出血不能增号则应视为失败。达到计划大小后,不再增号但仍持续按时扩张,每次仍从最小号开始,作为维持性扩张。前一阶段增号扩张称为治疗性扩张,治疗性扩张必须在医院进行。后一段不再增号,称为维持性扩张,可以在家由家长进行,但必须在医生指导下进行训练。

偏心性扩张的应用法:了解狭窄周围的组织情况后,直视下在选择的部位表浅切开狭窄瘢痕或强行增号撑裂瘢痕的薄弱处。如出血则停止扩张,盐水纱条填塞止血。次日再扩张,每次可增加 3f~6f。每次扩张后要注意患儿是否有发热、局部肿痛等情况。直到达到计划大小后转为维持性扩张。连续三次无出血方可由家长继续维持扩张。

扩张常见的并发症为穿孔、出血、假道、窦道,一旦出现上述情况要及时进行处理。

穿孔:食管扩张导致穿孔入纵隔、胸腔、气管,直肠穿入盆腔,这些情况都很严重。多因扩张阻力过大或留线牵拉损伤后形成偏心性扩张而引起,一旦出现应立即停止扩张,进行抢救。肛门、前尿道扩张破裂较易发现,危险性不大,暂停操作即可。

出血:扩张见血应立即停止,渗血可待自停,大出血须进行填塞,必要时手术止血。

假道:扩张后出现感染、发热应注意假道的可能。一旦发现或怀疑假道,应暂时停止扩张。明确诊断后,改行留线扩张。

窦道:感染不愈多因异物停留或有假性憩室形成,常须手术处理。

必须注意,扩张中出现任何并发症常需要行相关器官造瘘,以保安全,不可侥幸。

男婴尿道插管与扩张方法如下。

小男孩尿道管径很小,新生儿一般用 6f 号尿管即可塞满尿道。随着年龄增长,尿道管径差异可以很大。小儿尿道一旦发生狭窄,很难扩张。因小儿身体纤弱,粗探子阻力大,细探子易刺破尿道,都存在危险,然而有的患儿因病情需要仍须扩张。半个世纪以前,成人尿道狭窄扩张时有一种能连接丝状探子的尿道探子,但这种设计不适用于婴儿。我们的办法是用一套小儿尿道探子,尖端钻一个小孔,可穿入粗线,手术中用此探子带过一条线,从耻骨上通过膀胱及尿道在腹壁外结扣,随耻骨上的引流尿管一起保留。将来尿道能排尿时,在拔除耻上导管之前,利用尿道的保留线先带过一条新线(以防拉断),把新线穿过探子小孔打结,然后进行扩张。从最小号开始按号逐个扩张。因有线在前方拉紧(扩张靠插入的力量不靠拉力),引导尖端的方向,可以保证探子不至于刺伤尿道造成假道。以后拔除耻骨上的导管,而保留此尿道的引导线,直到不需要扩张时再拔除此线。

新生儿尿道插管一般只是为了检查(导尿、测量、造影)及手术时作标志或支架。尿的引流不能靠尿道插管。因为尿道小,只能插小尿管,而小尿管在引流的同时也起了堵塞的作用。所以,插管后只有流量小、流速慢时尿可滴出。如果膀胱存尿,小孩用力则可见尿从导管周围自尿道口喷出,有时也会将尿管尿出,特别是尿道做了手术后,伤口肿胀,在高压之下极易发生尿外漏,所以婴儿尿引流应靠耻骨上造瘘。

小儿尿道纤细,用一般金属扩张探子比较危险。特别是经过各种尿道成形手术之后,尿道弯曲并且有多处吻合口,不适宜的扩张易造成尿道损伤及假道。我们设计一种玻璃珠尿道扩张器,经临床试用尚觉满意。

制作:选择大小合适,表面光滑的玻璃珠(可在工艺美术品商店或民族装饰品商店购买,用普通品质的珍珠亦可),按型号大小排列,用钓鱼的尼龙线或细钢丝穿成串,中间大两端小,尺寸从 4f~16f,中间最大号玻璃珠分别为 16f、15f、14f、13f、12f、11f、10f、9f,共 8 串为一套。

用法:行尿道手术时,从耻骨上膀胱造瘘口至尿道外口间留一条单股粗尼龙线备用。扩张时用此导线接玻璃珠扩张器的钢丝,涂油后拉入尿道,按需要更换尺寸。扩完后仍将导线拉回原处结成环,保留再用。为避免导线被拉断,每次进行扩张时先用旧线带过两条新线,一条连扩张器,另一条两端互相结成环,保留为备用线。此扩张器不但可用于尿道扩张,也可用于尿道术后清洁。使用时穿上两三个 6f 型号的小珠,蘸上一些抗生素,轻轻在尿道内拉动,可清除尿道内的分泌物、血凝块,保留尿道清洁畅通。

我们对新生儿行直肠尿道瘘术后常规留置一条单股尼龙线,在拔除耻骨上造瘘管前先用 8f 型号的玻璃珠通过一次,无阻力即可拔管,有尿道狭窄者,要在麻醉下逐号扩张,以后以稍小一号维持扩张,完全畅通后再在麻醉下增加扩张器的型号。维持扩张可以由患儿自己(大孩子)或家长在家进行。由于每天换线,每天多次排尿,一般不致引起感染。消毒用新洁尔灭或洗必泰浸泡即可。此方法主要用于预防狭窄,用于治疗性扩张者仅 5 例,其中 1 例为 12 岁男孩,多处曲折狭窄,至今已保留尼龙线扩张约 1 年,一直由患儿自己扩张,定期(1~2 个月)在麻醉下行强力扩张,现已能顺利通过 14f 号扩张器,尚在继续治疗中,从未发生严重并发症。

【婴幼儿打石膏与局部固定】

两半石膏床:①前半做法为患儿戴口罩行全麻,仰卧,在身体上盖大块纱布,骨凸处铺垫软物,全身从头至足铺石膏带,留出面部口罩孔,最外层封以石膏卷,使之成为完整的全身半片石膏床盖。凝固后取下,烤干备用。②后半做法为仰卧无须麻醉,扣上备用的前半石膏床盖。掀起床单裹卷患儿及石膏床盖,翻身俯卧于石膏床盖中。掀去床单暴露患儿背面。向身体背面盖大块纱布,骨凸处铺垫软物,全身背面从头至足铺石膏带,留出臀部排便孔,最外层封以石膏卷,使成完整的全身半片石膏床底。凝固后取下,烤干备用。

两半石膏管型:肢体在管型石膏内有时需要护理或检查,则需要劈开管型,患儿越小劈开越难,而易损伤患儿或损坏石膏。因此需要制成两半石膏管型。方法如下:①肢体前后面各置一层塑料薄膜,在肢体两侧并拢。两侧并拢缝隙间各留置一条小绳贴近皮肤,绳的两端留在薄膜外。②必要铺垫后,石膏带在肢体前后铺匀,各不超过塑料膜界限。石膏卷合成完整管型后拉直留置的小绳,等待石膏凝固。③石膏凝固后(最好等待干透后),沿拉紧的小绳用石膏刀切开合拢的石膏卷,自然成为完整的前后两片,切缘用石膏修整。④平时两片合拢用粘膏绑紧为管型,临时拆开进行操作后尽快合拢绑紧。

废报纸固定法:现在每天的报纸量很大,完全可以利用报纸作为小儿临时制动用具。10~20 层报纸,卷折后有一定的支持力(大家都知道用一本杂志可作为临时夹板)。报纸的质地有一定的弹性,不致发生压伤,每天随时拆装均很容易。推荐用腹部手术后多头带加纸型局部制动减痛法,成人腹部术后多头带扎紧可以减轻伤口疼痛,小儿则被忽略。小儿用多头带加纸型可以适当制动,减轻伤口疼痛,避免肢体活动时致痛。制作方法:患儿仰卧为蛙式位,先用宽达两腘窝的U形会阴带覆盖剑突、肋缘、腹部、会阴、背部,达肩胛下角,形成内层;中层用宽达腋窝至髋的腹带环绕绑紧(可用粘膏或绷带扎紧),将形带拉紧,两端反折至环绕的腹带外;外层用布制多头带绑扎。将腹部与髋绑成一体,这样可以减轻伤口的疼痛,患儿可以翻动或抱出。会阴层以内可以垫上尿不湿,也可挖洞排便。

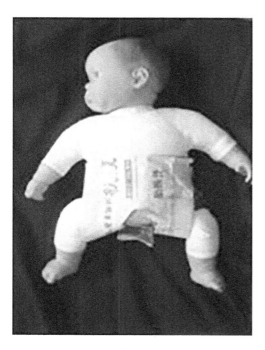

"蛙式"固定

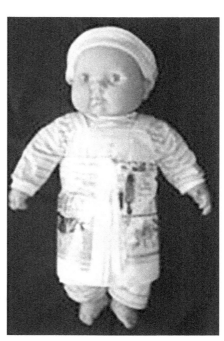

胸腹筒形固定

第 | 四 | 章

致力于培养专业人才

一、培养方法

(一) 继续教育

医生基本培养方法：北京儿童医院的医师培训方法，基本上是依照原协和医院的住院医师制度。特别是开院的前两年，完全按旧时的传统，一般是医生毕业后三年住在医院宿舍，住院病人随叫随到，每周只有一个下午能休息，两周一次的全天休息，也叫 24 小时负责制。随着临床经验的增长，住院医师的级别每年升高。二年级住院医师带教一年级住院医师，三年级住院医师就带教二年级住院医师，带教的人就是老师。三年期满为出师，选择一个专业继续深造，或自己独立工作。其中只有一个优秀的人被选为总住院医师，带领所有住院医师工作。总住院医师在技术上基本就是科主任的代表，特别是夜间及假日他就是主任。不但管技术，还管经济，负责收支、预算、结算，特别是还负责住院医师的去留以及淘汰。一年后出师，他们中的大多数会留在医院作为骨干，这种制度称为总住院医师制。新中国成立前住院医师的淘汰是非常残酷的，新中国成立后国家否定了淘汰制，开始实行"铁饭碗"，这种住院医师制与总住院医师制，失去了约束力，不可能照本实行。我在北京儿童医院期间，经过三起三落的试点改进，因"文革"时期而彻底解散。1989 年我受卫生部委托带领一小队人员考察英国、美国的医师培训制度，特别是去了巴尔的摩（协和医院住院医师制度的发源地），请教他们现行的做法。原来他们早已废除了 24 小时"住院"制度了，人人都有呼叫机，有汽车，有紧急情况可随时呼叫，有关人员 20 分钟内肯定能到达现场，医生没有必要住在医院不许出门、回家。回国后我就把医师培训制度改成了现在实行的"一贯负责制"。

所谓的"一贯负责制"就是你的病人，你收了就由你管到底。你下班必须把诊疗工作全部做完，只能留下常规的工作交班，接班人是"替你"完成工作。所以遇到危重病人只能加班，自己病人的手术必须亲自参加。下不了班甚至睡不了觉在所难免，不过那只是偶然情况。这样，病人的情况你最了解，你放心，病人及家属也放心。问你什么都知道，既对治疗有利，也能系统地学习全部知识。总住院医师原是大家争做的"热位"，自从"铁饭碗"之后也不太热了，"出家"一年谁也不干了。于是我把制度改为两人同时作总住院医师，每人隔日值班 24 小时。自己班上收的病人自己管，隔天另一人收的病人算代管。当然也要遵循"不能交办的工作要自己加班完成"的原则，这叫"交班不交责任"。现在的病人比新中国成立前多得多，两人分管能减轻些负担，锻炼的机会也并不比以前少。特别是招收博士研究生以后，我规定两名总住院医师中的一名要是博士研究生。既培养了病房骨干，又培养了临床研究生，一举两得。然而，无论如何，现在人们对总住院医师制的培训不如以前那样感兴趣，这两个制度也在日趋自流。有人担心培养质量下降，我倒是有信心，船到桥头自然直。现在北京儿童医院已经取消了过去的大外科制，小分科纷纷独立，上述培养形式已不适应。我相信，不久将有新的模式产生。

下面介绍一篇我的论文可供参考。

一种高级医师培养制度的探讨

[摘要]介绍培养提高住院医师和主治医师的制度和方式：一是总住院医师制，通过平时分担的医疗工作和急症、假日值班等，集中培养一个医生系统处理病人的能力。锻炼 1 年如能较好地完成任务，一定能培养出足以应付常见病的医疗人才。二是主治医师病房负责制，以病房为基地，不仅训练医疗、管理工作，而且训练搞科研、培干。5 年为一期，第 1 年做临床，次年做总结、研究，写论文等。5 年之后，要求对某一专业有所发展。这时可以说具备了开展新项目、新专业的条

件和作为高级医师的基础。

对于临床医师的培养，各单位因地制宜各有各的方法。这里介绍一种培养制度，包括5年住院医师培训及5年主治医师培训，以达到高级医师水平。所谓高级医师不但能解决本专业的疑难病症，又能使本专业向前发展。其中主要有两个关键制度：一是总住院医师制；二是主治医师病房负责制，分别介绍如下。

一、总住院医师制

通过平时分担的医疗工作以及急症、假日等值班，集中培养1名医生系统处理病人的能力。原则是由1名高年资的住院医师每天值班，作为全科的"总司令"，带领着所有的住院医师处理一切临时发生的问题和急症病人。这样锻炼1年如能较好地完成任务，一定能培养出足以应付常见急症的医疗人才。并且有能力组织并指挥合作人员，有能力处理临时发生的行政事务。为以后做主治医师时管理一个病房打下基础。

第2年做大致同样的工作训练，但要求独立操作并指导新的一年级住院医师。第3年及3年以上为高年资住院医师，要求在主治医师（管理病房病人）或总住院医师（管理急症病人）指导下自己完成诊断治疗计划，并且完成第一步的具体措施，包括一些典型手术，大手术要做第一助手。第4年与第3年同，要做主治医师休息的替班（病房）或总住院医师的替班（急症）。这样第5年自然就有条件做总住院医师了。

为了强调集中培养，总住院医师一般是一个人，训练1年。这样在北京儿童医院外科至少能独立处理1 000个急重症患儿，包括所有急症手术及一定比例的危重抢救。通过这样的训练，如果他的工作令人满意（包括组织人事工作），那么成为一个初步合格的小儿外科医师当无疑问。这段训练能为高级医师的培养打下坚实的基础。

总住院医师的培养最重要的核心是"负责观念"的培养。一个人负责收病人、负责手术、负责病人出院、最后签署病历中的效果评定，总之是对病人负责到底。这样，首先是培养了医生与患儿家长的感情与互相信赖的关系,通过系统观察病人丰富了临床经验。这种负责观念的培养,靠一般医院现行的值班制是不可能完成的。因为值班制容易养成我只管自己这一班,对班上的问题负责,下班后概不负责。这是护士的工作制度,她们一刻不离病人,所以必须分为3班。3班脱节之弊由住院医师一贯负责制弥补。如果医护都是3班制,则形成无人对病人全面负责的局面。所以过去住院医师制也叫24小时负责制,不许离开医院(这在今天已不可能实行)。然而24小时负责制的实质目标是"负责制",不是形式上24小时不离医院。因此,我把北京儿童医院外科改成每年由两名总住院医师同时上岗,隔日交换。这样每个人的病人仍能保持本人负责,因为每隔1日总要和自己的病人见面。任务量虽然减少了一半,但近年来随着病人数量的增加,1个人管病人,必是负担过重,两个人同时做是完全可行的。其他各年级住院医师的培养重点是培养责任心,主要是要求医生与自己的病人及家属明确谁对谁负责,负责施行日常治疗及解答一切问题。自己分管病人的手术必须参加,休息日也要换班或奉献休息时间来参加手术。假如某日下午值班医生收了一个阑尾炎病人,夜班医生施行了手术,第2天交给值班医生,病人家长想了解手术情况,但值班医生毫不知情,家属会立刻感到医生不负责任。所以,手术是不能不上的。

按照老传统的要求,总住院医师还要负责给实习医师讲技术课,组织住院医师开文献会,这些要求在后来因为多数住院医师无住宿条件则难以实行。通过总住院医师的培训,成为1名一般临床医师是有足够的基础的,但要培养高级医师则还需要下一段培训。

二、主治医师病房负责制

教学医院病床很多,科室也很多,一般是以病房(或称病区)为行政单位,由1名主治医师和1名护士长共同负责管理。主治医师负责病人的医疗工作,护士长负责病房的工作秩序、设备以及病人的具体护理常规。这个单位有固定的设备、物资、财产,有固定数目的床位与工作人员,有常规工作与活动基地(包括休息室、办公室等),同时也为成本经济核算单位,领取财物的户头。为了培养高级医师,病房便成为培养基地。护士长一般很少调动更换,主治医则要求1年一换,这点就是基层治疗医院与教学医院的根本不同点。基层医疗医院以医疗为主,主治医师连续工作时间越长对工作越熟悉,当然是以不换人为好。教学医院则要培干,病房就是培干基地。培养的人才,不是只能治病,还要发展医学、训练科研,要摆脱一定的医疗任务。因此主治医师病房负责制,一般是第1年做医疗,次年做总结、研究、读书、学习、写论文、参加会议。医疗工作由接班的主治医师接替。这样5年之后至少能管2年或3年病房,要求对某一专题有所发展,至少发表一两篇有水平的论文,这样才能具备开展新项目、新专业的条件,具备了高级医师的基础。国外在这种制度培养下,毕业10年如果不能获得专业医师称号(相当于我们现在的副主任医师)或在学校里做不到副教授,那就算培养失败,只能到基层做一般医疗工作。

专业或专题带头人一般只有1个,相当于我们现在的主任医师。个别大的专业有两个以上带头人,势必再分化为两个新专业。新专业如何产生?首先是医生本人发现某种病需要深入钻研发展,提高疗效。如果本人对该问题有较大的兴趣,当然就要多看这方面的文献,多向别人学习这方面的知识,自然也就想多看一些这类病人。有机会参加讨论与学术活动,别人(包括本院和外院)也知道你对此问题有丰富的知识,再有这类病人自然向你请教或转诊,你就逐渐成了专家;如果有外出学习的机会,领导也会优先考虑你。随着经验的增长,在你管病房时此类病人自然会多收一些,慢慢就占据一定数量的床位。即使你今年不管病房也可主动帮助别人做此类手术,处理此类病人。因为,只要病人有需要,一旦这个专业开展起来了,效果提高了,就不可能再停下来。逐渐也就会有共同兴趣的低年资医生愿与你合作,成为新项目的助手。工作中必要的器械设备也要自己筹划,申请购置、借用、因陋就简改造等,工作有了成绩再逐渐更新。为了工作管理便利,有机会调整床位时,可将这一类患儿集中到一处管理。这就可能产生专业病房(病区)、专业护士及工作常规,新的完整的专业则已形成。待有机会时,领导宣布某专业的成立,这个医生当然就成了这新科室的创始人与带头人。

以上介绍的 10 年制高级医师培训制度,源于美国约翰斯·霍普金斯大学医学院,20 世纪 20 年代传入中国。如协和医学院等外国人办的学校及上海医学院等中国自办的学校都采用此法。培养了中国第一代高级医学专家,至今对我国医学发展影响很大。新中国成立前,实行上述培养制度时,竞争与淘汰很激烈,因此培养的人才很少。新中国成立后国家基本上取消了淘汰制,保证了终身工作,削弱了其竞争性。加以有关条件所限,艰苦的 24 小时住院制已不受欢迎(1988 年我访问美国约翰斯·霍普金斯大学医学院,他们也因有了呼叫机而允许医生离院,但仍是 24 小时负责,随叫随到)。新中国成立以来各教学医院陆续改良的住院医师制也仍在维持。

北京儿童医院外科于 1955 年开始一直实行上述 10 年制培训。第一批主治医师基本上是在原北京医学院受过 24 小时住院医师制培训的。新的住院医师就在北京儿童医院按 24 小时负责制的要求培养。1958 年开始着手为主治医师开展专业,后因"文革"一切中断。1972 年开始恢复工作秩序后立刻分别建立了 10 个专业,够条件的医生分别培养为该专业的带头人。自己技术不够则请外援,协助开展新手术。20 世纪 50 年代的毕业生现在都已在自己开展的专业中有了一定的成就。每年都有人获得科学技术进步奖,在国内都有一定地位,一半以上在国际上进行学术交流或有一定的知名度。也使北京儿童医院外科成为对外交流点、博士生点、专科医生培训点。在专业学会、杂志中都有北京儿童医院的人担任重要职务。20 世纪 60 年代以后,由于"文革",技术人员断代,致使一批在岗人员只能应付医疗,失之于学习与科研,不能按时提高。新的主治医师也因为训练不够,技术及责任感不能令人放心。不少主治医师对学习无兴趣,甚至总住院医师也无人愿做,导致医疗水平全面下降。老一代医生退休后,工作水平降低为基层医院,再不可能培养出高级医生。为今之计,必须恢复总住院医师制及主治医师病房负责制。现任副主任医师(实际做主治医师工作)应迅速集中力量补课,补外语及科研。放下繁重的医疗任务,交给现任主治医师去做,同时安排一定力量协助他们弥补实践训练。1 年艰苦补课以后仍可按顺序每年逐步提升,只有这样年轻人才有奔头,以往行之有效的培养制度便能又活跃起来。

有人担心北京儿童医院的发展,因为开院时一切是从头开始,现在各专业均已开了,无新专业可发展。这是借口! 很多问题并未得到满意的解决,有待专而后精。成人骨科不是可分为外伤、骨病、骨瘤、先天性畸形、后天性畸形、脊柱、骨延长等很多小专业或专题吗? 普外可分的专业课题更多。1982 年我见美国费城儿童医院外科有 26 个专业,并且随时还有增减。新的专业大有可开发的天地。也有人担心床位有限,现在专业已都把床位占满。几年前在某届美国大使馆的医生任满回国招待会上,回国的医生说美国小儿外科平均住院日为 5 天,我们平均住院日为 15 天,如果也改为 5 天,等于又建了两个同样的儿童医院。1982 年我统计 7 个美国大型儿童医院的手术室,他们的平均占台时间为 8 小时。而我院当时按美国的算法,平均占台时间为 2.5 小时。看来我们的潜力还大得很,缺的是积极性。看到培养前途,看到效果,有了积极性,这个制度在这个医院仍然能不断培养出高级医师。

文章引自:张金哲.一种高级医师培养制度的探讨.中华医院管理杂志.1994,10:519-521.

(二) 办进修班

1957 年我受卫生部委托,在北京儿童医院外科开办全国小儿外科医师进修班。1958 年正式开始招收第一班,20 名学员。学员都是各地青年外科主治医师,精力旺盛,热情高。我们按当时北京儿童医院住院医师继续教育培训安排了进修计划。但发现有两点不适应:当时北京儿童医院外科主要靠院外知名专家支撑起一流技术水平,进修医师回到本院无法开展同样的工作;西方发达国家对我国封锁时期,北京儿童医院当时使用的设备在外地很难买到。于是我和几位专家研究创造了一套徒手即可开展的小儿外科系列技术,很受各地进修医师的欢迎,被称为"北京三绝",即"基加局、扎头皮、摸肚皮"。

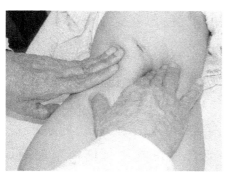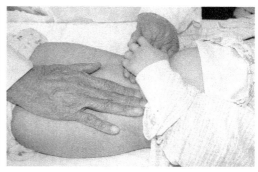

检查腹部压痛

还教会进修医师应急抢救婴儿的复苏技术,尽管这些技术难得一用,但学会了至少能壮胆量。我们招收进修医师不是只利用人家的劳动力,也要让学员感到我们为他们做了很多工作,不但完成了教学任务,同时也扩大了团结。当然,我也为进修医师专门安排了讲义。

(三)培训研究生

改革开放以后,学校恢复研究生制度,我曾提出临床博士研究生培养计划,向首都医科大学提交报告,并以李龙的培养作为成功实践。后来因病房床位不足未能持续而使项目流失。下面一份报告代表我的思路,供参考。

临床博士研究生的培养(致首都医科大学)

一、培养目标

培养高级临床医师,医教研(临床、教学、科研)全能独立发展创新（高于学士、硕士）。能独立处理小儿外科各种常见急症患儿；掌握本专业疾病的现代知识；能系统讲课；可以独立进行科研；能写文章，且中英文都可以，文章至少可以在《中华小儿外科杂志》及《美国小儿外科杂志》刊登。

临床医学博士首先要能看病，对看病技术领悟与分析能力比一般医学毕业生强，学习新知识较快。有发现问题和解决问题的意识与习惯。能迅速把复杂问题条理化，并能讲清楚。因此要求博士掌握哲学、逻辑学及科研技术，能力要高于学士和硕士。这样才能成为高级临床医师的苗子，靠其发展临床医学，发明、创造新技术，为病人造福。

二、培养条件

3年以上正规住院医师，硕士或同等学历，发表过论文，能用电脑查资料、准备讲稿，掌握本专业基本知识并能用英语讨论简单问题。年龄30~40岁，需要基本达到总住院医师前的水平，再加一把力就是主治医师，能独立工作并能指导住院医师。

三、培养计划

3年达标以病房训练为主：半年补课（科学基础补课、急诊病房实践）；一年总住院医师（处理急症）；一年专业负责病房工作；半年进行实验室工作并写论文（同时负责病房二线值班）。

半年补课时期要求也同时补临床知识（因为希望半年后能做总住院医师，这只能靠课余时间来完成）。参加周末大交班，一方面随时了解医院的工作条件、病种分布，另一方面也是与导师联系的机会。选择总住院医师是有条件和有竞争的，争取不上总住院医师就不能继续占据高级培养的名额。北京儿童医院外科设有"急症专业病房"，每年选两名总住院医师，隔日互相替班。每天还有一名做过总住院医师的主治医师值班（二线）。其中刻意安排一个博士生，这样做一年总住院医师，至少每人能在一线处理500个常见小儿外科急重症。只要认真学习，一年后独立处理一般常见小儿外科病人是可以的，将来做任何分专业都有好的基础。为临床博士生及高级医师设专用病床非常重要。做过总住院医师后,给其7张床(一个房间),由他自己收病人做手术,直接由责任导师或助理导师协助,带他或帮他手术。他可以按照自己的研究课题选收病人,这样才符合临床研究的要求。3年培训的最后半年以做实验写论文为主,但仍不脱离病房。每天到病房看看,做新接班培训学员(博士生)的助教。因为日后临床医生做研究不可能是脱产。如果培养了"脱产才能做研究"的观念,很难希望他随时不断地开展研究工作。

四、科研能力的培养与课题要求

培训的前6个月内定选题,写综述;第二年进专业病房时尽早做开题报告,写有关临床的总结分析;第三年做实验,写毕业论文。在病房期间要按照高标准做一切正规的病房工作,业余时间准备研究工作,收集资料,看书,至少每年写一篇文章。每周定时向导师汇报工作进程(1~2小时,提倡用英语)。根据医院病种与实验条件,充分利用有利条件选择课题,进行有关综述的撰写(也可做一个简单的旧病历分析)为选题做准备。选择的研究方法争取含有高科技成分。事实上,解决临床实际问题不一定需要高科技设备,但是为了学习掌握一项高科技,有机会摸一摸高级仪器也是好事。正式进行课题工作从进病房就要开始,培养分秒必争、雷厉风行的研究作风。坚决克服"临床忙研究可缓"的拖拉作风。每周汇报要记录研究进度、评分。从准备工作(包括找资料、找仪器、找钱、找人、找动物)到印论文、请人答辩等一切工作都要自己操办。因为将来搞研究也不能依赖别人。

五、考核标准

诊断治疗原则正确,疗效好,无事故,无纠纷,家长、护士、医生有好评。常见病能独立处理,能团结人,能组织安排抢救工作。在院内或院外作学术报告有好评。掌握一项实验研究技术有一定的高科技含量。导师评价基本学识素养有提高,包括哲学观点、逻辑分析在医学中的运用,形式逻辑对写论文的要求。最后参考带教医师评定,通过博士论文答辩。所谓带教医师就是该病房的实际负责人,多数人的综合印象基本上能反映其在病房的受欢迎程度,能否在该病房继续工作,代表了医德、技术和人品。论文答辩反映科研与教学水平。导师对学生素质的评价应该起决定性作用。

六、基地条件

病房包括急症病房与研究生专业病床;实验室、图书室与经费;除助教或协助导师之外,病房/实验室都有带教医师。

医院既然是博士生或高级医师的培训基地,就应该对其有要求。然而现在外科分的小专业很细,且各自独立。北京儿童医院成立急症专业与病房,解决了跨专业急症病人的互相推诿问题,也建立了低年资医生培训基地。急症科的总住院医师制符合临床博士的基本要求。高级医师必须有某一专业的特长,并且临床研究也必须落实到专业病人,所以博士生专用病房必不可缺。临床科室的实验室与学校相比差距很大,一般存在管理不力、无专人、无力购置设备等问题,要善于利用学校实验条件或与外单位合作。

七、导师修养

导师本人要有自己的具体研究方向;虚心向研究生学习(审核综述,听取汇报);随时了解医学新动向(查每月杂志目录,参加学术会议);了解临床现况(周末交班查房);定时讲课改稿,以求教学相长。事实上,博士生要研究的课题内容都不可能、也不应该是导师早已熟悉的领域(那就无必要再研究)。每个教授带高级学员也不能步步指挥,那就成培训技术员了。导师必须学会向研究生学习,根据个人条件扬长避短,使知识跟上时代。看书、改稿,信任并指导助手的协作。作为导师,不管年轻年老都必须不断提高自己的素养,与时俱进。关于周末查房,原为总住院医师每星期日早晨带领全体住院医师进行一次全科交班大查房。原意有三:向病人及家属道早安,告诉他们"我值班",请他们放心;了解各专业病人的情况;安排处理交下的任务及临时发现的问题。要求见到每个陪同家长都要打招呼,要看到每个孩子的脸部表情,重点了解精神食欲不佳的患儿和手术后的重症患儿。

对于脱离病房的医生和某一小专业医生来说,想要了解全外科的发展情况,参加此项查房是个弥补的机会。作为博士生导师,要求知识面广,只有这样才能扩大研究生的思路;依靠学术会议和杂志,了解国内外医学研究动向;靠全科交班大巡诊了解本院情况。

我名下的研究生,罗列如下。

硕士研究生:王义、谷继卿、曲庭瑜、贺荣友、付明、牛文英、陈以晨。

博士研究生:李龙、陈亚军、王焕民、毕讯、曹文刚、张廷冲、温哲、刘兴攀、韩炜。

博士后:李威、汪建、文建国、吴学东。

本院在职培养的博士研究生:陈永卫、王强、王大勇、李小松。

(四) 其他渠道推广培训工作

协助外院开展工作特别是开展手术也是非常有效的教学方法。尤其是进修医师回本院开展工作,需要帮他开头,打开局面。北京儿童医院当年也是靠老师们的支持发展起来的,我们帮他们开展工作才算教学工作落实了。广泛而言是扩大了小儿外科业务,具体来说是扩大了我的工作范围。我从1974年开始每个月会去天津儿童医院"指导工作"。事实上他们早已不需要我指导了,我们彼此都明白,这是两院的强强联合。两院都扩大了活动空间,共同积累了临床经验,扩大了信息交流。从床位、病人、技术力量到设备都成了共同体。

另一种方式:首都儿科研究所(简称"儿研所")建立小儿外科时基本上是从北京儿童医院外科分出一组人马(他们原来只有两个医生和几个非专业护士)。刚开始开诊时,我每周定时去会诊助阵,但病人宁可远路排队,等候北京儿童医院收容,也不愿在儿研所做手术。我越是推荐儿研所,病人越不愿意去。随着受益的患儿越来越多,这种局面才得到扭转，儿研所也培养出一大批专业人才。特别是儿研所打出自己的品牌——腹腔镜手术之后，才真正与北京儿童医院齐名，拥有各自的病人，各自培养出一批有先进技术的专家。

此外，在北京更常用的方式为有固定的培养对象定期参与会诊、协助手术。如中国人民解放军总医院的刘贵麟，北京大学医院的王永录、邵瑜，北京军区总医院的苑峰、郭一宾。外省地区则会约我访问一周，集中做几个手术。20世纪八九十年代，我常去的医院如郑州市儿童医院、安阳市人民医院、徐州市第一人民医院、青海省人民医院等。

其他渠道——讲学：我的目标是扩大及推广小儿外科工作，所以总是争取到处讲学、宣传的机会，所谓有招必应。卫生部组织医学电视讲座——双卫讲座，我每年按时必讲，已经讲了十几个技术专题。中国医师协会组织医德讲座，我也跑了几个城市到处去讲。除了出版专业图书之外，我还制作了不少手术录像，供同道们参考。20世纪80年代，中华医学会曾出版了四集我的小儿外科典型手术录像带。此外，科普宣传也是有招必应，从不推诿。2000年以后，我因耳聋严重，信息交流不畅，对现代新事物跟不上形势，逐渐从临床工作中退出，只能总结一些历史经验。但我仍然愿讲一讲、写一写，略尽所能吧！

二、人才分布概况

（一）北京儿童医院外科编制增加，大量培养专业医生

1. 首都医科大学儿科系成立以前

1955年开院时外科医生为张金哲、潘少川、韩正德、邹大明、马若

飞、张振英。1956年分配的毕业生为詹振刚、郭哲人、李宗才、薛芬、王秀媛、王燕霞;以及从大连调入的黄澄如、从哈尔滨调入的贾和庚。1957年分配的毕业生为王保汉、罗碧月(越南华侨);1958年为张玉德、梅中奎;1959年为金婵生;1960年为贺延儒、李春华;1961年为李家驹、张国光;1962年为田世林;1956年为叶蓁蓁(匈牙利留学回国);1954年为刘玉秀(同仁医院耳鼻喉科调入)。

2. 首都医科大学儿科系成立以后

1963年首都医科大学毕业医生为李秀珍、马汝柏、陈幼容、刘荫堂、王汉、董玉珍、白继武、梁若馨、王春凤、吴月凤、冯家勋(冯雷)、赵佩云;1964年为刘凤藻、刘君文、秦晶如(首都医科大学停止招生一年,由重庆医科大学分配来的毕业生)。1965年为陈晋杰、姚慧筠、魏临淇。

3. "文革"期间

1970年有大批医生调入。1969年首都医科大学毕业生为李仲智、于凤章;1970年为王东方、付卫东、刘惠荣、任宗洲、任亚贤、李耀荣、张淑英。"文革"前老三届中学生为范茂槐、赵英敏、马继东、张涛。北京市医士班及护转医为尹惠英、韩秋红、历丽、常莉莉、席明珠、张金惠、宋艳玲、郭志和、朱惠英、张军、杨晖、杨秋兰。

4. 改革开放以后(1980年以后)

1982—1983年毕业生大批分到外科,新招的研究生充实各专业。外科开展了国内外学术交流与儿科系教学及研究生工作,在国内外取得了举足轻重的地位。

(二)进修班开办40年,培养的小儿外科学科带头人及骨干人员遍及全国

(三)首医儿科系40年:平均每年有60名毕业生,被分配到全国各地

三、培养观点的形成

要使一个专业得到发展，关键是培养人才。高级专家、专业带头人固然重要，但是高级专家也是从众多的专业人员中成长起来的。所以，培养人才的重点应该是培养大量普通的专业人员。医学专业必须从实践中培养，教学内容必须是学生自己能做的，不能一味强调高精尖。我在开始开办进修班时，专门安排了徒手开展小儿外科的课程，只有这样才能在困难的条件下，短期内在全国各地培养一批小儿外科专业医生。在 1964 年的全国儿科学术会议上，才能有足够的人数成立小儿外科学会、办杂志。医学是应用科学，培养离不开实践，也就是必须给病人看病，没有病人什么专家也培养不出来。首先，病人需要知道有病了去看哪个科，还要知道这个病是可以被治疗的，只有这样才会有病人来找医生看病。如果不培养公众对疾病的认识，他们怎能知道要去看病？再提高一步，上医治未病，最好是懂得如何预防疾病的发生，这个靠谁来培养？评价全方位的人才培养工作，要包括如何培养医生做好专业工作、如何培养医生做好科普工作以及如何培养医生做好预防工作。几十年来随着我国小儿外科医生队伍的扩大，我在人才培养方面积累了一些经验，也悟出一些体会。

1. 医学教育目标

医生会治病　诊断治疗
病人会养病　康复护理
百姓会防病　卫生宣传

2. 教育方法

学校教育　基础知识
继续教育　应用知识

学会教育　提高知识

社会教育　服务知识

3. 教育模式

讲课模式　课堂、录像

讨论模式　查房、会议

实践模式　实习、模型

师徒模式　助手、替班

4. 如何培养

医学是应用科学

教学须通过实践

技能以经验为主

5. 现行医学教育制度

学院制：先学解剖学、生理学、药理学、病理学等基础医学,后学各科疾病的诊断治疗及临床应用。此方法多用于毕业前的医学生学习,便于大班教学。

学徒制：一边给病人看病,一边学习有关的基础及临床知识。按当时需要,临时选择教学内容。此方法多用于做医生后的专科学习。少数人已有医生基础,向专家进行学徒式深造。

四、教育方法论点

关于教育方法论点,下面介绍我的几个报告,可供参考。

关于小儿外科专科医师培训制度的报告（致卫生部科教司）

重视妇幼保健是中国特色社会主义优越性的体现。"让每一个城乡孩子都得到良好医疗照顾",这是温家宝总理在 2003 年视察北京儿童医院时所提出的要求。我们希望在将要实施的专科医师培训制度中应对儿童健康予以突出的关注。

对我国专科医师培训制度的调研和细则起草工作是在卫生部和中国医师协会的领导下已初步完成的,讨论稿中将小儿外科作为三级学科纳入成人大外科范畴,中华医学会小儿外科学分会征询小儿外科前辈与国内某些同行的意见后,愿提出下列意见,请中国医师协会领导和卫生部领导慎重考虑。

小儿外科与小儿内科的分工如同成人内科与成人外科分工一样,应该同属二级分科,都有独立的专科医师培训体系。小儿外科包括的亚专业如同成人外科一样,有普外科、急症外科、骨科、泌尿外科、烧伤整形外科、新生儿外科、肿瘤外科、心血管外科、胸外科、神经外科、麻醉科等。如同小儿内科专科医师培训无须轮转成人大内科一样,小儿外科专科医师的初级培训应该也可以直接在小儿外科专业内完成。小儿外科亚专业如小儿骨科、小儿神经外科、小儿心血管外科、小儿肿瘤外科等同样可用"3+X+Y"模式培训。

目前不少西方先进国家是从成人外科医师中培养小儿外科专家,我国老一辈创始人也都是先学成人外科再转小儿外科。这不过是西方医学发展历史背景的延续。我国40年来直接在儿童医院培养了几代合格的儿外科医生,使西方专家大为叹服。

1997年在印度新德里召开的第十五届世界儿科大会提出"没有小儿外科的儿科不是现代儿科"。说明在世界上人们的旧概念中只有小儿内科,而小儿外科的兴起标志着一个划时代的进步。这个进步在西方从幽门狭窄手术成功算起经过了55年的努力。我国是一个13亿人口的大国,从零开始,在共产党领导下,各省市都建立了综合性儿童医院;并且通过"儿科医学系"的教育制度集中培养,充实了各个儿童医院各专业的人才。仅仅40年,我国的小儿外科学会会员就有3 000多人,医疗水平与成绩达到国际先进标准。张金哲院士被列入20世纪33名世界著名小儿外科医生行列的最后一名,授予"Denis

Browne 金奖"(国际小儿外科最高奖项)。这个奖项代表了国际上承认了我国小儿外科的地位,这一切充分体现了中国特色社会主义的优越性,绝不可能靠某几个专家或某个学术团体沿着西方传统老路所能做到。

然而,现时情况是我国基层医院只有内科、外科、妇科、儿科,没有小儿外科。这是事实,也确有困难,普遍培养的小儿外科医生无法安插。但这只是历史发展的过程,迟早而已,我们应引领历史前进。所以我们建议采用双轨制培养:部分人先学成人外科,以后自由择业;另一部分直接在儿童医院按"3+X+Y"培养小儿外科各亚专业医生。

因为在专科医师培养标准外科细则中,从培养目标、培养方法、培养内容与要求、轮转科室到参考文献均无小儿外科内容。可以设想仅在成人外科培训 3 年并获得外科专科医师执照的医师,在基层担负小儿外科的工作,即使仅是急症工作,从某种程度上讲也是对全国 3 亿多儿童不负责任。

在成人外科培训 3 年取得外科专科医师资格以后再进行小儿外科专科培训 2~3 年,从理论上讲可以提高小儿外科专科医师的质量。但培养周期过长,错过了学习基本功的最佳年龄,在结束成人外科培训后,很少有人会选择小儿外科专业的基础训练。我国小儿外科根基本来就浅,跟成人外科相比实力相差悬殊,1966—1977 年已经过一次断代,正需要换代更新,如再一次断代,将是非常不好的事情。

目前我国有专职和兼职的小儿外科医师 3 000 余人,专职的小儿外科医师基本是由儿童医院的外科或亚专业以及设置较齐全的大型综合医院小儿外科培养的。兼职的小儿外科医师也多是成人外科医师在成熟的小儿外科进修后兼做。除西藏自治区、海南省外,各省、自治区、直辖市均有儿童医院,大部分小儿外科亚专业设置齐全,规模较大。一部分医学院附属医院、省级医院、三级甲等综合医院小儿外科发展较好,亚专业设置较齐全,甚至是重点科室。上述两者相加,国内达到一定规模的小儿外科单位有近 50 个,完全可以负担小儿外科专科培训任务。

我们建议应有独立的小儿外科培训细则,参照成人外科细则,在小儿外科同样实行"3+X+Y"模式。小儿外科亚专业设置齐全,包括小儿普外科、小儿骨科、小儿泌尿外科、小儿心胸外科、小儿神经外科、小儿急症外科,作为小儿外科培训基地,直接接受医学院毕业生,独立开展小儿外科专科医师培训。有的规模较大的综合医院小儿外科,亚专业设置不全,但至少已包括小儿普外科、小儿骨科、小儿泌尿外科,可与院内成人外科的心胸专业、神经外科专业联合成为小儿外科培训基地,接受医学院毕业生,培训小儿外科专科医师,受训人员须到成人外科轮转该院小儿外科内未设的亚专业。经过3年培训,通过考核,取得小儿外科专科医师执照后再进入亚专科培训2~4年,可进一步成为小儿普外科、小儿泌尿外科、小儿骨科、小儿心胸外科、小儿神经外科等小儿外科亚专科的专科医师。在成人外科培训3年,取得外科专科医师执照的医师在小儿外科培训基地的某个亚专业进一步培训2~4年,同样可成为小儿普外科、小儿泌尿外科、小儿骨科、小儿心胸外科、小儿神经外科等小儿外科亚专科的专科医师。这种多渠道的培养模式既有利于目前小儿外科的发展,也为我国小儿外科进一步发展铺设通路。应顾及我国3亿多孩子必然"提前进入小康"的医疗卫生要求,如果说小儿内科疾病不愿找成人内科医生诊治,那么如何放心让小孩子由成人外科医生做手术?

以上设想很不全面,也不成熟,请中国医师协会领导、卫生部领导和相关专家考虑。

张金哲报告

全科医生培养(致卫生部函)

负责同志:

你们好!

收到文件,仔细阅读,凡40条,基本上都是实行全科医师制的办法,我都赞成。我对文字、行政、管理方面都外行,提不出修改意见。但是从文件上我能理解到的文字中,对"全科"的定义,具体任务,由谁去干(自愿或指派),如何培训(学生或工作后),全科医生的社会地位与经济待遇,晋升前途等都不太了解。因此我只能就我个人对全科医师设想,提一些意见,以供参考。不妥之处请多批评指正。

我认为医疗服务属于"高科技、高风险、不等价、艺术性"的"自由服务行业"。目前医疗服务的实际情况为百姓不仅要治病,还要健康长寿;医生不只要吃饭,还要生活美好。

下面介绍一下我了解的以前的全科医生工作发展规律,希望有借鉴修改的价值。

首先是医生有权选病人,病人有权选医生,是所谓的"自由服务职业"。

医生要什么病都能看好,有求必应,有问必答。不会治的病在准确转诊同时也是出于对病人的关心,负责到底。这样就能博得"德艺双馨"的好名声。如果专业太窄,什么病都转出,百姓来看病大都治不了,给病人留的印象是医生水平太低,会无人找他。因此,病人需要什么,医生就钻研什么。服务好、技术高、病人多、收入多,社会地位也高。历史上的几大名医,都不是政府奖励出来的。声誉好、病人太多看不过来了,就提高诊费限制就诊,就诊人数太少就降低诊费,形成了待遇级别升降的自然规律。一般只有少数医生在大医院从事大病、特殊专业、教学科研工作。大多数医生在基层诊所或个体开业,既方便病人,又解决大量医生的就业问题。病人希望就地就医,希望有几个熟悉的医生朋友。一般常见病多能在家解决,大病也有医生朋友负责送到可托付的医院找对口的专科医生。同时也使大医院摆脱处理大量常见小病的纷忙,专心医治大病,有条件钻研提高,信息反馈也可帮助基层医生提高。

我个人现在对全科医生的理解,必须是以临床看病为主。要求能为本地区病人解决常见问题。要求有丰富的基本知识与熟练的临床技术,包括内、外、妇、儿(根据现代病种的变化,应增加小儿外科、精神以及有症无病的所谓"第三态"),初步急救和主要简单的五官疾病。执行任务的范围包括门诊、出诊、康复、保健、卫生行政部门布置的任务。具体工作包括诊治处理病人、转诊、随诊、会诊以及咨询解答。

全科医生除接受医学生的全面教育以外更要强调素质教育,包括基本观点(风险奉献的人生观、科学发展的世界观、精益求精的服务观和当地的伦理道德法律),高级知识(数理化、哲学逻辑、外语),服务技术(接待病人、诊断、治疗、预防疾病等方法),和自我修养锻炼(品德、行为、专业技术的规范与提高)。水平要分初级、高级,保证晋升制度并且有激励和提高的政策。

张金哲拜上

2011 年 2 月 20 日

第 五 章

自述通史

一、上海医学院实习期间写书——学生时期崭露头角

《实习医师手册(英文版)》(*Intern's Pocket Book*)由原上海医学院 35 班同学译著(35 班原意是"民国 35 年毕业班",即应于 1946 年 6 月毕业的一班学生),我任主编,上海太平印刷公司承印,1945 年 3 月出版。1947 年在上海龙门书店影印再版,行销全国。这是我在上海医学院学生时代一件非常值得纪念的事。

1943 年我通过正式入学考试被上海医学院录取,作为 35 班二年级的插班生。当时的校址位于现在华山路原红十字会医院,院长是乐文照教授,教务长是张鋆教授。我个人的学习经历比较坎坷,1938 年考入北平燕京大学医预系;1941 年考入协和医学院,只读了 3 个月,12 月 7 日太平洋战争爆发,燕京大学与协和医学院被封闭,我失学在家。我听说自己在日本侵略军特务的抓捕黑名单中,大年初二连夜只身逃亡上海,持协和医学院解散时开的介绍信投奔上海圣约翰大学借读。1942 年下半年圣约翰大学被日本侵略军接管。在抗日战争中,我脱离了圣约翰大学,报考上海医学院,这才算稳定下来,回归到正常的学习生活中。1945 年日本投降,我回到北京中和医院(原协和医学院部分老师的聚集处)做毕业实习。1946 年 6 月本应毕业的我,因为战乱年代通讯困难,始终未拿到毕业证书,直到 1996 年才由母校附属儿科医院的郑珊教授替我向校方申请补发了一个毕业证书。这是多么的难能可贵,她还找了一张我在校时的头像照贴在证书上,这个证书也成了我的珍藏物品。

我虽然在上海医学院就读不过 3 年,但是实际的医学知识(包括

生理学、病理学、药理学、微生物学)以及各科临床实习(包括实习前的见习)都是在上海医学院完成的。特别是上海医学院的学风和教学精神对我的影响非常深刻。当时,上海医学院从地下转为公开,物质上没有校舍,教具贫乏,但是教学要求严格,全部课程包括自由讨论均用英语。学生虽都是走读,但凝聚力很强。我们班共有 26 人,正、副班长分别为杨海源、夏定威,每周都会组织学术报告、文献会、文体活动。班中同学对外来的几个插班生同样团结,毫不排外。我本人的课外兴趣较广,在上海又无家,于是参加了学校的京剧组,我能拉能唱,很快就得到了薛邦琦教授和刘贻芳等同学的特殊关照。我也喜欢运动,在全院运动会上,我和李其学代表我班赢得了羽毛球双打冠军。我入学当年的考试成绩名列第二名(第一名为刘贻芳,第三名为孙曾一),大家推选我为班会秘书。*Intern's Pocket Book* 一书就是在这种条件下产生。

编写 *Intern's Pocket Book* 一书的动机,是因为同学们开始临床见习(作为实习医师各科轮转,也轮流值夜班),初次接触病人,毫无经验,病人担惊,自己也为难。于是我在班会上提出,每个人把第一轮参加专业科室的常规工作与个人经验记录下来,集中整理,以供下一轮来本科实习同学参考。每个人写好后进一步加工整理成册,对明年我们做实习医师也有帮助,传递下去,对下一班同学也有用。这一倡议立刻得到全班同学的拥护,公推我做主编,决定出版 *Intern's Pocket Book*。初步编写计划送交学校请领导审阅,立刻得到支持。教务长张鋆教授对我说:"你们这是前人种树为后人乘凉,是大好事。"回忆当时选我做主编,只因为我是班会秘书。我自思一个流亡学生,初到上海,人地生疏,组织一批学生出书谈何容易。我有信心接受任务,主要是上海医学院的学术风气与班中的凝聚力对我起到了激励作用。具体工作靠大家,具体分工为裴麟跑出版社,拉广告;夏定威多方筹款,寻求赞助;全班同学找材料参加编写;王之桐与高年级同学牛宝成承担英文校正工作。当年的那个寒假大家都没有休息,我也未回北方。

终于,本书于1945年初步完成出版,但因限于经费,当时只印了300册。学生自发组织编书并出版,每个参与者都得到了锻炼,这在当时已是了不起的胜利。记得当年为了筹款,我们曾到德国某药厂拉广告,负责接待的人神气十足地训斥我们说:"你们的书只印几百本,有多少广告作用。要一群不懂事的孩子为我们世界第一大药厂打广告,岂不是笑话。"我们只好怒目相对,拂袖而去。为了筹款,夏定威托朋友请了一个木偶剧团义务演出,又通过震旦大学一个同学免费借了震旦大学的礼堂,在一个星期日上午举办了一次筹款义演。同学们纷纷推销戏票,参加服务。特别是女同学,身着节日新衣,热情服务。筹款数目虽然不多,但对我们来说还是很有帮助的。更可贵的是通过这次活动,使同学们更加关心这本书的出版,更加关心集体,更加团结。本书印刷完成之后,李其学从家里拿出一些织锦缎零头做封面,特制了26册锦面烫金精装本,每人一册作为同班纪念。同时全班同学一起照了合影,并且每人做了一只"35班标志"的银质纪念戒指,隆重举行了庆功大会。这段愉快的生活是我终生不能忘记的记忆。

1947年我在北大医院外科做助教,发现不少实习医师、住院医师口袋里有一本英文实习手册。原来就是我们那本 *Intern's Pocket Book*。影印时取消了著者名单及出版前言,冒充外国书刊引进版。当我拿出我的原版书对照证实时,在场的同事和老师均赞叹不已。认为上海医学院培养学生自己写书的行为值得提倡。因为这是我们自己的需要,自己写,写自己的事,自己看得懂、记得住,这才是好书;同时也培养了学生的自主思维能力与逻辑创作能力。新中国成立后我负责带北大医院的实习医师和协和医学院毕业前轮转的学生进行外科实习,我将 *Intern's Pocket Book* 中的外科部分进行扩展,写成《外科实习医师十讲》作为教材。此书于1954年被人民卫生出版社出版,公开发行。1955年我到北京儿童医院组建小儿外科,做了外科主任,又把《外科实习医师十讲》改写成《小儿外科十讲》,作为初做小儿外科的医生及外院进修医师的教材。1993 年吴英恺教授编写《外科临床指导》一书,将《小儿外科十讲》收入成为其中一章——小儿外科,由人民卫生出版社出版。可以说,上海医学院的传统和作风让我受益一辈子。

学生时期的工作,即使有些成绩也是微不足道的。何况现代科学进步神速,面对伟大的划时代性的创新,有些旧的成果可能很快被淘汰成为历史。上述这段历史已是七十多年前的事了,很多同班好友都已先后作古。然而这一段学生生活的经历与上海医学院的学风,始终是我最愉快的回忆与最骄傲的经历。

二、北大医院外科搬家——
医生中显露才能

1948 年正值平津战役时期,北平城内生活困难,国民党特务横行,激起民愤。全市举行"反饥饿、反迫害、反内战"大游行,市民罢工、罢市、罢课。当时我在北大医院做外科总住院医师,外科主任关颂韬已全家去往美国,主治医师陈景云、吴阶平正在美国学习。科主任空缺,无人主事。高年资医生王大同、朱洪荫家在北城,因市内交通管制不能来医院。北大医院外科只有我一人带领住院医师维持工作。院内常常停水停电,也无暖气。我们自备大水缸、煤油汽灯及大火炉做急症手术。当时北大医院地址在西单商场后身的背阴胡同(原万福麟的府邸)。这里本来就不适合开办医院,后来关颂韬找到胡适争取到府右街北口军阀时代的陆军部旧址,并由他的哥哥关颂声工程师改建为新医院。围城时期,内科系统及医院领导机构刚好已经迁入新居,外科因手术室装修尚未完工,仍留在背阴胡同。事实上当时医院只有我成为留守"总司令"。战乱时期治安混乱,外科急症病人源源不断。我们在旧式煤炉下手术,常常有医生因被煤气熏倒而下台,手术中临时换人。1949年2月北平已和平解放,我马上奔走找到关颂声的工程公司,争取到在一周内精简完工;组织院内留守的医护职工一起动手迁入新院。全部设备及病人按顺序转移就绪,未出事故。此事得到当时院长胡传揆的赞赏,我个人也在外科系统职工中树立了威信。1949年和平解放后,为了避免社会秩序紊乱,医院的一切工作尽量维持原状不变。我本应将总住院医师职位让与下任,但在当时的情况下就受命继续连任一年,直到1950年为止,这也便于让我把刚搬家之后的外科工作稳定下来。外科总住院医师的培养对一个外科医生非常重要,连续两年做总住院医师,使我的手术技术、应变能力、组织管理能力得到了双倍的训练。

三、北大医院首创小儿外科——
多方联系,寻求发展

我在北大医院创建小儿外科的事很是突然,并带有戏剧性。因为我在围城期间勇担重任,维持了科室的正常工作,顺利完成了搬家任务,颇得胡院长的赏识。我于1950年6月底总住院医师任满,工作移交给王大玫,我本人尚未安排专业。当时正值卫生部8月1日要召开全国卫生工作会议,胡院长作为北京大学医学院的代表应邀参加会议。大会开始前在天坛举办全国医学工作展览会,让胡院长派人参加筹办。当时我正好尚未安排具体工作,又会画画,于是就派我于7月1日到卫生部协助筹备工作。我负责完成了北大医院展览区的画板,因为和卫生部人员熟络,大会前胡院长参加预备会时也叫我

陪同,后来大会正式召开时,我就得到了正式陪同的邀请函,参加了大会。

在一次小组预备会上,关于加强妇幼保健工作,参会人员讲到全国各地要建儿童医院,诸福棠教授提出综合性儿童医院必须有小儿外科,这是在中国第一次提到"小儿外科"一词。学习苏联,医学院校内要办儿科学系。当时中国没有小儿外科,当然也没有小儿外科医生。诸教授和胡院长原是协和医学院的同班同学,诸教授半开玩笑地要胡院长支援一名外科医生做小儿外科。胡院长顺手就指我说:"你看他行吗?"当面就问我,我欣然同意。

1950年8月1日小儿外科便挂牌成立,由于没有病人看病,濒临关门,我就与儿科合室共同看内科,有外科病人就我看外科。病房的病人都是由内科临时会诊转入的,暂住床位。手术室只做些门诊小手术(原由外科实习医生做),如包皮环切、脓肿切开引流。开始因我在外开会,新开的专业常常无人,挂牌等于虚设。我自思小儿外科挂牌不易,散会后努力维持,定时到岗,没病人也做到正常上下班。我与儿科医生合作,什么活都干,既熟悉了儿科工作,也与儿科医护人员和家长混熟了。我因表现勤快又常出好点子,颇受大家欢迎,有事都愿找我。我对待病人更是无微不至,家长都愿转到我的管区(共5张床)。渐渐的,门诊有了挂我号的病人,病房也有了外科病人。并且,在年底突然有个机遇,扭转了局面。

1950年年底,有一个产妇生了一个脑膜膨出的畸形儿,膨出瘤与患儿头等大。患儿生后出现窒息,急报护士长,叫我会诊。我立即行切除修复手术,收入儿外科病床。术后孩子恢复良好,一周后随母亲出院。事后院内、院外盛传"张金哲是神医,切大脑袋起死回生"的故事。报馆访问,媒体纷纷报道新闻。这下,门诊病人突然增多,病房收满,每天的手术要排队,这使我意识到宣传与科普的重要性。一个濒临关闭的专业突然红火起来,使我应接不暇。为了站稳脚步,我小心地选择病人,只收有把握的患儿,包治包好。正好人少床少,不能确保痊愈的患儿就婉言拒收。于是一年来我只选了8种疾病，并且手术耐受条件很好。因此，1951年一年手术死亡率为零，此事又成了众口宣扬的新闻。此时，同道也认为我有了一年手术无死亡的经验，工作状态很稳定，承认我是小儿外科手术专家，纷纷转病人过来。

1952年，科室有了潘少川加入相助，一切诊疗技术有了规范。我们计划扩大病种，逐渐做到疑难大症来者不拒。自己无把握的，请有关专家协助。只要我们做到术前术后有保证，专家都愿意来做手术。病人越来越多，科室名气也越来越大。1955年6月1日，科室迁往新建成的北京儿童医院时，病房已扩大到18张病床。不少常见的小手术（腹股沟疝等）都可以在门诊解决。

四、三赴"抗美援朝"——
克服恐惧思想，努力争取入党

轰轰烈烈的抗美援朝运动是我国的伟大事件，也是世界的重大事件，更是我人生中一件难得的经历。1950年，北京市组织志愿军北京手术队开赴前线。医务工作者踊跃报名参加，我当然不能落后。然而，当时我对美国还是有绝对的恐惧，他们轰炸东京，发射原子弹夷平长崎、广岛，不是虚传。具体落实排班先后出发时，我以小儿外科刚刚成立为借口，推迟一期再去（三个月一期），想借此观望一下发展形势。结果陈景云、黄萃庭分别担任第一期的正、副队长，在香山慈幼院召开了盛大的欢送会。我和爱人、女儿（建琪当时三岁半）参加，大家情绪高涨，场面非常感人。小女儿情不自禁地跑下看台加入秧歌队，黄萃庭急忙把她抱起一起跳。队伍出发后才知道不是去朝鲜，只到中国的长春市。第 18 后方医院有两个手术队,第 36 队在市中心原长春市医院,那里是一个四层楼的现代化医院,陈景云为队长;第 34 队在孝子坟,对面是公园的游泳池,把休闲区的平房改装成医院,黄萃庭为队长。1950 年 11 月,第二期派冯传汉、吴阶平带队,分别担任第 36 队和第 34 队队长。1951 年 2 月陈景云再次领队,与李家忠分别担任第 36 队和第 34 队队长。陈景云提出三个月太短,后方医院大多数是骨科,手术后观察不够,建议改为半年一轮换,并且他本人长期不轮换。于是我和协和医学院的陆维善于 1951 年 9 月,分别接任第 34 队、第 36 队队长,陈景云作为北京队总队长,与陆维善同驻第 36 队。

我在接任第 34 队的一周内,由于天气炎热,造成手术室内连续死亡 6 名伤员。因为都不是危重伤员,手术也不大(都没有需要我上台手术),所以大家一时议论纷纷。指导员责令我清查,并在党内暂记一过(那时我还不是党员),戴罪立功。幸亏协和医学院的文士域教授当时是我队的随队内科医生,他协助我进行分析。6 名伤员集中在特别热的几天内死亡,临床上都死于败血症,术后都输过血(本来手术不需要全部输血,但那时部队内有个误导,认为输血即是大补,算是特殊优待)。我们找来一个尚未污染的血瓶,培养出大量病菌,又观察血站取血及手术队用血过程,立刻得出结论:①献血的农民前臂污垢太厚,用取血的粗针穿刺,污垢可能随血流入血瓶;②手术队用血要提前从血站取出,暂存入手术室的电冰箱,当时恰逢天热且有几个小时停电,造成细菌繁殖;③常规全麻下术中输血,反应不明显。事故原因已很明确,同时,再取血时故意按原来的常规操作,让献血者自己清洗前臂,常规用棉棒涂碘酒、酒精,然后局部涂片培养,也都培养出大量致病菌。此后医疗队制定新的工作规范:①取血前要用热水、肥皂洗净前臂,然后按外科手术要求刷洗三遍,再涂碘酒、酒精;②血液出血站需要冷藏运送,常规冷藏 24 小时以上的血液不能再输;③输血要按严格指征进行。从此杜绝了后患,指导员公开宣布取消我的处分，并且给我和文士域记功。1952年春节后在我任满评功时，这算我立大功的一个重要条件。这次的事情使我懂得，我的责任不只是做手术，特别是在部队里，部队就是战士的家，我是家长，什么都要管。医疗要管，伤员要管，队员要管，城里来的护士要卫生纸，也找我去设法解决。

这半年包括了春节，医疗队中的几名伤员联合搞了个大联欢，很热闹。医生中遇到了沈克非、许殿乙、童尔昌，童尔昌和我同年，也喜欢玩，我们两个人合作表演了大型魔术，如大变活人、大锯活人等。我那时已开始做小儿外科，他很赞成，约定回去后与我共同发展小儿外科。果然，他后来一直是我的亲密战友，直到2008年病逝。

1952年9月医疗队又要换届，做过总住院医师的能带队的医生都已轮了个遍，谁去都是第二轮。那时大家都有自己的专业要发展，开全科大会定不下来让谁去。我想乘机把潘少川留在小儿外科，便提出再去接班，获得了医院的批准，不过这次是去兴城（陈景云已调往兴城后方医院）。

部队医院麻醉技术很落后，伤员只愿接受全身麻醉，当时都是口罩吸入乙醚，并发症多，既痛苦又危险。正好部队有大批美国的麻醉机，但无人会用。陈景云知道我学过麻醉，推荐我开办现代麻醉培训班，不但在本院办，还到盘锦一带办班，使各个医院都用上了气管插管控制的呼吸麻醉机。1953年春节后评功，我又立了一大功。

在此期间偶尔会举办晚会，有人唱京剧，我就负责拉胡琴，很受伤员们的欢迎。开始我认为这是腐败落后的阶级娱乐，不敢表演，后来政委说，伤员不一定知道元帅是谁，但是都知道梅兰芳、马连良，并鼓励我组织京剧表演。伤员里真有人是戏迷，特别是有一个指导员名叫徐玉林，非常积极，经常组织表演，伤员们躺着也去听。当然我还是尽量找来关于抗美援朝的新剧本，教他们唱京剧。这也使我认识到京剧在人民群众中的地位,不能因为有帝王将相、才子佳人就是反动,就该废除。我在部队表演京剧,伤员们对我特别亲切。

1953年6月,双方已经停战,正在板门店开会谈判。我临时应邀参加两项工作:反细菌战谈判和交换病伤战俘。前后历时三个月才回到医院科室安心工作。1953年6月,陈景云向卫生部点名推荐我参与准备反细菌战的材料。参与者都是全国特邀的专家,共10余人,孟继懋、陈景云挂帅。我们去了我国东北几个地方(齐齐哈尔市、大赍县、扶余市等周围地区)进行调查取证,证明美国细菌战侵入我国,影响深远。群众送来当地未见过的羽毛、杂物等,我们对其进行了细菌培养、化验取证,并把群众提供的病例带回北京整理成文,由我去外文印刷厂印成文件。因为当时外文印刷厂是从上海迁往北京的,恰好是我在上海编印 Intern's Pocket Book 的那一家,我对他们的机器很熟,所以就派我驻厂督办。这是政治任务,要求严格,反复多次修改才算通过,送往板门店。1953年8月,卫生部又派我同路去板门店参加交换病伤战俘工作。因为整理病历需要懂英文的外科医生,于是我又马不停蹄地到了朝鲜的开城。在那里遇到了郭时钦、张乃峥、方圻等熟人,他们都在那里随叫随到。我前后参加了三次抗美援朝工作,历时一年半,最后总算到了朝鲜,而且到了"三八线",这也算是我一生的最大胜利。1990年,应韩国金宇基的邀请,我与潘少川参加在韩国首尔召开的第十届亚洲小儿外科年会,借此机会我又到板门店参观,站在分界线的铁丝网前,我感慨万千。

抗美援朝使我彻底克服了恐惧思想,就算原子弹再厉害解决问题还是需要"人"。你能把上甘岭的石头削平三尺,但是你的人上不来。群众是真实的力量,我在群众之中才能感到我的力量。我相信共产主义,争取早日入党。

五、创办小儿外科——
创建一流小儿外科中心

1950 年 8 月，我可以说是单人匹马凭着"一本书、五张床"，建起了我国史无前例的小儿外科专业。固然当时得到"天时""地利"与"人和"等有利的条件支持，然而，到 1955 年新建的儿童医院开院时，北京的小儿外科技术力量也仅有我和潘少川两个人。一个是刚刚毕业 10 年的主任，才 35 岁；一个是 20 多岁的住院医师，都没有学过小儿外科。但是从北京儿童医院开院的第一天起，小儿外科就能收治复杂大病，并做到来者不拒；能做出一流水平的手术，得到国内和国际的认可。如何做到如此迅速的发展，值得介绍的经验就是"借鸡生蛋"。依靠诸福棠、吴瑞萍、邓金鎏三位国际一流的儿科专家，奠定了护理患儿的技术基础，保证了患儿的术前、术后过程安全。我本人有从吴英恺的胸外科那里学来的先进的麻醉技术，为各位专家的手术提供了当时最好的麻醉保障。外科医生只要能为专家保证术前、术后的安全，请他们来开展专长手术，他们都是求之不得的，所以当时北京儿童医院外科的技术实力都是国内一流的。多位国际知名专家都自愿成为北京儿童医院的义务编外专家，如胸科有阜外医院的吴英恺、泌尿外科有北大医院的吴阶平、普外肝胆科有人民医院的黄萃庭、骨科有协和医院的王桂生、整形科有北京大学第三医院的王大玫。在那个时代，小儿脑外科除接收很少数的外伤性颅内出血外患儿外，只做脑膜膨出和脑积水手术。我本人原是中国脑科泰斗关颂韬（北大医院外科主任）培养的总住院医师。新中国成立前夕，关老全家临去美国前，把全套脑科手术器械留给了我，那在当年也是一流设备。我自己设计了脑积水"改良

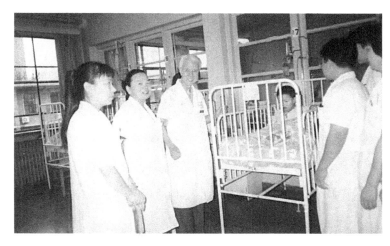

查房照

Dandy 手术"以及"单向脑室引流管"。我还曾把这些技术传授给苏联专家,帮他操作,并得到赞扬。1972 年外科正式划分专业,北京儿童医院外科的各个专业都有了负责人,已经建成名副其实的小儿外科中心。

　　我受命创建小儿外科,不但要在定点的儿童医院迅速提高小儿外科技术,并且要在十几亿人口的大国中迅速推广。这就是我另一个值得介绍的经验——"简化外科"。基层医院开展小儿外科手术,麻醉是个瓶颈。建国之初,小儿适用的各种型号的气管插管都无法买到。我与留美回国的麻醉专家谢荣发明了基础睡眠加局部麻醉的方法,使用此方法什么手术都能做。当时在进修医生中流传一个顺口溜"基加局、扎头皮、摸肚皮",掌握这些技术徒手诊疗就能开展小儿外科。例如,我简化了腹股沟疝手术,只在外环口上切一小口,直接暴露精索,就地找到疝囊,切断;近端高位结扎,缝一针外环即完成手术。手术打击很小,术后患儿吃、玩正常,几乎没有术后反应,因此可以安全地在门诊施行。我的学生中有人能做到 6 分钟结束手术。那个时期还有不少简化手术,特别是当时的多发病"蛔虫外科并发症"。1958年,在全国卫生工作会议上,卫生部以"简化麻醉,简化手术"授予我"医药卫生技术革命先锋"奖章。

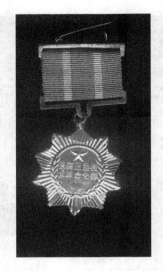

"医药卫生技术革命先锋"奖章

第六章

小故事选集

一、我的从医小故事

（一）选择学医的故事

在我幼儿时，乡村老家有个木工房，我每天都会到木工房看工人们做活，有时师傅们会给我做个小玩具，有时我也玩玩他们的工具。我能安静地看他们做活，一站就是两个小时，潜移默化地养成了爱动脑动手的习惯。小学时正值北伐战争时期，乡村小学天天唱"打倒军阀，除列强"。中学时我生活在在天津市，从"九一八事变"到"七七事变"，几乎天天都能听到"打倒日本帝国主义"。我痛恨国民政府软弱，一心想当空军报国。高中时我曾报考过空军，但因视力不合格而落榜，感到非常失望。同时看到国民政府的腐败，我产生了"不为良相，宁为良医"的想法。

1938年我报考大学时，北京大学、清华大学和天津的北洋大学等名校都被日本人关闭接管。只有北平的燕京大学、辅仁大学和天津的工商大学三个学校可报考。那个年代我只希望选择一份自由职业。我幼年喜欢动手，对美术感兴趣，于是报考了燕京大学的医预系、辅仁大学的美术系、工商大学的建筑系，有幸全都被录取。因燕京大学最先发榜，我就先到燕京大学报到，并决定转考协和医学院，从此走上了学医的道路。然而，道路并不平坦，1941年我考入协和医学院，1942年就因太平洋战争，学校被日本侵略军占领，勒令学生转学。

1942年大年初二，我只身一人从天津逃亡到上海投奔圣约翰大学，1943年日本侵略军接管了圣约翰大学，我又急忙转学到上海医学院，1945年结业后到北京中央医院实习。1946年毕业后，国民政府不承认沦陷区学历，勒令甄审考试。由于接连发生的解放战争，使我与上海医学院失去了联系,1947 年暑假考试结束后,我还未拿到毕业证书,直到 1993 年,我以小儿外科专家身份访问中国台湾时,当地要我的毕业文凭复印件,我才拿到上海医学院补发的临时"1964 年毕业证书"。尽管道路坎坷,我最终还是当了医生,有志者事竟成,不欺我也。

(二)火车上的故事

我在上海读书时,寒暑假都回天津家里休假,两天两夜的火车,同座们天南海北聊个不停。大家知道我是学医的,都愿意和我聊聊卫生常识,特别喜欢听我讲生理解剖知识。我原以为这种枯燥的理论非专业人士不会有兴趣,也听不懂,事实上大家都愿意听,并且他们教会了我怎样用大家都懂的词句去解释。就这样,我每次开讲都能招引不少人来听,而且讲个没完。这不但启发了我对科普的认识,也锻炼了我讲科普的能力。因此,我不但在火车里随时找机会宣讲我知道的医学知识,还常常在其他场合成为人群中谈话的中心。这也塑造了我后来行医的风格,做医生以后热衷于做科普,写了不少科普短文,在 20 世纪 90 年代被评为"突出贡献的科普作家"。

(三)上海(海关社区)名医故事

1942—1945 年,我在上海读书,寄宿在海关社区的亲戚家。海关社区朋友家的小孩种痘、打预防针以及看病等都找我。因为我在医院学习,买药、找大夫都很方便。我一有时间就为他们细讲医学道理,为他们买药、打针;有病陪他们找大夫,办住院手续。找我的人越来越多,有的人明知我看不了病,但急需住院的病也会先来找我。我尚未毕业就成了远近闻名的"名医"。孩子的病治好了,他们都把我当成亲密的家人。至今仍有不少当年的患儿每年来看望我。

我给他们看病,也提高了自己对医疗工作的认识。尤其是妈妈对生病孩子的感情,给我留下了非常深刻的印象。那个年代孩子很容易生病,妈妈对孩子的微小变化,观察很仔细。那时的医学水平不高,

6个月以内的婴儿如果患肺炎,几乎无一成活。妈妈总是哭得死去活来,几个月没有笑容。妈妈不高兴,连累街坊四邻都高兴不起来。

(四)天津(中和医院)名医故事

1944年暑假,我回天津后由于被水灾阻隔,不能返回上海,于是在原协和医学院老师方先之名下实习了三个月。帮他看门诊,上台做手术助手,给住院病人写病历(当时都用英文)。因为我在上海有看病的经验,懂得如何接待病人,陪他们跑腿,并且善于给病人讲解疾病,很受病人欢迎,有的人专门找我看病。那时的天津天和医院外科是方先之与张纪正创立的。张纪正原是协和医学院著名的胸外科专家,人称"C.C.Chang"。我叫张金哲,那时的签字也是"C.C.Chang",于是就出了一个"小 C.C.Chang",在天和医院出了名。看来名医不一定只有技术高,服务好也是名医。我帮方先之老师工作,既能增加收入,又受病人欢迎。我颇得方大夫及原协和医学院老大夫们的赞赏,为我毕业后加入北京老协和学派打下基础。

(五)白喉患儿的故事

1945年,我在北京中央医院当外科实习医生。某夜值班,我的一位中学老师抱来了他周岁的孩子,孩子患有白喉,呼吸困难,全身青紫,应该急行气管切开。我找来上级医生,他说我院无人能做婴儿气管切开的手术,嘱打强心针而去。眼看着患儿死在急诊室,老师无奈抱着病逝的孩子离去。此事使我多日不安,为什么医学书上常规强调急行气管切开,而我们医院做不了?这里多是著名的医生,难道水平比美国差?这是医院的耻辱,也是医生的耻辱。

(六)皮下坏疽的故事

1949年,我在北大医院做外科总住院医师。当年北京各医院产房婴儿室都流行耐药性金黄色葡萄球菌化脓性皮下感染。该病发展快,三日内扩展至婴儿全后背,患儿因败血症死亡,无一例幸免,而且传染速度很快。各院只要发生一例,便要立刻关闭产科两周,彻底消毒。当时,得了该病的患儿只能任其死去。我身为外科总住院医师,外科情况都经过我会诊,于是我和病理科教授研究,病理上患儿对感染无局限能力,只能尽早切开病灶,延缓扩散。但是西医讲局限才能切开,中医讲熟透才能切开。发红就切开,违反医学原则,无人同意在患儿身上试行。1949年8月,我的女儿降生,虽然第二天就出院了,但仍染上此病,我孤注一掷立刻为她切开病灶,深达筋膜,放出一些血水,她竟很快痊愈,伤口一周愈合。有此一个成活案例,我敢不经请示和批准连续治疗了几个患儿(包括门诊及外院会诊),患儿都得到了救治。消息很快传到各地,纷纷报道成功病例。此事虽违反了传统规律,但也说明小儿外科有其特点,需要有人研究。

(七) 首届全国卫生工作会议的故事

1950年8月,我国召开首届全国卫生工作会议。同时在天坛举办卫生工作展览会,北大医院参加了筹备工作。那时我刚做完总住院医师,尚未安排工作,学院就派我具体负责筹备展览会,画展板,做胡传揆院长的代表及会议的陪同秘书。在一次预备会上参会人员讨论妇幼保健问题,我介绍了北大医院小儿手术死亡率高达30%(同时成人手术死亡率不过5%),诸福棠教授提出要成立小儿外科,请胡院长支援一个外科医生。胡院长就指着身旁的我说:"他行吗?"我当时表示同意。消息立刻传到北大医院儿科,全体欢腾。儿科主任秦振庭教授立刻在儿科病房划出五张床作为儿外科病区,同时给了我一本她从美国带回的《小儿腹部外科学》。外科主任王大同安排了门诊时间、手术台时间及轮转外科住院医师,就在8月1日抢先正式挂牌成立小儿外科。牌是挂了,但我还在开会,门诊也无人挂号,只是偶尔有儿科或外科医师转来的会诊患儿。会开完了,小儿外科也濒临倒闭。于是我只得把小儿外科门诊与小儿内科门诊并为同室,没有外科患儿我就看内科;病房主要是接收内科会诊转来的患儿。直到年底,一个窒息的脑膜膨出患儿被我救活,当时被讹传为"切了一个大脑袋",使我名声大振,小儿外科才站住脚跟逐渐发展。到1955年迁往新建的北京儿童医院时,小儿外科病房已扩大到18张病床,门诊需要两人接诊。因病床数量不足,疝、包皮、直肠息肉等手术都改在门诊进行。专业医生方面已有了潘少川,成为科内的支柱。

(八)"切大脑袋"的故事

1950年年底的某夜,一个产妇生了一个脑膜膨出的畸形儿,膨出的巨囊比患儿的头还大。孩子出生后出现窒息,造成全身青紫。手术室护士紧急找我会诊。我立刻进行手术切除膨出,修复枕部,并收入小儿外科病房。产妇出院时给婴儿检查,未发现任何神经性后遗异常,婴儿生长发育一切正常。以后每年随诊均未见异常,不过大家仍称她是"切大脑袋的孩子"。因为这个手术当时在院内被当作新闻传播,逐渐被传为切了"大脑袋"患儿起死回生,于是我和北大医院小儿外科名声大振。同行因此知道北大医院有个小儿外科,纷纷转来病人。病人听说北大医院有个张大夫能为小儿做手术,连脑袋都能切,甚至远道来求医。随着新闻不胫而走,科室声誉也逐步建立起来。

(九)接待病人的故事

1. 礼貌待人善交朋友

善交朋友是行医的基本条件之一。我第一次翻开医学教科书《克氏外科学》,扉页上印着"friend first,then surgery(先交朋友,后做手术)",说明这是临床医学的第一课。颜福庆教授讲"治疗学"时,强调接待礼貌。病人进门医生要起立,讲"Good morning! Please sit down. I'm Dr.Zhang.How can I help you? "(当时都讲英文)。我在上海读书的那两年,业余时间给朋友的孩子看病,也深深体会到交朋友和看病的关系。妈妈们真把你当成"过命的朋友",对你百般信任、寄予希望。使你无法摆脱责任,不得不千方百计地为她们想办法解决问题。在后来的行医过程中更使我巩固此思想、养成习惯。不但督促自己提高治病的效果,也迫使自己积极提高医疗技术。有一次,我陪一名患儿妈妈找陈景云教授会诊,全程我一直陪着她,不时帮助她解释,这位妈妈千恩万谢。陈景云教授讲:"病人看病不是只找你检查和开处方,而是找你帮他解决问题,只有懂得这些,你才真正懂得了如何做医生。"

2. 展示水平

接待病人首要目的是争取病人的信任,特别是医疗技术方面的信任。这也是医生素质的根本表现。

看病讲究八个字:"爱、敬、谦、诚"的品德修养和"言、行、风、貌"的行为锻炼。对患儿有爱心,对家长要尊敬,对同事要谦虚,对工作要诚实。然而,这些好的品德要通过行为来表现,除了一般生活道德要求以外还要提高相关的医学素养。有对病人系统讲解医学问题的口才,能展示行家里手的医疗技术操作。如行肛门检查能让孩子配合,不哭不闹,很快查完,事先准备手纸擦拭清洁,使患儿身体及现场干干净净;又如为婴儿摸腹层次步骤分明,检查结果使家长共见。一切检查都要有熟练的操作程序,不但要有科学性,还要做到艺术性,使患儿家长感到像在欣赏艺术。如果患儿不合作,检查杂乱无章,粪便、尿液沾满身体和病床,家长的印象则可能是"医生笨蛋"。

三分钟口才与印发小条:我在朋友家里给病人讲病,时间充裕可以反复细讲,还可以解答家长提出的问题。但在医院门诊就感到时间不允许。后来随着门诊量的增大,要求六分钟看完一个病人,从而培养了我的"三分钟口才"。对于常见的病情解说,我都会事先整理一个简单的提纲。几十个字,包括症状、病因病理、诊断治疗及预后,印成小条,照条讲述。最后把小条送给患儿家长,让其回家仔细看,不明白处可找个人讲讲。到别处看病也可拿出此条请其他医生参考。六分钟使病人了解重点、明确方向。事先准备印好的小条,反映了我们对此病有经验、有准备,诊疗有把握,敢于给家长具体凭据。既增强了家长的信心,也帮助自己提高了能力。

小条举例如下。

小儿皮下淋巴结增大——正常反应

- 部位:耳前、发际、颌下、颈侧、腋下、腹股沟。
- 大小:不超过1厘米(成人食指指甲大小)。
- 形状:正常长扁如扁豆(半球栗状则为病态)。
- 触摸:无痛、活动、有韧性。

以上为正常增大反应,不需要治疗。坚硬增大应做活检。

婴儿习惯性斜颈——胎位性畸形

- 头颈部活动均能自由到位,枕骨两侧对称不偏斜(可以排除肌性、神经性、骨性等器质性斜颈)。
- 1岁内自然痊愈,睡眠后头颈运动可避免肌肉短缩(睡眠时平卧,搬动头部,左右转、左右歪各10次)。
- 1岁后不愈需要尽早检查确定是否有器质性变化。

幼儿腿疼——胎位性罗圈腿畸形

- 新生儿小腿内弯,幼儿时膝外翻、膝韧带松。
- 偶有一个时期傍晚腿疼,次日早晨恢复正常。
- 检查活动正常,无压痛,无佝偻病体征。

多为胎位性畸形,5~6岁后进行自然矫正。促进早愈应鼓励运动,避免过劳。

儿童腹痛——过敏性肠痉挛

- 腹痛时间不长(十几分钟,极少超过两小时)。

- 痛过后吃玩如常,能跑能跳,医生检查无病。
- 长年发作也不影响生长发育。

多为痉挛性过敏体质,2~3 年内自愈。连续发作影响生活可用脱敏解痉药(每 4 小时一次)。腹痛超过两小时需要看急诊以防漏诊急腹症。

幼儿大便带血

- 粪便或手纸见少量红血,无痛、无泻、无贫血。
- 为出血性过敏体质,指检可能有淋巴滤泡增生或良性息肉。
- 等待 1~2 年自愈,低位孤立息肉可用手法摘除。
- 贫血或有症状可考虑结肠镜检或钡灌肠,排除血管瘤或息肉症。

婴儿假性痔疮——暂时性肛周血管扩张

- 排便时肛门口内出现青紫色豌豆状软包,2~5 个,用力时翻出,排便后立即消失。
- 无疼痛、不出血,不需要治疗。
- 2~3 年会逐渐自然消失,不影响健康生活。
- 避免粗暴擦拭肛门,防出血或感染。

三段排便训练

目标:每天定时排便,5 分钟排出,一次排空。

第一段:定时排便(坐盆)。

第二段:5 分钟不排出则注入开塞露。

第三段:排完后再注入开塞露。

如果第一段已能排便则免除第二段的开塞露。

第三段后只排开塞露无粪便,连续三天,可免除第三段的开塞露。

每天监督排便,坚持一年。隔周某次便后注开塞露抽查排空。

通讯联系:请写明患儿姓名、就诊时间及现时问题

传真:59718615 张金哲

地址:北京西城南礼士路 56 号北京儿童医院 100045

E-mail:jinzhezhang@sina.com

预约门诊:59718775(直通),59616161 转 2966

3. 透明行医的故事

2002 年,《美国小儿外科杂志》刊登过一期关于透明医学的专题讨论,同年我参加在印度召开的第二十八届小儿外科年会就有关于社会医学、医学伦理等的专题报告,并提出"OPEM(open practice & evidence-based medicine)"一词。可以看出,透明行医正在国际上极速发展。我国现行的"医疗事故条例"中明文规定了"病人有知情权",病人有权要求充分了解病情与一切医疗措施。我仔细回顾了一下我的行医模式,早已自发地在很多方面施行了透明医学。我给病人"小条"就是把我的诊疗思路向患儿家长公开。我在门诊看完病向患儿家长宣读病历记录,请他们核对;尽可能地请家长参与局部检查,与家长共同选择治疗方法,分析三方九点定案,必要与可能时请家长或患儿参加医疗操作(如揭开敷料等)。从神秘行医转向透明行医,充分展示自己的技术水平,这无疑是个进步。在此基础上我做了系统总结,整理了小儿外科透明医学试行方案,并在《临床小儿外科杂志》上发表。

4. 治病与治病人的故事

无病就医告大夫:医生治病首先要了解病情的轻重缓急,真要治病时,还要了解病人的个性、家长的条件与社会情况。我做外科主任时,某日在门诊一位患儿家长怒气冲冲向我告状。他说:"我不远千里由本地医院介绍到你们这里看病,你们的大夫说没病。我拿出转院病历和 X 线片,他看都不看,只说没病,就叫我们回去。我说你们看不了,就请退费。他说不能退。难道这里是霸王医院?"我请他把孩子带过来让我看看。原来是一个学龄儿童,半年来偶尔腹痛,多次去医院,仍然偶尔腹痛,无好转,转来我院。我逐页看了病历和片子,请孩子上诊台,为其做了全身检查,特别是一层层由浅入深摸肚子,最后慢慢压下肚脐触到腹主动脉搏动。我问孩子是否感到跳动,能否数出次数。叫家长也把手压在孩子脐部,慢慢压深,问家长是否触到跳动。查完后请患儿下台蹲下,再让他用力跳高。然后对家长讲:"你摸到的跳动是腹主动脉,是脊梁骨前的大血管。你能摸到跳动可以说明3个问题:①肚子里没有硬块,如果一个小瘤子顶起来你就摸不到跳动;②肚子里的东西都不肿,如果肠胃或系膜肿胀,隔在中间,也摸不清跳动;③肚子里丝毫不痛,如有疼痛,他会不自觉地抵抗,也不能摸到跳动。可以放心,腹内无固定性病变。孩子现在生活、活动基本正常,能蹲能跳。半年来营养状态良好,精神活泼,可以证明这个病对你孩子的健康影响不大。偶尔腹痛,很快自愈,不耽误学,不妨碍长,可以不必担心。这是学龄儿童常见的过敏性肠痉挛病,不用治疗一两年内可自然痊愈,疼痛发作时休息片刻即可。万一疼痛严重,或一小时都不缓解,及时去医院看急诊。因为过敏的孩子也可能发生阑尾炎一类的病。医生诊断无腹内病变,但疼痛不止或发作频繁,也应该用些解痉脱敏的药。这些药当地都有,你的病历上每次都有不少这类药,说明他们诊断用药都是对证的。但是本症自然消退得快,药还未起作用痛已自停,下次再痛,药力已过,所以我不建议用药。只有连续发作影响生活、上学时才定时连续服药,即使赶不上发作,也可减少次数,减轻疼痛。"然后我把意见写在病历上,当面宣读请家长核对。最后亮出我的绝招,给家长一张小条。他交了诊费,总要拿点东西回家。在家长面前我不提那位医生,事后我也不批评那位医生。但是我注意到那位医生根据自己的情况也总结了一套有效的看病方法。

随访吃了闭门羹:1974年我们做了一例连体儿手术,双获成功。每年都派人下乡随访,二十来年不断。开始患儿家长及村里干部都热情接待,后来渐渐冷淡,有时患儿也避而不见。最后一次随访时村干部正式提出,请我们勿再随访。因为患儿正在交往朋友,希望保密。我院内科有糖尿病家长会、风湿病夏令营,甚至偶尔会举办白血病恳谈会。我们外科拟组织肛门术后家长会,交流排便的家庭护理经验,初步酝酿即遭广大家长拒绝。看来人们对先天性畸形仍有误解和迷信,还需要提高小儿外科技术在群众中的威信,不断加强科普宣传工作。

(十) 诊断技术(品牌绝招)的故事

1. 北京(小儿外科)三绝故事

20世纪60年代初,北京儿童医院外科进修医师中流传一个顺口溜"基加局、扎头皮、摸肚皮",在北京学会三个绝招回去就能开展小儿外科。

当年我国被西方发达国家封锁,各地都没有小儿外科专用器械,这三招土办法使全国各地都开展了小儿外科专业,现在这已成了历史故事。科学进步了,技术退步了,这也是历史发展的规律。回忆旧的故事,启发新的故事。

2. 白大衣口袋的故事

为了与病人交朋友,向病人介绍自己,我用墨笔在白大衣胸前衣袋上写了"外科张金哲"五个大字。胸前衣袋内装满门诊小条、笔、医用图章。两侧大衣袋内分别装有检查伤口的器械、手套、手纸和擦手毛巾、药物手册以及准备送给孩子的玩具,平时共重2.5~5公斤。

3. 小作坊的故事

开始创建小儿外科时,我可谓是白手起家,又赶上西方发达国家对我国的封锁,小儿专用手术器械有时只能自己制造或改造。于是,我在宿舍的座椅扶手上装了小台钳,陆续购置了钳工、木工、电工等需要的一些小工具。开始把成人用的器械改小,例如把成人的麻醉喉镜锯掉半片,改成各年龄段都能用的插管喉镜。用罐头盒焊成小儿用的往复式麻醉机,用橡皮手套做成婴儿呼吸皮囊。因为买不到钠石灰,自己设计自己制造了低阻力单向麻醉活瓣。后来市场出售的巨结肠环钳,最初的成品模型也出自我的"小作坊"。这个"小作坊"为我开创小儿外科立过汗马功劳。现在国家有先进、规范、卫生的用品供应,已禁止私制或使用非法用品,但"小作坊"精神仍有其历史意义。白求恩就说过,一个外科大夫,至少要能做木工活。我们是法治国家,在合法的范围内,自主创新是党的号召。

4. 假日巡诊的故事

我做总住院医师时,星期天上午要带领全体住院医师做一次全科巡诊。我到儿童医院做外科主任,住在医院的单身宿舍,不分昼夜随叫随到,星期天仍施行假日全体巡诊。虽然后来我当了专家、教授、院士,并且病房已分了十几个小专业,我本人也不在医院居住,但仍然坚持周末及假日由医院派车接送我,按时主持巡诊。直至 2008 年北京奥运会期间,我院一些车被调用,派车困难,才停止了我的假日巡诊。事实上,2008 年我已年近 90 岁,耳聋严重,不能骑车上路,坚持巡诊也有困难。大家都认为我该停止巡诊,但我不提出停止,别人也不好提。其实从身体上来讲,我也早感到应该停止巡诊了,但我觉得假日巡诊的传统仍值得保留。假日期间,一位技术领导带领众人见一见住院患儿和家长,给他们加强信心。技术领导可能会发现问题,医生能及时请示决策,患儿家长也有机会反映意见。巡诊发现问题,及时处理,免得值班医生被动。现在小专业划分得太细,各自独立,借着巡诊也可保持沟通。

以上三项称为"个人三绝",即白大衣口袋,小作坊,假日巡诊。纯属孤芳自赏。

5. 开发"孩子诊断技术"的故事

转移孩子的兴趣:给孩子检查首要是争取配合,请妈妈和孩子商量,争取患儿的同意。也有的部位需要请妈妈代为检查,某些涉及活动功能的检查应该引导患儿自我展示。医生通过"望"和"问",基本上能作出诊断。需要动手检查的项目最好等患儿同意或设法转移患儿的注意后再进行。传说我会变小戏法来哄孩子查体,这确实是个办法,但我用得最多的方法是给孩子一个玩具,他玩儿玩具我做检查。顺手拿一支笔、一块糖、一个小夹子,什么都行,要看患儿的年龄和兴趣。例如,近来冰淇淋盒内会有赠送的成套小玩具,我经常放几个在衣袋内,随时送给患儿,"换取"查体。当然,最主要的还是检查技术要轻柔熟练,保证孩子无痛无恐。

摸腹神手:1958年,我院正式招收全国进修医师,他们看到我靠摸摸孩子的肚子,就能准确诊断阑尾炎,并且知道是否穿孔,是否粘连局限,对于哭闹不合作的孩子也无失误,惊呼为"神医圣手"。他们认为学会小儿麻醉、小儿输液和摸肚子,回去就能开展小儿外科,在当时称为"北京三绝"。后来我在外科杂志上公开发表了关于小儿急腹症诊断方法的文章,其实并没有什么神秘,我称为"对比检查法"。两手同时摸两个可比较的部位,看孩子的反应,可以判断压痛、紧张及其位置与范围。有固定的右下腹麦氏点压痛紧张,自然可以想到阑尾炎。做一个肛门检查,摸到阑尾(学龄前孩子都可摸到)或局部肿厚就可以估计到局部粘连浸润。诊断的目的是治疗,从症状分析到病理,针对病理结果制订合理的治疗方案,步步都有客观依据,这就是循证医学。当然具体检查技术与艺术也不可忽视,轻柔无痛是基本技术,摸腹以前先暖手也不可忽视。医院条件不足时,我自己还置备过各种暖手器。

拉胡琴的技术与配眼镜的故事:小儿肚皮较薄,腹肌较弱,腹内脂肪沉积较少,我能感到各层的肿物、肠型及其张力。特别是震颤传导试验鉴别腹胀、肿物、局限、弥漫和内容物的实、水、气性质。我会唱京剧,能拉胡琴吹笛子,双手每个手指都会震颤式快速连击,可以做出不同性质的叩击。从震颤传导的性质与范围,可以鉴别腹水或囊肿、肠管胀气或实性肿物。若说"神手",也许这种技术是我的特技,现在这些技术均趋于淘汰了。B超检查成为常规检查项目,完全可以代替摸腹,并且更准确。然而,亲自摸腹仍有一定的作用,我们要求做B超前有个目标,B超后做个核对。任何仪器检查,必须以人为核对为准。我有一次配眼镜,带上不合适,用最先进的仪器反复核查,配好的眼镜与我的双眼屈光度数完全一致。最后请经理来复查,发现左右镜片装错。仪器检查虽然正确,但这是给我这个人配镜,不是给仪器配镜,必须符合我的眼睛,让我看得清。

透明循证的故事:过去看病医生宣布诊断、下医嘱,家长只是照办。现在多数家长希望了解诊断根据与预期效果,国家法律也有对病人知情权的规定。诊断的依据首先是病史,特别是孩子的病史要靠家长代述。但是,有时家长对病情的认识与希望治疗的效果,与医生的理解不一致,彼此沟通核对非常必要。我遇到过一个患儿,面部有一个小血管瘤,受社会恐癌思想的影响要求切除。我详细询问妈妈后,得知孩子8个月,左颊部有核桃大高出皮面的红色肿瘤,两个月内稍有增大,以后基本无变化,也无任何不适,洗脸擦拭均无妨碍,听人说是血管瘤而来就医。我检查局部表皮完整,不能压缩,红色肿物表面已有少许散在白线。我一一向妈妈展示,请她也参加检查。病历上我做了重点描述,写上印象为毛细血管瘤,建议等待自然消退。然后向妈妈宣读,征求她的同意并认可。给她立下字据,加强其信心,让她耐心等待。并向她讲这不是瘤,而是畸形,对健康生长无害,只是美容问题,一般一两岁内会自然消退。任何治疗也不如自然消退能保持美观。孩子一周岁后毛细血管瘤果然消退,全家都来感谢我。其实患儿在找我看病以前,也有医生建议他们等待可自然消退,但透明循证做的不到位,家长不肯相信。做任何决定都要把根据和道理展示明确,任何检查都要交代为什么做,结果如何,影像化验要讲清正常标准与孩子的数据。但是目前很多查血化验的仪器,是电脑程序设置的,一滴血可以出几十项结果,不少结果与本病无关,家长看不懂,并且医生也常不全懂。对于家长的提问不能简单地讲“无用或不懂”,要解释这是科学的进步。虽然某些项目与本病无关,但与过去的单项检查相比,不会多取血,也不会多收费。

训练系统分析的故事:化验单中罗列出很多检查数据与信息,医生需要进行整理分析。要有顺序和规律,才能不漏不乱。而且每一步分析都要请家长理解、核对、认可,这样可以避免误解。即使判断错误,也有谅解的余地。我一般采用的规律为“病情,病位,病理”三步分析法。幼儿园孩子腹痛哭闹,断断续续出现厌食、卧床、低热已经一天,检查不能合作,就诊时观察一般精神反应正常。第一步,判断"病情"。不属危重抢救,也不是短暂的功能紊乱,门诊处理后立即回家,一天以上不能正常生活,应考虑有器质性病变。第二步,分析"病位"。应考虑为消化系统腹部器官,腹部各处反复多次对比,检查锁定右下腹有"三固定"的压痛紧张(固定的疼痛、固定的部位、固定的范围),突出在麦氏点阑尾位置病变。第三步,分析"病理"。按局部器官可能发生的病因,如创伤、感染、畸形、肿瘤及其他,系统地逐项对号分析,突然自发的压痛、发热应先和感染对号,于是即可诊断阑尾炎。所谓系统逐项对号就是要求把创伤、畸形、肿瘤等逐个排除。有时明知如何诊断,也要认真逐项排除,以免主观漏诊。此时诊断涉及是否手术,阑尾穿孔局限,甚至处于脓肿初期,手术弊大于利,应该避免。可以经肛门检查摸到阑尾(较小儿童),摸到粘连固定、局部肥厚,甚至有肿物形成,可疑时已上手术台,麻醉后肛门检查阳性,临时停止手术。这些技术运用熟练后可在几分钟内准确完成。在手术台上,我常常和大家一起"猜测"腹内情况,开腹后核对,以训练外科医生术前精确诊断的技术,培养互相核对的习惯。现在是 B 超查腹的时代,手法诊断日趋退化,但系统化的分析观点不能退化。

(十一)治疗技术的评价展示故事

1. "三方九点评分"的故事

一名 4 岁患儿,胃重复畸形,无症状,决定施行手术。这对患儿就是一个损害,必须从三个方面进行评价,即疾病的危害、手术的效果和手术的危险。为了寻求一个量化的参考标准,我们把每个方面各分为三级,称为"三方九点评分"。总数不足 5 点,手术的理由就不充分,如下内容。

手术目的:救命 3 点,解痛 2 点,心理 1 点。

预期效果:满意 3 点,改进 2 点,不显 1 点。

失败危险：无效 3 点，损害 2 点，致残 1 点。

总分不足 5 点，手术价值存在疑问，出现 0 点将一票否决。

以上文中的患儿为例，做 B 超时发现幽门前有一个橄榄大小的囊肿，诊断为先天性胃重复畸形。无任何症状，4 年来吃、玩、生长发育都正常。经当地医院介绍，家长远路求医，要求手术以除后患。入院后我查房，重点讨论此病例，并请家长参加。按"三方九点评分"进行分析。

首先患儿无症状，治疗无目标。手术希望解决什么问题？只是担心囊肿增大后堵住幽门，出现囊肿穿孔，发生癌变。患儿已经健康生活 4 年，毫无不良趋势。以现代的医疗条件，堵住幽门随时可以解决；囊肿穿孔也不可能立即威胁生命；癌变毫无根据，成人胃癌不少，但未闻来自重复畸形。主要问题是病灶不除，家长的精神负担难以摆脱，孩子并不知道。"疾病危害"最多能评 1 点。如果手术很简单，像切阑尾一样，通过腹腔镜，举手之劳就可完成，解决精神顾虑，也许有人认为值得。可惜手术比较复杂，术后会留下瘢痕，导致腹内粘连，这样就没有精神负担了？手术的危险性虽不至危及生命，但所造成的损害和痛苦肯定比疾病本身的危害性大，这是肯定的，所以评分当然不高。无论如何也凑不上 5 点。病灶存在就给 1 点，这是生物医学的旧观点——"以病为本"。人文医学治病应该"以人为本"，从孩子角度出发，则疾病的危害评分应该是"0"。九分法中有一个"0"，就应一票否决。对于家长的精神负担，应该解决家长的思想问题，让孩子受害，不合情理。逐项与家长共同分析后，家长接受意见，欣然出院。

2."慢性脱水"的故事

20 世纪 50 年代，新生儿胃肠道畸形十分常见，临床表现为几天来呕吐，不吃不喝。临床检查为明显脱水，眼眶塌陷，眼闭不严。但患儿食欲很好，哭声响亮。住院后输液矫正，会很快发生肺炎，最后因呼吸困难而死。术前几天不吃不喝只吐，患儿没事，输液矫正后反而死亡。多次尸解发现死亡原因为急性肺水肿。临床上发现没有死亡的患儿，脱水严重，一旦输液，马上出现水肿，立刻停止输液，不久又很快脱水。血液检查发现血液浓缩与低蛋白血症，出现低张脱水，我们称为"慢性脱水"。基本病理表现为营养不良引起低蛋白血症。细胞内钾离子减少，细胞外钠离子也会降低。血液中渗透分子减少导致渗透压降低，水分外渗排出，排出不及时，则表现为水肿，肺水肿是全身水肿的一部分。肾功能正常时水肿能很快消退，血液为低张，内外张力平衡，又表现为低张脱水。长期营养不良应该贫血，查血反而血红蛋白超高，说明血液浓缩，同时血量减少对循环更不利。紧急输液向细胞外大量补钠，但不能向细胞内补钾，水不能存入细胞内只能表现为细胞外水肿，逐渐经肾脏排出。肺水肿有时消除缓慢，极易在此基础上发生肺炎。后来慢性脱水的患儿，限制输液。特别是输液速度减缓，维持轻度脱水状态。术后再慢慢补充蛋白从而纠正细胞内钾离子的不足。

另一种情况是术后循环不良出现休克，患儿面色苍白，常常被误认为术中失血，快速输血反而促进死亡。如果查血可以发现血红蛋白偏高，实为术中水分蒸发严重，输液不足造成血液浓缩，血量不足。此时应该先输液，查血后再决定输血。

3. 食管闭锁致死的故事

患儿因食管闭锁而死亡，死亡原因主要是出血性肺炎，源于食管闭锁手术后体温不升。新生儿手术暴露于冷空气之中，常被忽视，以致体温不升，术后发生新生儿硬肿病，发现也不及时。20 世纪 60 年代以前，食管闭锁患儿无一成活，全部死于术后肺炎（病理证明为出血性肺炎），按一般新生儿肺炎处理方法均不奏效。尸检见肺叶以实变出血，此为主要死因。结合临床观察，患儿术后呼吸微弱，胸部受硬肿变化及切口疼痛影响，运动幅度很小，根本不能咳嗽。分泌物滞留导致感染，使肺发生实变。医生认识到问题后，应注意避免术中低温，术后迅速复温，定时正压给氧，频繁吸痰，刺激咳嗽与哭闹，预防肺炎发生术后均能成活。此事以后，患儿术前、术中、术后体温护理被列为重点,术后定时刺激咳嗽、吞咽成为常规。

(十二)《新编接诊学》诞生的故事

1. 医患矛盾的研究

我在多年行医中,经常遇到三个矛盾,即生与死的追求、顺势或对抗的治与养、治疗方法的新与旧,确实很难选择并作决定。然而,治病时必须落实,医生要观点明确,最忌模棱两可,不敢负责。我曾遇到一个先天性巨结肠患儿,男孩已是学龄前儿童,入院时腹胀如鼓,半昏迷状态。四肢骨瘦如柴,眼眶深陷,脉细弱,典型慢性脱水征。入院后输液稍快就会出现水肿、呼吸困难。医生向家长解释,病情垂危,急需行肠造瘘手术,并且救活的机会非常小。几个家长意见不一,以放弃治疗为主,不肯在手术知情同意书上签字。等待过程中患儿经抢救有所好转,能睁眼和妈妈讲话,于是妈妈决定签字手术,但是要求尽量非手术治疗。因为患儿曾有过一次腹胀垂危经减压禁食而愈的经历,考虑患儿恐难承担开腹手术,如果手术,能否用先进的腹腔镜方法完成?问题提的水平很高,将了医生一军。主治医师请我出马。我讲:"治与不治听家长的。如何治,要听大夫的。"是否手术?什么方法?要看医生的把握,主治医师最熟练最有把握的方法才是首选。垂危抢救,目标是"留得青山在",底线是不能死在手术台上。有关的医护人员与家长坐在一起讨论,由我拍板。最后患儿还是开腹做了回肠造瘘减压术。术后一度好转,三天后仍因器官衰竭死亡。事后,孩子的父亲特别向我道谢,他说:"孩子的病全家争论不休,其实谁都明白,谁也说不出口。多亏您作出决定,合情合理。大家都尽了心,出了力,孩子大人都未太受罪。都很满意,特来致谢。"

2.《新编接诊学》的诞生

《接诊学》失传的故事:接诊一个病人包括四步工作,即礼貌沟通、落实诊断、确定治疗、实施操作。医学生必须学会接诊技术才能做一个能治病的医生。在我学医的时代,这门课是毕业前一年的全年必修课程,分散为多种形式授课。治疗学课程中讲礼貌接待以及医嘱处方等具体方法。我读书时是颜福庆教授每周一小时亲自讲述。诊断分析与治疗计划,从主诉症状检查落实到具体疾病和现实病理,由各科教授通过实际病人进行临床讨论和讲授。实施操作的学习是通过临床见习及动物外科手术来完成的。后来临床课程增多,把治疗学课程挤掉了,临床讨论也多变成临时补课,动物外科临床前操作实习,也都改头换面逐渐取消。于是医学生直接进病房实习,通过在病人身上实践,学习如何做医生。有的单位进病房前请老医生讲一堂医德课作为岗前教育。初次接触病人,有的医学生会战战兢兢,领导会也担心出事。当时我国香港的医院用模型来训练操作技术,我们曾派护士去学习。有一次他们的老师为学生示范扎婴儿头皮,血管扎不进去,我们的进修学员一针成功。老师感叹地说:"这技术需要扎多少孩子才能练就啊"。

《新编接诊学》的故事:医生如果直接理直气壮地拿病人实习,那么会引起病人的不满。2010年首都儿科研所的范茂槐所长、陈博文研究员看到我编写的《小儿门诊外科学》一书中关于"小儿外科接诊学"的内容,就找我商议写一本关于接诊学的书,作为社区医院岗前培训教材。希望学员经过完整的学习、准备后,再接触病人,能增加一些自信心,在病人面前不致毛手毛脚。但是《接诊学》已失传半个多世纪,学过《接诊学》的医生也都早已退位。我找了我的同班同学,包括我在内共4人(如今都已年过90岁,只有我还看病人),他们公推由我编写,他们参与修改并提出意见。《新编接诊学》就这样诞生了。

(十三) 几个具体病人的故事

1. 泄殖腔畸形

1984年,一个农村教师的八岁女儿,患先天性泄殖腔畸形,该病又叫"一穴肛",大小便失禁,来北京求医。当时患儿的主要问题是肛门狭窄,腹内积粪膨隆,随时会挤出大便。于是我首先施行肛门成形手术,以后分期修整其他畸形。肛门手术成功,伤口愈合及排便控制功能均满意。正待出院,恰值美国波士顿儿童医院外科主任 Hendren 来我院访问。Hendren 主张小儿一期完成一穴肛全部成行,否则成年后盆腔无地容纳阴道成形术,即便如此,结婚前还需要适当修理。我当时请他做完全部手术,他做手术很细致,从早晨 8 点做到晚上 8 点。做了回肠末端 40cm 肠切除吻合。带蒂的 40cm 回肠分为两段:一段作为扩大膀胱,同时延长膀胱颈与后尿道,解决尿失禁问题;另一段连接子宫颈做阴道成形术。随着孩子逐渐长大,对小便控制要求提高,我又做了几次修理手术。为了让患儿顺利结婚,我又扩大了阴道,使她按时结婚,并且领养了一个孩子。此例反映了一个问题,即美国不把长时间的小儿麻醉视为问题,而当年我们很少给孩子做 12 个小时的全身麻醉。在美国,多次手术费用太高,而在我国特别是此例农村教师的孩子,后来的手术全部免费。先天性畸形,应尽早一期彻底解决。

2. 尿外渗、象皮肿

几乎同时,另一个学龄期男孩因先天性无肛、尿道瘘在外院手术。术后尿道瘘复发、狭窄、尿外渗感染,多次手术修复失败。来我院时,会阴、阴囊、大腿内侧多处脓窦,漏尿,皮肤呈严重象皮肿。患儿一般情况良好,生长发育、生活活动基本正常。为了彻底修复会阴,首先施行结肠造瘘术及膀胱造瘘术。然后探查并切除全部窦道瘘管及残余尿道。缝合直肠尿道瘘口,松缝合剩余的会阴阴囊皮肤。术后发现肛门内常常排尿,瘘口复发。为了解决会阴感染,经肛门瘘口向膀胱内插入导尿管,保持引流,两周后各处伤口基本愈合。恰逢美国成形专家 Schwarth 访问我院,他建议另外做拖出肛门成形术,旷置原肛门及尿道瘘作为会阴尿道造口,以后再做尿道成行术。我接受了他的意见,将直肠横断,上段拖出穿过盆底集群另做肛门,与原肛门间皮肤切开,插入肌皮瓣做会阴成形术;下段直肠残端闭合,保留原肛门口不动,作为会阴尿道瘘口,原尿道远端同时在阴茎腹侧造瘘。三个月后用皮肤做成管道将此两口连接成为人工尿道,恢复从阴茎先端排尿。因无括约肌,只好终身佩戴尿道夹。如今病人已 30 多岁,早已习惯,并且尿道夹均由他自制,按时更换。此例的教训是小儿尿道不能损伤,一旦损伤不能企图就地缝合,必须转导尿流彻底修复。

3. 连体儿肺炎

1974 年年底,从北京郊区农村抬来一对胸腹对面连体儿。连体儿出生七天,出现高热,患肺炎。先收入我院内科,希望肺炎控制后再转外科进行手术分离。入院一天后病情恶化,其中一个孩子出现喘憋、青紫,两患儿无法隔离,吸痰、吹氧互相干扰。当时我正在中医学校学习,被调回本院紧急进行外科会诊。检查后见一个孩子肺炎较重,一个较轻。为了便于治疗,决定即刻做分离手术。因为分离后共同腹壁只能保证一个患儿完整,于是计划把好的条件尽量让给患肺炎较轻的孩子,这样有可能保住一个孩子。当时党委书记李仰岳认为:"取法乎上,仅得乎中。胸无大志,被困难吓倒,最后一个孩子都保不住怎么办? 如果真有办法能保一个孩子,为什么不能保两个? "于是我们改变了方案,把剑突及腹壁肌肉都让给患肺炎较重的孩子。术前做了现场排练,使两个手术组衔接顺利。术后两组分别展开抢救竞赛,充分施展了北京儿童医院抢救新生儿肺炎的绝招——吹、拍、喷、滴、吸。一周后两个患儿均顺利拆线恢复健康。一年后兄弟双双来院施行腹壁成形及腹股沟疝缝合术,以后随诊至交往成为朋友,基本可以正常生活。看来,医疗工作是"人"的工作,人的因素不可低估。

4. 髂窝脓肿

1975 年初夏某夜,我为一个孩子进行紧急会诊,一个护士和一个麻醉师随我同行。六岁男孩,两天来高热、腹痛,右侧卧床不敢动。当地医院诊断为阑尾炎,请我协助手术。我检查患儿,其闭眼假寐,不许人碰,也不肯移动。我轻轻原位抚摸全身各部,发现右下腹及右髂触动最敏感。轻轻微小范围转动髂关节,可以肯定髂关节无摩擦痛,只是不能伸直,腹部其他部位均较软无痛。结合病史与高热,我初步印象为右侧髂窝脓肿。在手术台上麻醉后,我做了直肠双合诊。摸到阑尾部位正常,摸到了髂窝脓肿,并且张力很高。立刻在穿刺引导下,行切开引流,术后使用了中药醒消丸。术后患儿体温立刻恢复正常,第二天就下地了,吃、玩如常,局部不碰也不痛,一周后伤口基本愈合。阑尾脓肿与髂窝脓肿容易误诊,特别是不让检查的小儿。原位轻微活动,各部位、各方向活动应细致地进行对比,还是可以查出是哪一组肌肉引起的疼痛,从而知道病变的位置。最后在麻醉下的核对检查与术前穿刺都是避免手术错误的最后保障。

5. 颈椎半脱位

1977 年春节假期,一个三岁多的小女孩,头突然不能动了,只能躺在床上,抬头坐起都痛不可耐,已有三天不见好转。颈部侧位 X 线片见寰枢椎间隙稍宽。局部体检除头颈不能动外(主动被动均不能),看不出异常。全身精神活动、生理指标均正常。医院诊断为儿童颈椎半脱位,拟请中医进行推拿治疗,为慎重起见请我会诊。我看了 X 线片及其他检查记录后,只见孩子平卧不动,任何人接近就大哭大闹。我用春节晚会的小道具,为小女孩表演了一个小魔术,她马上就不哭了并注意看我的手,我围着她的头各个方位转动,她的头也随着我的手各方转动,且都能达到极限。于是我肯定了诊断,并且确定病情已在恢复期。建议自由卧床休养,谁也不要动她,由她自己随意在床上翻动。饮食、大小便都在床上随意进行,停止一切治疗干扰。第二天孩子偶然抬头,第三天虽仍有疼痛但要求起床吃饭、玩耍。一周后检查一切正常,痊愈出院。这次,我因变魔术哄孩子治病出了名,其实也只有那一次偶然事件。

6. 阑尾脓肿并发肠梗阻

1955 年外院学龄期男孩阑尾炎晚期已形成脓肿,用抗生素保守治疗,突然发生急性肠梗阻,出现腹痛、呕吐、急性脱水,紧急请我会诊协助施行阑尾手术。我在基础麻醉下做了直肠双合诊,发现直肠前巨大脓肿并且张力很高。通过直肠镜穿刺,稍一刺破即见脓液涌出。我经穿刺针孔插入蚊式止血钳扩大切口，放出近百毫升脓液后，插入并留置两条导尿管，固定在肛门口作为引流。患儿手术清醒后立刻退热、无痛、想吃东西。第三天引流管脱落，患儿精神食欲逐渐恢复正常。三个月后家长要求请我施行阑尾切除。开腹见粘连基本全部吸收，阑尾很短并且纤维化。估计部分阑尾已经烂掉，病理报告为慢性阑尾炎及瘢痕化。此病例说明阑尾脓肿会突然发生急性肠梗阻甚至休克，不可能发生扭转绞窄，而是脓肿压迫或刺激所致，只须放脓减张力即可。如果误认为粘连性肠梗阻，企图松解粘连，势必使病情加重，甚至酿成腹膜炎或肠瘘的危险。通过括约肌的引流用两条导尿管比较可靠。因为液体甚至残渣都可以沿管外间隙流出，不受括约肌的约束（一条圆管容易被括约肌抱紧，无论管径多粗也可能被残渣、浆液堵死）。只要引流畅通，小儿的腹压可立刻将脓腔闭合，很快会愈合。

二、我的创业小故事

（一）小鸭敢上架，鸡毛飞上天的故事

我从事小儿外科完全是因一个偶然的机会。在第一届全国卫生工作会议上，胡传揆院长与诸福棠院长谈笑间，就把我推上了小儿外科的宝座。我毫无思想准备，我只知是脱产为胡院长开会做随从秘书，不知道会上讨论什么问题，我也没有资格参加讨论，更未想到过"小儿外科"一词。只是大会前诸院长一个意见，胡院长顺手指了我，我就信口答应。谁想诸院长非常兴奋，立即通知北大医院儿科，引得全体轰动。特别是秦振庭主任，一力承当，为我筹备挂牌开张。我已经是赶鸭子上架了，而且是个初出蛋壳的小鸭，既无学历又无职称，既无理论基础又无实践经验。上了架该怎么飞？我心想，幼毛身轻阻力小，

也有它的优势,就看我会不会抓住风向。冷静下来,想起了我与儿科医学有很多感情联系。前文我提到的给孩子看病的经历,都是后来回忆起来的,就连学过麻醉有利于开展小儿外科也是后来想到的。虽然我在前文中也分析了我有做小儿外科的条件,其实那都是后来想通的事。当时,反正要做了,不能退缩,我不做谁做?周围的人都鼓励我、支持我。在当时的背景下,大家纷纷谈到开展小儿外科是件新鲜事。人民有需要,国家有号召,专家同道们有热情,北京是首都,一切条件都方便。要做一番事业,"天时""地利""人和"俱全。时势造英雄,要善抓机遇。

我从小就是学习排在前三名的好学生,在老师和同学间都有很好的声誉。现在又连做两年外科总住院医师,大家都在看着我开展小儿外科,我怎么能当狗熊!我必须要干,而且要干好。然而这不是吹牛就行的,怎么干?一个好汉三个帮,历史上的英雄都必须能带动群众,一勇之夫算不上英雄。武松不上梁山,最多是个打虎的猎人。因此我在岗前的决策就是争取多人帮助。要靠大家为我吹风,把我这个"鸭毛"吹上天。

人家为什么帮你?当然,正义之事总有人帮,但是总不应该要人家放下自己的工作专门帮你吧。所以我的策略是发展专家的技术为小儿外科服务,做到一举两得、双赢合作。专家都愿意扩大自己的专业技术,他们不做小儿手术是担心麻醉与术前、术后护理无保障。如果我能保障术前、术后的安全,想必谁都肯来做手术。于是我的研究重点是小儿的麻醉与术前、术后的护理。小儿外科手术最初只选择最简单、安全的病种,积累经验,让专家们对我参与麻醉的小儿手术的安全性有信心。本来在外科医生们的印象中小儿手术后死亡率比较高,现在流传张金哲的病房"不死人",同道之间的宣传,加强了专家们的信心,打开了专家协助小儿手术的渠道。全市的著名外科专家都来帮我开展小儿手术,这才真正落实了"开展中国小儿外科"的工作。

（二）借鸡下蛋、借鸡孵卵的故事

一天，矫形外科专家朱洪荫和我商量要为一个一岁半的孩子施行腭裂手术，唇裂手术已于一年前完成。我从患儿的正常鼻孔内进行气管插管，手术顺利完成。于是各专业专家纷纷找我开展小儿手术，特别是矫形外科。我用基础麻醉加半身麻醉，术后反应小，可安全恢复，专家及家长都很满意。我也信心倍增，主动收治一些专科患儿，后来基本可以做到来者不拒，先收进来再请专家会诊，请他们来手术。一时间北京市一流专家几乎都来帮我做手术，特别是搬到新建的北京儿童医院之后，请外院外科专家做手术成了常规工作。著名的几个外科专家几乎成了北京儿童医院的编外医生，请之必来，义务手术，最多是吃一顿客饭。那时，会诊是免费的，外地会诊连差旅费都由会诊医生单位报销，请会诊的单位只管吃住。

手术做完了，术后要有人管。我个人虽然有了些经验，但我下面的人手不够，而且都是低年资的轮转医生，观察、操作经验不足。卫生部委托我培训全国外科医生做小儿外科。全国送来进修的都是优秀的高年资能实干的骨干医生。他们上台参与专家手术，当然能尽心尽力保证患儿术后平安恢复。我不但要"借鸡生蛋"，而且还要"借鸡孵蛋"。特别是到了北京儿童医院之后，表面上是我单枪匹马独闯天下，实际上，给患儿做手术的都是国内外知名专家，术后护理都是全国一流的外科班底。所以，北京儿童医院从开院第一天就是来者不拒，凡需要手术的患儿，都能得到满意的治疗，使医院的美名誉满全国。后来，在有专人长期跟随外院专家学习之后，才真正由北京儿童医院本院在编医生主持各个专科手术，这个可以说是在20世纪末才逐渐完成的。

（三）北京三绝的故事

我受命开展小儿外科之时，正值西方发达国家对我国实行技术封锁。我通过各种渠道拼凑了各种型号的小儿气管插管及静脉插管或近似的代用品,用罐头盒焊成小儿往复式 Beechers 麻醉机,又与放射科钟玉斌医师总结开发了婴儿腹平片与钡灌肠的诊断技术。初步模拟了当时国际现代化的小儿外科雏形,有了全市独一无二的小儿外科设备,开展了我国的小儿外科专业,受到国人的青睐。然而,新中国发展小儿外科是为了解决我国广大患儿的健康问题,特别是卫生部组织全国小儿外科进修班,要大量培养小儿外科医生。靠这种拼凑的办法如何克服困难进行推广呢? 党中央提出五年计划,提出"多快好省"的总路线,自主创新才有出路。所谓北京三绝的故事就从这里开始。

新中国成立之初很多技术是学习苏联的。当时苏联使用 0.25% 的普鲁卡因局部浸润做了很多手术。药品浓度低,不限量,无中毒反应。可惜小儿不合作则不能使用。如果患儿入睡后,局部麻醉保证无痛,岂不是可利用的麻醉? 恰好麻醉专家谢荣从美国回来,他介绍了美国流行的硫喷妥钠麻醉,入睡很快,清醒也快。但是美国人只是静脉注射,而在我国当时给小儿做静脉穿刺还是绝活,只有经过特殊技术训练的人才能做,无法推广。于是我们使用直肠灌注法,但入睡慢,入睡不够深,清醒也慢。我们想到肌内注射,但美国的经验认为会造成局部坏死及纤维化后遗症,视为禁忌。我们不信,于是展开了不同浓度、不同剂量、不同部位、不同注射速度的动物实验。最后选出家兔臀肌注射 2.0%~2.5% 的硫喷妥钠溶液,每千克体重 20 毫克最为理想,可维持 2~3 小时睡眠。此法很快被推广使用,在此睡眠基础上用局部麻醉做了很多手术,后来发展成中国的小儿麻醉技术体系。与此同时,潘少川发展了婴儿头皮穿刺与固定法,解决了手中及术后保持静脉通道的问题。我又总结了一套小儿各部位徒手体检(重点是腹部)对比分析诊断方法。这样,各地进修医师回到原单位就可以从简至繁逐步开展小儿手术。当时有个顺口溜"基加局、扎头皮、摸肚皮"为北京三绝。北京三绝只是当时的需要,为了抵制资本主义垄断。随着科学进步,不过是昙花一现。然而爱国敬业,扬长避短的创业精神与路线还应提倡。中国的特点是人口较多、幅员辽阔,推广到全国,就能影响世界近四分之一的患儿。如不能推广,仅追求"高精尖",虽利于垄断,但只能满足极少数人,也是意义不大的。

(四)开辟新专业

我认为开辟新专业首先是有人愿意干,只有这样才肯自行钻研。他会自找老师,自辟阵地,自找助手,自置器械,自定常规,我自己就是这样开创小儿外科的。我领导的小儿外科分支专业也是这样发展起来的。符合这个规律就能发展顺利,否则就有困难,这是自由职业的本色。皮肤科的三起三落,脑外科的四易领导,都是值得思考的教训。下面几个小故事有些代表性。

1. 骨科

老朋友共事多年,成功之后,因发展空间不多,容易产生矛盾,需要适时开拓,否则会阻碍事业的发展和进步。所谓近亲结婚,一代不如一代。需要开辟另外天地,引进新的基因,博采众长,另辟新意。送潘少川去天津学习另一派,回来开展工作,可以不受师门(派系)的控制。又因为天津正在开办全国骨科进修班,可以间接了解全国各地各派的信息,同时也可以团结更多同行、朋友与单位。当然另一个条件是,因为天津的方先之与我也有些老关系,对我有好印象。潘少川本人更是不负使命,顺利完成任务,在国内小儿外科领域里率先建成了小儿骨科专业。他开展了自己的专业,扩大国际交流,引进西方先进技术,团结全国同道,并主编了《小儿矫形外科》专著,主译了很多国际小儿骨科学名著,成为名副其实的中国小儿骨科开拓者。

2. 泌尿外科

与潘少川同年的还有黄澄如,连同我在内号称"外科三元老"。我因为受老主任关颂韬的影响,总希望发展小儿脑外科,与黄澄如商议送她去北京宣武医院进修脑外科。但她本人因爱人吴文斌是泌尿学专家,内心想做泌尿系统相关的工作。结果她未学脑外科反而学了泌尿外科。随后医院又引进了吴文斌,随时协助开展工作。在当时,小儿泌尿专业在国际小儿外科工作中属于高档次技术。当时世界最著名的小儿外科专家都是从事泌尿外科的。因为管道很细,又不是急症,因此对技术的要求很高。患儿家长稍有意见,常受各方指责,工作开展的困难程度可想而知。然而因黄澄如的决心与自愿,终于克服种种困难,把北京儿童医院小儿泌尿专业建成我国最强的小儿泌尿专业。1998 年在苏州举行的亚洲小儿外科年会上,中国香港的杨重光与日本的发起人成立了亚太地区小儿泌尿外科学会,选举黄澄如为首届主席。此例充分说明尊重医生个人意志的绝对重要性。

3. 心血管外科

诸院长一直把心血管外科作为现代儿科的标志,他常说"儿科诊断先心病,心衰时能抢救,这是旧儿科。能矫正缺陷,做到根治,才是现代儿科。""文革"前夕,诸院长希望吴英恺协助成立心血管专业,曾派我与叶蓁蓁、王秀媛一组人去阜外医院学习,后因"文革"而解散。改革开放以后,1979 年,经院党委研究组织心血管外科小组去上海学习。首选马汝柏、白继武,先后回到泌尿外科,青年医生李仲智坚持与内科郑德珍合作,建成小儿心血管专业中心。在北京,与阜外医院及安贞医院并列,合作融洽。李仲智任院长期间,进一步把儿童医院心内科与心血管外科连成一体,大胆步入人文医学以人为本的新型医学分科模式。

4. 肿瘤外科

在世界范围内,随着小儿病种的变化,肿瘤的发病率十分突出,引起了人们的注意。改革开放以后,郭哲人开始阅读文献,做科研,因分管实验室工作,扩大了病理实验室,与美国学者合作研究心肌血容量,制造干扰素,开发肿瘤的热疗技术。北京儿童医院肿瘤外科技术原本来自司徒展教授,他与吴瑞萍同班,原为北京协和医院肿瘤外科专家,后为北京中央医院外科主任。1945 年我从上海返回北京,就是通过天津的方先之介绍给司徒展的,在那里学了两年外科。1947 年司徒展到北京陆军医院做外科主任，我随关颂韬、吴阶平去了北大医院。我的肿瘤外科技术——"无牵拉、无压挤、直视下锐分离"，就是司徒展传授的。这个技术指导了郭哲人、李家驹发展了切除巨大肿瘤的技术。在此期间，司徒展曾支持郭哲人、祝秀丹赴美国学习，并与美国学者进行合作研究心肌血容量；派王东方去病理科学习，开展肿瘤病理研究；扩大实验室，购置深低温冰箱、高倍显微镜、组织培养恒温孵箱、高级离心机、高温治疗仪等设备。实验动物扩大为 60 只狗、两只猴子以及多种小动物，曾做过裸鼠肉瘤移植模型试验，研究过热疗临床应用疗效。然而，随着郭哲人退休生病，李家驹、王东方、祝秀丹先后于英年重病休息，又值北京市整顿医疗实验室，肿瘤研究工作基本停顿，设备与资料基本丢失，研究生的一些基础研究选题只能和别人协作。当时大家寄厚望于新建的肿瘤大楼，但十年过去了，我已 95 岁之时，尚无动工迹象。小儿肿瘤外科工作的发展是世界趋势，中国工程院始终大力支持，继续研究。王焕民和几个肿瘤外科专业医生临危受命，首先训练自己的肿瘤外科临床技术，工作重点移向临床战略研究，基础研究工作暂时无暇过问。中国地广人多，人民需要的工作，相信必有广阔前景，我希望在有生之年能看到它的辉煌成绩。

三、我的科研小故事

1. 科研意识

1945 年，谢元甫叫我按他的改良方法做潮式引流，我发现无潮式作用。我停了医嘱，改为定时冲洗。他批评说："发现问题应表扬，改自动为人工是后退，原则错误"，限一周时间改为有效自动。这个事情使我懂得，改革的大前提是进步，不能因汽车撞人改回牛车。

改好后他还要我说出理论,原来为什么不灵,现在为什么灵,必须上升到理论才叫科研。我从虹吸原理作了解释,关颂韬说赴美国考察水利,应该派我去并表扬了我。1988 年,我的松解直肠外膜延长直肠盲端手术传到瑞士,他们一年未再开腹松解直肠。恰好我访问瑞士时,瑞士方面请我讲一讲"张氏膜",我不知何为"张氏膜",他们说愿与我合作研究。看来我的研究意识和西方一些国家还有一定差距。

2. 写论文

1946 年我临近毕业时,要写一篇毕业论文。当时同学们多是找一篇相似的文章,换上自己的数据交卷。我选了一篇阑尾炎 1 000 例的文章,我收集了 140 例,就把我的数字填上了。关颂韬说:"你的文章和人家的一样,只是例数少了,这文章有什么价值? 写文章的大前提是传播你的观点,140 例也一定有你的体会。退回重写! "于是,我介绍了找阑尾的"右手定律",解决初学者上台找不到阑尾的问题。类似的事情还有一件,1950 年我写论文投稿,写了一篇关于胃肠减压与输液瓶改良的文章,因为输液瓶改造是吴阶平设计的,我把他的名字写在前面。他对我讲,住院医师的工作要住院医师写文章才可信、才实用,教授不实践不可能写,住院医师不写则永无进步。写文章要写自己的实际经验,写自己需要改进的东西。

3. 关于署名问题

1954 年北京医院的苏联专家亚鲁秋诺夫院士请我协助做一个小儿脑积水手术。当时我是做三叉神经感觉根切断术(Dandy 手术),原是用脑室镜水下电凝器将侧脑室脉络丛破坏。我们没有设备,改用直筒尿道镜放出脑脊液,用普通电凝器操作,我称之为"改良 Dandy 手术"。专家说:"你的手术方法和器械与 Dandy 手术都不同,应该叫'张金哲手术'。你不署名不是谦虚,而是心虚。科学家敢做敢当,何必冒人家的名,出售你的技术。"1989 年,中条在《手术》杂志上介绍我的环钳手术,称为"张(金哲)氏钳"。他说日本的池田也有个环钳,不冠名无法表达。

4. 写文章公开发表

写文章公开发表的目的是推广、征求意见，以求完善公认。不署名就是无诚意，不肯负责。公开发表不搞垄断，别人也可在此基础上发展。

1980 年我设计了矩形瓣防反流手术，原是为了肝总管囊肿的胆肠吻合。1981 年 Bronsther 用于 Kock 囊手术代替肠套叠式单向瓣，并称为"张氏瓣"。1982 年 Kasai 用于 Thal 手术，Ohi 用于胆道闭锁的第二防反流瓣称为"矩形瓣（spur valve）"，1985 年正式发表之后又有很多应用。我与 Raffensperger 合作设计了短段空肠间置矩形瓣代胆道手术，被评了奖并用作推广，流行了十余年。后来发现反复感染是因为吻合口不平而结石，空肠间置多一个吻合，后来逐渐淘汰改为短段 Roux-Y 加矩形瓣。

5. 科研成功与淘汰

学生否定老师成果，这是进步，不是不尊重老师。Gross、Swenson 等著名手术多已被废除，我的"创新"方法都已淘汰，说明都有人继续研究而取得进步。著名的六味地黄丸不可能是一千年前宋朝钱乙的原药，更不可能是两千年前张仲景的原方，它之所以流传两千年，就是因为不断有人修改。"否定的否定"是事物发展的哲学规律。

6. 科学的辩论

尽管自然科学与社会科学有时有矛盾，但科学进步是一致的。1986 年 Pena 访问北京曾有一场关于造瘘的辩论。焦点是切开结肠感染死亡率高，事先造瘘可以避免，相对的观点是造瘘术后护理无条件，死亡率更高。当时是各有的根据，未得结论。1999 年我访问美国，应 Ricket 的邀请在亚特兰大作关于新生儿肛肠一期手术经验的报告，介绍北京环钳做巨结肠不再腹内开肠，高位无肛松解直肠外膜，会阴手术不断括约肌，尾状剪裁不切黏膜，保证无腹腔污染或直肠缝合处穿孔，得到与会者的认可。科学需要理论根据，强调落后的社会条件不能服人。

7. 科研条件

（1）科研意识：奉献人生观，科学世界观，精益求精服务观。发现问题，想办法，想了就做。

（2）实践兴趣：童年时期动手、动脑，培养兴趣，做玩具；学生时期做手工图画，参加文体活动；医生时期制作袖珍化验盒，研制医疗器械；专家时期开创小儿外科，借助动物尸体设计手术；劳动时期改造工具。引进必改造适应现实，使用前必先试验。

（3）物质条件：实验室，小作坊，自家体验。喂野狗，发展为动物室有狗60条；代烧尸体，设焚尸炉；设档案室。自备钳工、木工、电工的工具。改造器械，设计器械模型，发展为医修技工室。医疗创新需要人的体验，皮下坏疽在我女儿身上实验，治疗成功才用于他人。自试各种麻醉方法，包括针麻。自我体验胃管、导尿、人工排便。

8. 临床科研模式

临床医生的科研不同于研究生，不是时代不同，经济条件不同，而是根本性质不同。

20世纪60年代初，我的"张氏钳"代表临床科研全过程。自己选题立项，挤出试验时间，自筹经费，因陋就简，自找助手，自创条件，自写文章，通过，推广。基本成功并有一定价值后再申请立项，申请经费，创造条件，参加评审、评奖等。

9. 会议报告、讲学、写书

作为医生要敢于公布学术观点，并欢迎同行的批评与争论。作学术报告要求有内容、有逻辑，讲究艺术性和仪表。

1952年，我编写的《现代麻醉讲义》在人民军医出版社的杂志上连载。张庆松当时是该杂志的编辑，建议我出一本书。我自惭才疏学浅，他说："你敢在杂志发表为何不敢写书？"于是我出了第一本书《实用麻醉学》，读者反响很好。1954年，人民卫生出版社让我修改后再版，成为第一本由中国人编写的麻醉学书籍。同时吴英恺组织编写中级外科教科书，让我参与编写供助产专业使用的学校用书，由人民卫生出版社出版。他说："写书才能整理一下你的外科知识,把它系统化、标准化。你现在年轻更需要整理,有人指出错误对你的影响也不大。年轻时不写,年长后更不敢写了。"此后,我和人民卫生出版社建立了很好的关系。

四、我的生活小故事

（一）个性与兴趣

1. 兴趣的背景

我家当时在乡村是数一数二的富裕户,因为从事的是制盐工业,家里有为工地制造工具的小作坊。小时候我常在小作坊里玩耍,特别喜欢看木工做家具。从一块木头到做出各种家具,并且雕出各种美丽的花纹,我非常羡慕他们的手艺。常常连续注视每个工序,一看就是几个小时,站在他们身旁,一动不动。有一次铁工打一个小铁具,制作的铁具突然掉在地上,我马上捡起放在台上。铁工大喊"烫！"当时铁具早已不红,我拣得非常快,但是手指接触铁具处已经被烫黑了,然而我并未感觉疼。大约一周后黑痂才脱光,手指既不疼也不烂。现在回想起来,这恰是我第一次亲身体验"电热刀的外科效用"。受到家里小作坊的熏陶,我从小就喜欢动手、动脑做些东西。

此外,我家也算是个财主,老一辈曾养过乡村戏班。逢年过节、喜庆活动,就会组织乡里戏迷搭台表演,招待四邻八乡。家里备有大戏箱及各种乐器,因不常用,时常要拿出来晾晒。我们小孩子们就乘机穿上戏服模仿着唱,大人有时也教教我们。这使我从小就对唱戏感兴趣,打下了一些基础,还会一点武功,会翻跟头、下腰、踢腿。小学以后我到城市定居,没有这种生活条件,也不需要这类能力,但是偶尔遇到机会,如庆祝会等,也会上台表演助兴。小时候的经历让我形成了博思、勤动、兴趣广泛的性格特点。

2. 博思、勤动

我在学龄前喜欢在木工房里玩耍,喜欢长时间看、想,抓住机会就要动手试试;学生时代喜欢数学(如计算),喜欢物理(如物理实验);学医后愿做外科医生,喜欢做手术、做器械;对文体活动有浓厚的兴趣,不满足于欣赏,重在参加、表演、比赛;在家善于做家务,喜欢修家具、电器,为儿孙修玩具;劳动改造时期设计了厕所三用扫、高灯清洁成角掸、清理死角的小头拖把。

3. 受儒家思想影响

我在上小学时曾读过《三字经》《弟子规》,喜欢看历史故事、小人书,特别是看戏,宣传忠孝节义的戏都喜欢看。中学时受父亲秘书的影响,我课外喜读《孟子》《古文观止》等书籍,因此古文水平较高。燕京大学入学考试时写的《不为良相,宁为良医》被评为优秀论文,因此免读大一、大二国文课(原为必修课)。

参加工作后,我常写应用文章,对发表科学论文很有利。偶尔也撰写诗词,写挽联。我受儒家六艺思想的影响,认为礼乐就是道德风采,射御就是打得响、开得动,书数就是理论与技术。学者应该培养多元兴趣,全面发展。

4. 多元兴趣观点

我业余时喜欢参加文体活动,有人认为是不务正业、浪费时间、浪费金钱。我个人体会则截然不同。钻研文体活动对个人思想的发展非常重要。我的很多历史知识、儒家思想,甚至革命思想都是在听戏、唱歌时学来的,并且记得很牢。小时候在乡村唱的歌,虽然时隔八十多年不唱,但仍然会唱。我会唱十几出整戏,多少戏词、唱腔、身段以及锣鼓经,至今仍能记清。这种帮助记忆的功能真是不可思议。此外,文体活动可以调节生活,强身健脑,这是人所共知的。特别是对于自然科学工作者,能开阔思路,避免钻牛角尖、脱离实际生活。

5. 文体兴趣与事业

我与各种不同兴趣的人都能交朋友。上中学时,老师、同学都和我好,特别是组织晚会表演时,总要拉着我。上大学时,我通过打桥牌广交朋友,玩围棋、象棋时交了一帮懂古典文学的学友。当医生后,通过跳舞结交护士,通过唱戏结交职员、工人及战士。当科室主任时,带头溜冰、游泳、打球,组织青年医护人员比赛,这些都使我感到工作是非常有乐趣的,处处都有人支持和拥护。晚年我的体力虽然退化了,但尚能保留魔术的表演技能,可以丰富晚会内容,还可以在宴会后进行小型表演。画个画,写个字,喜庆事题个词,哀悼写个挽联。我始终保持朋友遍天下。文体活动不仅对我个人有影响,对我领导的团队也有影响,组织集体活动,能加固团队的凝聚力。我院外科积极参加文娱比赛和体育比赛,并且都能拿到名次,使外科时刻有集体荣誉感和责任感。文体活动争了上游,在医院有了声誉,业务工作自然不甘落后。培养争上游的思想是最难得的。

(二) 文体生活

1. 文娱

(1) 京剧:我正式参与京剧活动自中学开始,喜欢看京剧,随着唱、盘、学、唱,家里叔叔会拉胡琴,常常唱几段,有时也组织家庭清唱会。我随着年龄、身材、嗓音、兴趣的变化,角色也从旦角到小生再到老生(60岁后唱言派老生,现存《贺后骂殿》舞台录音)。新中国成立后北大医院成立工会,我曾任十年京剧团团长,多次登台演出,特别是组织抗美援朝义演。北京大学医学院生理学主任刘曾复教授是京剧界的名人,和我是亲戚,教我不少整台折子戏,包括唱、念、做、打的文武场面。此外我与京剧老板张君秋、徐兰沅、李德生等常有来往,与小辈分的李雅兰、李维康等也有过接触。"文革"后停止了旧剧活动,我也因耳聋告别了拉唱,80岁后耳聋严重,不辨音调,完全绝响。

(2) 乐器:我所演奏的民族乐器主要与京剧有关,善拉胡琴,现在还有晚会录像,也能吹笛、打鼓板。西洋乐器方面,我在大学时参加过口琴队;中学时曾做过小学教员,能演奏足踏老箱式风琴。

（3）话剧:我在燕京大学上学时在学校的话剧团负责灯光、电器。燕京话剧团曾在北京市公演过《雷雨》,效果非常成功。太平洋战争后,我逃到上海尚未找到学校时,与同班同学黄宗江、孙道临等人在电影明星舒适组织的话剧团里帮忙,与话剧界建立了一些关系。后在上海圣约翰大学复学后脱离了话剧。我因与邵冲飞、李守荣等话剧明星有亲朋关系,偶尔仍与话剧界有联系,做医生后曾邀请他们辅导医院的文艺晚会。

（4）魔术:大学时期,我看人家表演魔术很感兴趣,所以买了几本书,无师自通学了几手,也自办了一些道具。我曾在较大的晚会上登台表演大型魔术,如箱中变人、空中悬人、腰斩活人等,小的有变手帕、变扑克、变鸡蛋、变金鱼、变飞鸽、变聚宝盆等。1951年抗美援朝时期,我在长春后方医院,与同济医学院的童尔昌合作过大变活人,为伤员演出。此后我与童尔昌在小儿外科领域结为并肩作战的战士。在北大医院及北京儿童医院的春节晚会上,我都有表演,还收了徒弟。"文革"以后这些表演我都不做了,道具逐渐遗失。晚年,我主要在餐桌前变个小戏法,如变耳镜、变彩带(小道具可随身带)。我的两个保留项目如今还经常会在国内外的宴会后被表演,供大家欣赏。

2. 体育

我中学时喜欢踢足球,并曾在学校运动会上获得铁饼第三名。在燕京大学时喜欢打排球,曾为基督教小团契男女混合排球代表队队员。1944年在上海大学生运动会上获羽毛球双打冠军。我在体育方面的能力较差,没有强项,但组织的活动也都会参加。在学生时代,溜冰、游泳、划船、骑马我是无所不能。成为医生后只以跳交际舞为主。

3. 棋牌

大学时期我喜欢玩桥牌、象棋、围棋,从不惧"敌",但都是"常败将军"。当医生后很少有闲暇时间顾及棋牌。老年后因耳聋反应迟慢,只能和孙辈走走五子棋。赌博性游戏一概不沾。

4. 诗文书画

我在中学时喜欢书画,完全是因为个人喜动的特点,自由涂鸦。高考时除报考燕京大学学医外,同时报考了辅仁大学美术系、工商大学建筑系,都考了书画,我均被录取。学医后,只偶尔作画送女朋友。做医生后多年无暇顾及书画,直至改革开放,我重新拾起此爱好,书画作品常作为出国礼品。20世纪80年代,不少国外的儿童医院挂着我的画。如今我加入了中国工程院书画协会,这"暴露"了我的书画技能,虽然水平不高,但也不时有人索要书画作品。

艺术性的画,我只能画些山水写意的,而且比较守旧,属晚清流派,跟不上时代。在医学图画上我也自成一格,以单线条图解为主,有几个自创模板,常见于个人出版物中。

创作诗词只是偶尔的自我消遣,水平不高。晚年常应邀题词、写序,偶尔写个挽联、悼词,著文多为专业应用文。2011年,我为老伴庆祝九十大寿撰写《恩濂小记》,图文并茂,可称为文艺代表作。

5. 摄影

在我幼年时,父亲喜欢摄影,家中有老式玻璃板照相全套设备。我在燕京大学读书时曾选修了半年的摄影课,常以拍摄校园风景、人物为主。学生时期我逐渐添置了各种暗室设备,能拍摄各种景物的专业镜头,如远摄动物、近照水下标本、极光摄影、红外线摄影、显微镜摄影等,照片自己洗印放大。做医生后我常拍摄病人及标本。"文革"时我的大量相册遭遗失,恢复工作后,外科建立科研室,我把全部残存器材(包括摄影机、摄远镜头、放大器材等)都捐献给了外科照相室。后来外科照相室扩大为全院照相室,这些器械均被淘汰废弃,代之以数码设备。我自己也买了简单的傻瓜数码相机,只照些个人纪念人像,每年整理一册,现在也已无处摆放,只能大量存入电脑,很难查寻。

6. 旅游

我多是因公出差而顺便旅游。记得个人休假旅游只有一次,是

1954年暑假,全家去青岛游玩了一周。当时我在北大医院是教学编制,有暑假;我的爱人沈恩濂在药房工作兼管放射科洗片,每年也有一个月假期。正好那一年人民卫生出版社给了我400元稿费(出版《实用麻醉学》),于是与王大玫、杨克勤二人相约携眷同游青岛。恰遇科学院的吴晓玲、何泽慧(钱三强的夫人)及他们的女儿,互相结伴同游。当时我的两个女儿建琪、建玫均为学龄前儿童,我们夫妇又有假期,恰好还有一笔旅游费用。此为我们全家难得的一次出游,以后再无此条件了。改革开放以后,我与爱人沈恩濂(已退休)游遍全国各省(除西藏外),世界五大洲也有我们的足迹。我们每到一地尽可能地造访古迹名胜、摄影、交朋友,但都不是全家一起活动。

(三)家庭生活

1. 家庭观念

"家和万事兴""修身、齐家、治国、平天下",一向为儒家古训。人是社会动物,恩格斯说家庭是最小的社会,必须互相谦让团结。这些都说明在人类社会中家庭的重要性。强大的国家也是家庭的扩大与延伸。我这一生把所有精力投入到工作中,从不问家事。这是因为有一个甘于奉献的女人,在负责安排生活、孝敬父母、教养子女、接待朋友,完全由她一力承担。家庭成员的分工与合作形式各有不同,但必须在"相知、相敬、相谦、相爱"的基础上自然发展。我在结婚60周年纪念日时,写下了这个格言,留给儿孙借鉴。

2. 家庭历史

我幼年生活在乡村,原河北省宁河县寨上庄,我的家是个封建大家庭,在当地称首户,有广大盐田,为制盐工业资本家。曾祖父以下祖辈四人,各自分家生活,但均在一处大宅门分割居住,依靠共同财产。我的叔伯、兄弟姐妹很多,平时来往无间,年节一起欢聚,非常热闹。

1928年,我与两个弟弟一个妹妹随父母迁居天津。春节寒假仍回老家与祖母、叔伯、兄弟姐妹欢聚。天津的小家也常有老家的叔伯前来,常短期寄居。1938 年后,小妹金佩童年夭亡,我去北京燕京大学读书寄宿,二弟金涛、三弟金藻从天津转学至北京育英中学。天津的家中只有父母二老,但寒暑假我们仍在天津聚会。1942 年,因太平洋战争,北京的英美系统学校都关闭了。我去上海继续学医,金藻去重庆上黄埔军校,金涛转回天津工商大学,与父母同住。我结婚后仍在上海读书,夫人沈恩濂留在天津(她的家也在天津)。抗日战争胜利后,金涛与陆继瑛结婚,与父母同住天津。1946 年,我从上海回北京做医生,携夫人恩濂到北京同组小家庭。新中国成立后,岳父、岳母调到北京工作并定居,与我们夫妻二人同住。1953 年,恩濂在北大医院结核病院药房参加工作。生二男二女:建琪(文秘,退休)、建玫(幼师,2013 年病故)、建康(记者)、建立(医生)。1956 年父亲病故,二弟金涛与陆继瑛夫妇随母亲仍住天津,生三男:建璐(定居新西兰)、建琳(天津市木偶剧团美工)和建瑜(医生)。

新中国成立后,恩濂的大哥恩北,两位妹妹恩秀、恩吉,弟弟恩鲁各自成家,均生活在天津。因此,天津始终是我们夫妇二人频繁互访之地。特别是在 1974 年至 2006 年,32 年间,我每月去天津儿童医院会诊,每月与弟妹等定期聚餐。三弟金藻从黄埔军校毕业后,随国民党逃往我国台湾,官居少将,定居台湾,无法联系。1986 年,两岸可以通信以前,金藻因病去世,他的夫人及子女迁居美国。因金涛的三子建瑜及夫人郑丹于改革开放后旅居美国,辗转联系认亲。20 世纪 90 年代末,金藻女儿嘉柔携两小儿来中国香港(建琪处)、天津(金涛处)及北京(金哲处)各住数日。以后我和恩濂于 1999 年及 2005 年两次访问美国,均到三弟家小住,与弟媳、侄婿叶冰哲、侄子子安、侄媳(美国人)及他的美国岳母相见,均很融洽。2012 年嘉柔因工作原因被派来北京半年,跟我们来往频繁。

张沈两家亲戚很多,常来往的主要是张沈本家,还有姑表弟邵冲飞(已故电影明星)、舅表弟朱伯昆(已故哲学教授)及姨表弟王志明(退休外科专家)三家,与他们本人以及连带的亲朋也都有来往。有人故去后,子女们每逢年节仍有互访。特别提出沈大荪,系恩濂本家侄女,原北京三中校长,离婚独身。她本有亲弟弟在北京,关系很好,但在绝路之际,投奔恩濂,恩濂收留她同住。自此成为我家成员之一,40年来一直是全心全意为我家服务。特别对建康之子张传俯,从出生至大学毕业,关怀备至,犹如己出。她去世后有单人单元住房(与建康隔壁),留给了传俯。

3. 家庭关系

原封建式大家庭堪称和睦。父母迁居天津后,老家留住叔伯间,曾闹老家财产分家的纠纷。因我父亲在天津另外经营金店银号,所以放弃家乡财产,从而顺利解决。父辈亲兄弟姊妹三人,弟张仲言,妹即邵冲飞母亲,各自有独立家庭,互相关爱和谐。我辈也均各自成家立业,均以父母家庭为中心。婆媳兄弟之间,互相关爱,非常和谐。1956年父亲去世,母亲与金涛同住天津;1949年岳父病逝,岳母与大姨姐在北京与我同住,各家生活均和顺幸福。1977年后母亲、岳母相继去世,子女们因工作关系居住分散,并且已有第三代,但仍不时找机会孙男娣女互相团聚。

4. 幸福小家庭

"文革"后重建小家,成员包括我夫妇及二女二子。20世纪80年代后,子女各自独立分居。长女建琪、女婿刘明福均已退休,外孙女刘冰为国际红十字会的高级员工,孙婿叶崇侨为中医,在中国香港定居;次女建玫、女婿刘梅生均已退休,外孙女刘可研在北京聋哑学校任教,外孙婿高原为航模教师;三子建康为杂志记者,妻子鲍慧玲为北京大学第三医院儿科主任医师,孙传俯为北京大学第三医院手术室高级护士;四子建立为北京积水潭医院小儿骨科主任医师,妻子张艳蕾为煤炭总医院儿科主任医师兼医务部主任。各家都有住房、汽车,工作满意、生活幸福。在北京者每周至少聚会一次,恩濂掌灶,共进晚餐。2008年夏,恩濂随我去四川参加汶川地震后的重建活动,返京后发生轻度脑梗,不能下厨,后改为每周到饭店举行家宴。耄耋之年,精力不济,眼望儿孙高谈阔论欢乐融融,幸福晚年,不我欺也。

2005 年建玫患的卵巢癌已转移,经首都医科大学宣武医院、北京协和医院、中国医学科学院肿瘤医院手术化疗,带瘤生存 8 年。建玫虽已退休,但仍不辞辛苦,照管自己家和我们二老,特别是恩濂病后,几乎常年住在我家操持家务,有时还陪我外出开会。2010 年在化疗间隙,还陪我到印度开会。建玫临终住院期间,家人、好友及我们医院同事探视频繁。2013 年春节凌晨,建玫在中国医学科学院肿瘤医院病逝,遗嘱尸体捐赠北京协和医院。我写《哭建玫》以致哀悼。

你是全家最早离去的。我为你痛哭。

你活了 64 岁,把一生都献给了医学。出生第三天就为无法批准的新手术作了志愿者。使当时百分之百死亡的新生儿皮下坏疽,当年就有 90% 的成活率。更重要的是提示了小儿外科需要有人开展,并且有人开展就能成功,给了我创建小儿外科的动力和信心。成年后做幼儿园老师,经常给我介绍孩子的各种习性特点,客观上协助我开展小儿外科,特别是向人文医学的转化。2004 年你不幸身患预后最坏的卵巢癌,以你开阔的胸怀、坚定的信心、顽强的毅力,配合医生进行了几次手术,多次化疗,承受了各种痛苦的反应,包括掉头发、头晕、呕吐、不能吃饭,非常痛苦。稍有恢复,你就顽强地生活如常,替我管家务,陪我外出开会。2010 年已经是癌症晚期,还陪我去印度领奖。后来肺转移呼吸困难,经常吸氧、抽胸水,肠转移放腹水,随时出现血便失控,痛苦万分。只要医生建议,你仍愿接受化疗。八年来你以坚强的毅力,配合医生千方百计治疗。给肿瘤学增添了难得的宝贵经验。最后,你的遗嘱是把遗体捐献给北京协和医院。你的一生对我国医学的贡献不可磨灭。你是我的好女儿,也不愧是中国医学的女儿。你的一生是有很高价值的。安息吧!孩子!老父挥泪。

五、"九十"格言

【科研创新】
哲人善顺天，不顺苦多烦，志令天顺我，世界乃向前。

【坚持真理】
根深不怕狂风猛，树正何忧夕阳斜。

【医德修养】
爱敬虔诚，言行风貌。

【座右铭】
博思勤动。

【修身自律】
一生努力，两袖清风，三餐饱暖，四邻宽容。

【夫妻关系】
长相知、长相敬、长相谦、长相爱。

【长寿诀】
坚持工作可以长寿，否则长寿无益。

张金哲大事年表

1920 年 9 月 25 日

生于河北省宁河县(现属天津市)。

1926 年 2 月

就读于原宁河县寨上庄小学。

1928 年 9 月

因军阀内战随家庭迁居天津市,转学至天津市紫竹林华商工会小学。

1932 年 9 月

就读于河北省立天津中学。

1937 年 9 月

因七七事变,天津中学关闭,转学至天津市耀华中学,并于 1938 年 6 月毕业。

1938 年 9 月

考入燕京大学医预系,1941 年 6 月结业后考入协和医学院。

1941 年 9 月

就读于协和医学院。

1942 年 2 月

因 1941 年 12 月 8 日太平洋战争爆发,协和医学院被日军关闭,故转学至上海圣约翰大学医学院。

1943 年 9 月—1945 年 6 月

转学"留沪",就读于上海医学院(原上海医学院已迁至重庆歌乐山)。

1944 年 6 月

临时在天津借读实习,于天津天和医院(原协和医生方先之、张纪正、柯应夔等创办的医院)。

1944 年 10 月

返回上海实习,于上海红十字会医院(是就读于上海医学院期间的实习医院,现复旦大学附属华山医院的前身)。

1945 年 6 月

上海医学院理论课考试毕业,自寻实习医院,返回北京。在北京中和医院做外科实习医生及住院医师(原北洋军阀时代的中央医院,由原协和名医关颂韬、孟继懋、钟惠兰、林巧稚等创办)。

1947 年 6 月

在北大医院做外科住院医师,1948 年 6 月—1950 年 6 月做外科总住院医师两年。经历了北平解放与医院搬迁事件。

1948 年 1—3 月

去天津中央医院吴英恺的胸外科进修"现代麻醉"(在职学习)。

1950 年 7 月

参加卫生部第一届全国卫生工作会议预备会及卫生教育工作展览会,做服务人员(做完外科总住院医师尚未分专业)。

1950 年 8 月

在北大医院首建小儿外科专业,为中国小儿外科创始人之一。

1951—1953 年

参加抗美援朝手术队,先后在国内的长春、兴城各工作 6 个月,最后在朝鲜开城 3 个月。

1954 年 6 月

在北京参加卫生部筹建的儿科系会议,并参加编写小儿外科教学大纲。

1955 年 6 月

从北大医学院借调至新建的北京儿童医院做外科主任。

1957 年 6 月

去上海参加编写小儿外科学教科书(马安权主编)。

1958 年 6 月

卫生部委托北京儿童医院组办一年制全国小儿外科医师进修班,其学员多已成为各地小儿外科骨干。

1960 年 6 月

正式调任为北京儿童医院外科主任,并在北京第二医学院(首都医科大学的前身)儿科系任教。

1964 年 6 月

在北京参加第六届全国儿科学术会议,发起组织小儿外科学分会。

1966 年 6 月—1976 年

"文革"期间,在北京儿童医院院内劳动改造,1972 年恢复医生工作。

1974 年 9 月(学习中医热潮)

在北京市中医学校脱产学习中医一年。

1974—2006 年

每月第四个周五去天津儿童医院协助查房、手术、讲课,协助天津儿童医院开展外科工作。

1979 年 1 月至今

正式被首都医科大学聘为教授。

1981 年 12 月

被选为北京市西城区第七届人民代表大会的区人大代表。

1981 年 3 月

正式被北京市卫生局聘为北京儿童医院主任医师。

1981 年

在哈尔滨组织第一届全国小儿外科学术会议,在中华儿科学会内成立"小儿外科学组",被选为组长。同时批准出版《中华小儿外科杂志》。童尔昌为主编,张金哲为副主编(现为顾问)。

卫生部介绍北京儿童医院外科接待国际同行专家,来访著名专家有:Gans,《美国小儿外科杂志》主编,事后张金哲被聘为该杂志海外顾问。Bronsther,美国"援助世界小外科协会"主席,约定每年派专家来华各地讲学。Kieselwetter,匹兹堡小儿外科主任,事后邀请潘少川访美,安排短期留美学习机会,按诸福棠院长的意见分配给全国同道。

1987 年

"中华医学会小儿外科学分会"正式成立,并被选为首任主任委员(现为名誉主任委员)。

1989 年

技术成绩主要以多渠道引进与实践中自创为主,包括张金哲自主研发的外科技术,如"张氏钳""张氏瓣""张氏膜"等被国际同行称道。发表论文 250 余篇,著书 40 余部,科研成果获奖 10 多项。

1986—1996 年

当选第七届、第八届全国政协委员。

1997 年 11 月

入选中国工程院院士。

2000 年

在湖南省长沙市组织编写《临床小儿外科杂志》,张金哲担任《临床小儿外科杂志》名誉主编。

2000 年

荣获英国皇家学会"Denis Browne 金奖",该奖项为国际小儿外科的最高贡献奖。

2002 年

荣获印度小儿外科"甘地国际金奖"。

2010 年

荣获世界小儿外科学会联合会授予的"终身成就银盘奖"。

荣获"宋庆龄儿科医学终身成就奖"（水晶碑）。

2015 年 5 月

荣获中央电视台"最美医生"称号及"青铜碑奖"。